JN199179

作業療法と
ドライブマネジメント

編集

藤田佳男 千葉県立保健医療大学

澤田辰徳 東京工科大学

文光堂

●編者

藤田佳男 千葉県立保健医療大学健康科学部
澤田辰徳 東京工科大学医療保健学部

●執筆者一覧（執筆順）

藤田佳男 千葉県立保健医療大学健康科学部
澤田辰徳 東京工科大学医療保健学部
小倉由紀 千葉県千葉リハビリテーションセンター高次脳機能障害支援センター
加藤貴志 井野辺病院リハビリテーション部
岩佐英志 専門学校健祥会学園作業療法学科
外川 佑 新潟医療福祉大学リハビリテーション学部
石田理江子 千葉県千葉リハビリテーションセンターリハビリテーション療法部
末綱隆史 井野辺病院リハビリテーション部
生田純一 中伊豆リハビリテーションセンター作業療法科
酒井英顕 岡山リハビリテーション病院リハビリテーション部
山本昌和 岡山旭東病院リハビリテーション科
村山拓也 新潟リハビリテーション病院リハビリテーション部
横山喜孝 岡山自動車教習所総務課
山田恭平 北海道千歳リハビリテーション大学健康科学部
建木 健 聖隷クリストファー大学リハビリテーション学部
松原麻子 広島市立リハビリテーション病院リハビリテーション技術科
久保田直文 井野辺病院リハビリテーション部
田中 創 名古屋市総合リハビリテーションセンター作業療法科
吉原理美 名古屋市総合リハビリテーションセンター作業療法科
水谷宣昭 国立障害者リハビリテーションセンター自立支援局
古澤潤一 水永リハビリテーション病院リハビリテーション部
那須識徳 中伊豆リハビリテーションセンター作業療法科
大場秀樹 東京都リハビリテーション病院医療福祉連携室地域リハビリテーション科
山崎理絵 井野辺病院リハビリテーション部
飯田真也 産業医科大学病院リハビリテーション部
伊藤孝子 千葉県千葉リハビリテーションセンターリハビリテーション療法部
高浜功丞 千葉県千葉リハビリテーションセンターリハビリテーション療法部
安森太一 千葉県千葉リハビリテーションセンターリハビリテーション療法部

推薦のことば

　昨今，高齢者や様々な病気を持つ運転者による重大な交通事故が話題となり，様々な対策が実施されてきている．自動車運転は便利で豊かな市民生活のためには欠くことのできないものではあるが，その一方で病気や怪我で運転能力が著しく障害されていると思われる場合には，運転適性を慎重に評価していく必要がある．2014 年の道路交通法改正では，医師が運転に支障のある一定の病気と診断した場合の任意通報や免許更新時の自己申告義務が制度化され，運転に関わる医療機関も増加した．しかし，この問題への対応は医療機関ごとにまちまちであり，ユニバーサルに適切な診断や指導ができているとは言いがたい現状である．これは医療と免許行政の連携についての制度的問題や，交通事故が生じた際の医療機関の責任の問題などが背景にあると推測されるが，その根底には，そもそも「運転」を医療でどの程度扱うべきかという根源的問題が存在している．自動車運転免許は公安委員会が許可するものであり，本来は医療と免許行政が直接関わりを持つものではない．しかし，認知症などいくつかの疾患では医学的所見や診断，病名が免許の可否と科学的根拠が十分でないまま直結しており，様々な混乱が生じている．現代社会での運転免許はある意味で移動するための権利であり，その取り扱いには一定の学術的根拠による国民的理解がなければならない．海外での運転適性評価は実車による評価がゴールドスタンダードであり，日本でも今後は実車による評価がさらに普及・発展していくべきであると考えられる．しかし，すべての者に実車評価を行うことは費用対効果の面からも現実的ではない．そこでわれわれは 2008 年に「運転と認知機能研究会」を設立し，運転適性を評価するための検査や運転リハビリテーションに関して様々な議論を続けてきた．そして，2011 年には海外の自動車運転評価の手引きの訳書も出版した．「運転と認知機能研究会」は現在，他の 2 つの研究会と共に「日本安全運転・医療研究会」として活動している．

　私自身が自動車運転と認知機能の問題に最初に関心を持ったのは，1990 年代の米国留学中であった．当時所属していたボストンの病院では，患者さんの退院前に様々な観点から運転適性の評価を行い，助言することが当たり前に行われていた．チーム内の多職種の担当者がそれぞれの専門的立場から意見を述べていたが，その中心にいたのは運転の技能と最も密接に関わる作業療法士であった．帰国して，多職種で医学的観点から運転適性を議論したいという思いから「運転と認知機能研究会」を作ったが，その参加者はやはり作業療法士が中心であった．様々な地域で運転の問題に取り組んでいる作業療法士には，この領域で自らの専門性を生かしたいという強い意志と連携が感じられた．その中心メンバーにより 2014 年に「運転と作業療法研究会」が設立され，さらなる議論が続けられている．本書は，同研究会のメンバーを中心として，運転に関わる第一線の作業療法士により執筆されている．日本の交通実態に即した日本の作業療法士による参考書として，ぜひ活用していただきたいと願っている．

2018 年 8 月

慶應義塾大学　三村　將

はじめに

　対象者の生活において，モビリティ（移動性）が確保されていることは重要であり，それは多くの地域では自ら自動車の運転を行うことにより保障されていると言っても過言ではない．自動車の運転は「認知・予測・判断・操作」を繰り返す複合的な課題であり，作業療法士の専門性が発揮できる作業である．また，自動車の運転はわれわれ作業療法士が支援する様々なIADLの中でも最も課題難易度の高い活動の一つである．それゆえ支援には一定の知識・技術を要するものの，従来その知識を得るには自ら論文や報告を探す必要があった．

　この分野を推進するために，作業療法士の，作業療法士による，作業療法士のための書籍が必要だと感じていたところ，2016年春に「運転と作業療法研究会」の世話人でもある澤田辰徳先生からこの本の編集にお誘いいただいた．しかし当時の私は日本作業療法士協会内に「運転と作業療法特設委員会」を立ち上げたばかりであり，自身の能力を考えて一度は断った．しかし，「あの古びた病院のしがないOT2人が本を出すなんて一種の夢じゃないですか」という一文が私の心を大きく動かした．思えば彼と私は，若き日に対象者に必要な支援は何かと共に悩み，「いつかまた一緒に仕事をする日が来る」と信じて別々の道を歩んだ．仕事に追われ，研究以前に学会参加すら興味がなかった当時の私にスライドの作り方や発表の工夫などを教え，親身に導いてくださったのは，ほかならぬ澤田先生である．今ここで応えなければ二度と機会はないと思い，「その夢乗った！」と返信した．この本を世に出すことができたのは彼の功績である．

　本書の特徴は，①運転という作業のみならず，自動車運転に必要となる周辺作業や，自動車運転に代わる作業などを含む「ドライブマネジメント」という新しい概念を提案していること，②運転支援および研究の第一線で活躍している作業療法士により執筆されていること，③運転という作業について幅広い情報が整理され，かつ多くの事例が紹介されていること，である．それゆえ，運転に初めて取り組もうとする作業療法士にとって，基本的事項を押さえ，運転適性評価を行うための情報のみならず，モビリティを支援するための考え方，対象者や疾患の特徴に応じた具体的・先進的な支援方法を知ることができる．

　本書の完成には「運転と作業療法研究会」世話人や参加者を中心とした皆様に多大なご協力を頂いた．加えて「しがないOT」であるわれわれを支援してくださる関係者の皆様に感謝し上げる．本書を通して，作業療法士をはじめとする様々な読者の取り組みにより，対象者のモビリティ獲得による笑顔と，安全な交通社会が得られることを心より願っている．

仁戸名キャンパスにて

2018年8月

藤田佳男

CONTENTS

推薦のことば

　昨今，高齢者や様々な病気を持つ運転者による重大な交通事故が話題となり，様々な対策が実施されてきている．自動車運転は便利で豊かな市民生活のためには欠くことのできないものではあるが，その一方で病気や怪我で運転能力が著しく障害されていると思われる場合には，運転適性を慎重に評価していく必要がある．2014 年の道路交通法改正では，医師が運転に支障のある一定の病気と診断した場合の任意通報や免許更新時の自己申告義務が制度化され，運転に関わる医療機関も増加した．しかし，この問題への対応は医療機関ごとにまちまちであり，ユニバーサルに適切な診断や指導ができているとは言いがたい現状である．これは医療と免許行政の連携についての制度的問題や，交通事故が生じた際の医療機関の責任の問題などが背景にあると推測されるが，その根底には，そもそも「運転」を医療でどの程度扱うべきかという根源的問題が存在している．自動車運転免許は公安委員会が許可するものであり，本来は医療と免許行政が直接関わりを持つものではない．しかし，認知症などいくつかの疾患では医学的所見や診断，病名が免許の可否と科学的根拠が十分でないまま直結しており，様々な混乱が生じている．現代社会での運転免許はある意味で移動するための権利であり，その取り扱いには一定の学術的根拠による国民的理解がなければならない．海外での運転適性評価は実車による評価がゴールドスタンダードであり，日本でも今後は実車による評価がさらに普及・発展していくべきであると考えられる．しかし，すべての者に実車評価を行うことは費用対効果の面からも現実的ではない．そこでわれわれは 2008 年に「運転と認知機能研究会」を設立し，運転適性を評価するための検査や運転リハビリテーションに関して様々な議論を続けてきた．そして，2011 年には海外の自動車運転評価の手引きの訳書も出版した．「運転と認知機能研究会」は現在，他の 2 つの研究会と共に「日本安全運転・医療研究会」として活動している．

　私自身が自動車運転と認知機能の問題に最初に関心を持ったのは，1990 年代の米国留学中であった．当時所属していたボストンの病院では，患者さんの退院前に様々な観点から運転適性の評価を行い，助言することが当たり前に行われていた．チーム内の多職種の担当者がそれぞれの専門的立場から意見を述べていたが，その中心にいたのは運転の技能と最も密接に関わる作業療法士であった．帰国して，多職種で医学的観点から運転適性を議論したいという思いから「運転と認知機能研究会」を作ったが，その参加者はやはり作業療法士が中心であった．様々な地域で運転の問題に取り組んでいる作業療法士には，この領域で自らの専門性を生かしたいという強い意志と連携が感じられた．その中心メンバーにより 2014 年に「運転と作業療法研究会」が設立され，さらなる議論が続けられている．本書は，同研究会のメンバーを中心として，運転に関わる第一線の作業療法士により執筆されている．日本の交通実態に即した日本の作業療法士による参考書として，ぜひ活用していただきたいと願っている．

2018 年 8 月

慶應義塾大学　三村　將

はじめに

　対象者の生活において，モビリティ（移動性）が確保されていることは重要であり，それは多くの地域では自ら自動車の運転を行うことにより保障されていると言っても過言ではない．自動車の運転は「認知・予測・判断・操作」を繰り返す複合的な課題であり，作業療法士の専門性が発揮できる作業である．また，自動車の運転はわれわれ作業療法士が支援する様々なIADLの中でも最も課題難易度の高い活動の一つである．それゆえ支援には一定の知識・技術を要するものの，従来その知識を得るには自ら論文や報告を探す必要があった．

　この分野を推進するために，作業療法士の，作業療法士による，作業療法士のための書籍が必要だと感じていたところ，2016年春に「運転と作業療法研究会」の世話人でもある澤田辰徳先生からこの本の編集にお誘いいただいた．しかし当時の私は日本作業療法士協会内に「運転と作業療法特設委員会」を立ち上げたばかりであり，自身の能力を考えて一度は断った．しかし，「あの古びた病院のしがないOT2人が本を出すなんて一種の夢じゃないですか」という一文が私の心を大きく動かした．思えば彼と私は，若き日に対象者に必要な支援は何かと共に悩み，「いつかまた一緒に仕事をする日が来る」と信じて別々の道を歩んだ．仕事に追われ，研究以前に学会参加すら興味がなかった当時の私にスライドの作り方や発表の工夫などを教え，親身に導いてくださったのは，ほかならぬ澤田先生である．今ここで応えなければ二度と機会はないと思い，「その夢乗った！」と返信した．この本を世に出すことができたのは彼の功績である．

　本書の特徴は，①運転という作業のみならず，自動車運転に必要となる周辺作業や，自動車運転に代わる作業などを含む「ドライブマネジメント」という新しい概念を提案していること，②運転支援および研究の第一線で活躍している作業療法士により執筆されていること，③運転という作業について幅広い情報が整理され，かつ多くの事例が紹介されていること，である．それゆえ，運転に初めて取り組もうとする作業療法士にとって，基本的事項を押さえ，運転適性評価を行うための情報のみならず，モビリティを支援するための考え方，対象者や疾患の特徴に応じた具体的・先進的な支援方法を知ることができる．

　本書の完成には「運転と作業療法研究会」世話人や参加者を中心とした皆様に多大なご協力を頂いた．加えて「しがないOT」であるわれわれを支援してくださる関係者の皆様に感謝申し上げる．本書を通して，作業療法士をはじめとする様々な読者の取り組みにより，対象者のモビリティ獲得による笑顔と，安全な交通社会が得られることを心より願っている．

仁戸名キャンパスにて
2018年8月

藤田佳男

CONTENTS

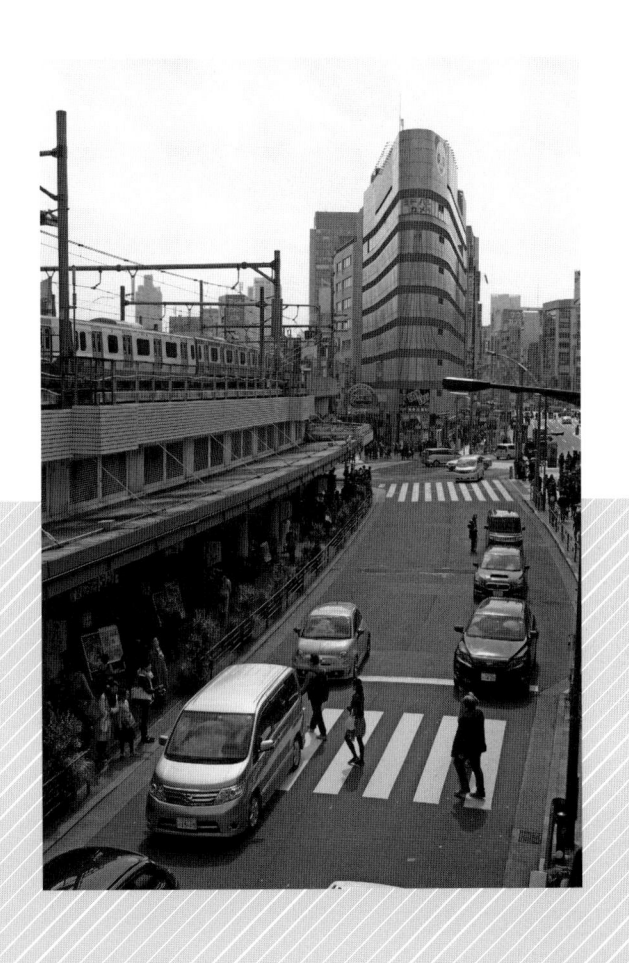

I

ドライブマネジメントの基礎知識

自動車運転は金属製の車両を操作する上，道路交通法などの法規が複雑に絡む非常に特殊な作業である．作業療法士がドライブマネジメントする上では，まず初めの基礎知識として自動車運転に必要な身体・認知・心理機能や運転に関する理論および関連する道路交通法規や社会制度を理解しなくてはならない．本章ではこれらドライブマネジメントに関する基礎知識について解説し，本書を学習する上での基盤となる知識の理解を目指す．

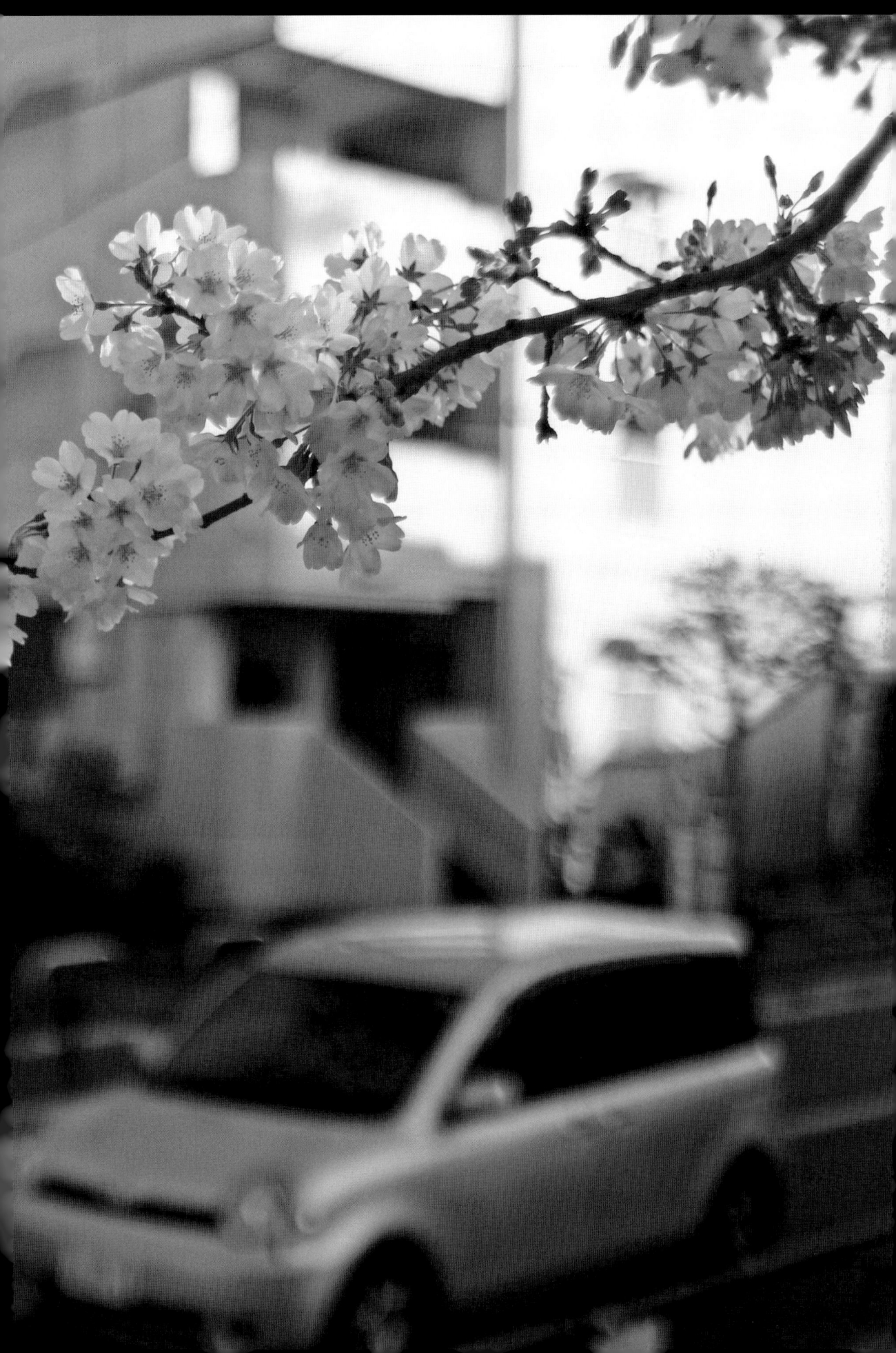

1 ドライブマネジメントの概論

藤田 佳男

❶ 移動とは？

われわれにとって，移動とは何であろうか？　地域で生活する対象者にとっての移動の目的は，買い物や通院など生活維持が中心であろうし，学生や有職者にとっては通学や通勤などそれぞれの生活課題のために必要であろう．また，何らかの役割を果たすためや社会的コミュニケーションを行う目的での移動も生活の質を維持・向上するためには重要である．このように移動は対象者の「やりたい作業」や「やる必要がある作業」に参加するための手段として重要である．一方，手段としての移動だけでなく，運転すること自体や所有する楽しみ，車内空間にいることなど，自動車の利用には様々な側面があると考えられる．

移動のしやすさは移動性（モビリティ）という言葉で表される．モビリティは工学系技術や交通政策，都市政策に大きく影響を受けるものであり，わが国ではモビリティ・マネジメントという施策として取り組まれている．モビリティ・マネジメントとは「一人一人のモビリティ（移動）が，個人的にも社会的にも望ましい方向（すなわち，過度な自動車利用から公共交通・自転車等を適切に利用する方向）へ自発的に変化することを促す，コミュニケーション施策を中心とした交通政策」と定義されている[1]．しかし，自家用車は公共交通と比べて自由な移動手段であり，

わが国の成人免許保有率は20代後半から50代前半まで90％を超えている．現時点での公共交通や福祉的な移動手段の状況を見ると，自家用車を運転できることは対象者の自由な移動のためには重要だと考えられる．

❷ 移動を支援する重要性

リハビリテーションという言葉の語源には「復権」という意味が含まれていると言われている．移動を支援するということは，支援者が対象者に対して移動の自由やその権利を取り戻す支援を行うものであり，そのことを重視する概念として交通権がある．欧米諸国では移動の自由が重視されており，1980年代から90年代にかけて総合的な交通法が制定され，関連政策が実行された[2]．

一方，わが国では2013年に交通政策基本法[3]が成立したが，移動の自由などへの言及はない．それゆえ，わが国の行政機関には，移動の自由を基本的人権に準じて重視する枠組み自体が存在しない．このことは，政策として推進する際の一つの阻害要因となっていると見られる．

❸ マネジメントの必要性

われわれの移動能力はライフステージにより変化し，それは個人の意識に大きな変容をもたらすと思われる．移動能力の増大は，小

学生であれば自転車に乗るときに，16歳になれば原動機付自転車や自動二輪車，18歳になれば自動車などの運転免許を取得し実際に運転を始めたときに，「大人になった」「自由になった」という形ではっきりと感じられるのではないだろうか？　このことが「移動の自由を手に入れる」体験であり，その自由を得るには交通参加者としての自覚と責任が必要である．すなわち，自動車免許を取得するには，相応の費用を払って技能だけでなく，その責任について学ぶなど，一定の手続きや学びを経て交通参加者となる．しかし，交通参加者には生涯教育の機会がほとんど存在せず，一度免許を取得してしまうと高齢者講習まで教育を受ける機会はほとんどない．このことは，高齢運転者が引き起こす交通事故が増加している一つの原因とも考えられ，結果的に関係法令の強化という形の対策となっている．交通問題は人命に関わるゆえ法令で規制することも重要であるが，それだけでは対象者の生活範囲を狭め結果的に個人の自由や暮らしを制限することとなる．高齢者の様々な機能は個人差が大きく，ことさらに注意喚起のみを行うのは必ずしもよい方向ではない．特に認知機能の低下や運転に支障のある一定の病気に罹患した運転者に適切な教育を行い運転行動を変容させることによる効果も期待できると思われる．

　一方，疾病や外傷により人生の途中で障害を負えば，今まで獲得した移動能力は簡単に失われ，その心理的インパクトは相応に大きい．また，加齢による運転への影響はある程度共通性があるものの，病気や外傷による運転適性の問題は個別性が高く，個別指導およびマネジメントが必要となってくる．

　それだけでなく，対象者それぞれに運転目的，運転環境，運転する車種など，運転という作業のあり方が違う．すなわち，対象者の

数だけ運転に関する支援がある．これこそ，作業とそれを遂行する環境に焦点を合わせる作業療法士が運転を取り扱う職種として最も適しているゆえんである．障害者や高齢者への運転支援の先進地域である北米では，作業療法士の一部が運転リハビリテーション専門家（Driver rehabilitation specialist：DRS）を名乗り，直接的な支援を行っている．運転リハビリテーションの専門職団体（The Association for Driver Rehabilitation Specialists:ADED）もあり，400名近くの認定された専門家（Certified DRS:CDRS）が活動している．

　われわれは，日本の交通社会の特徴，および現在の制度でできる範囲を踏まえ支援方法を模索してきた．作業療法士の支援対象範囲は自動車の運転のみならず，対象者が用いる移動手段（公共交通機関，自動二輪や原動機付自転車，自転車，歩行など）すべてに対して行うべきであるが，自動車の運転支援が多くを占める実態に即して，ドライブマネジメントという用語を採用した．ドライブマネジメントとは，対象者自身が自分で操作する車両に関わる事象——運転を中心として車両の管理（維持，保守するためのすべて）についても取り扱うものである．また，適切な交通手段を選択し，その利用を可能にする支援や，移動手段を失った際に適用する作業についても必要に応じて取り扱う．

【文献】

1）国土交通省：モビリティ・マネジメント—交通をとりまく様々な問題の解決にむけて，2007.
　http://www.mlit.go.jp/common/000234997.pdf
　（2018年6月21日閲覧）
2）安部誠治：交通権の意義とその必要性．IATSS Review 37: 14-22, 2012.
3）国土交通省：交通政策基本法について．
　http://www.mlit.go.jp/sogoseisaku/transport_policy/sosei_transport_policy_tk1_000010.html
　（2018年6月21日閲覧）

ドライブマネジメントの基礎知識

2 自動車運転に関する理論

澤田 辰徳

　自動車を運転する人はどのような場合に事故を起こすのだろうか．ハンドル操作や縦列駐車など運転課題の問題なのか，急いでいるといった運転者の思考の問題なのか，道路の凍結や歩道での歩行者が多い，道が渋滞しているなどの道路状況の問題なのか，それ以外の問題を含め要因は多岐にわたる．このヒューマンエラーを防ぐには運転という行為がどのようなモデルで成り立っているかを知る必要があり，様々な研究者によって検討されてきた．本稿では，いくつかの運転に関するモデルを紹介する．

❶ Michon のモデル

　Michon[1] のモデルは 1980 年代に提唱されて以来，現在のわが国のリハビリテーション業界でもよく紹介されている．このモデルは認知的問題について言及したヒューマンエラーについての分析のために，運転行動を階層性で分類したものである．

　このモデルでは，まず人について定義しており，人はまれに間違いを起こすものの高度な知性を持つ問題解決者であるとしている．そして，その移動欲求を満たすためには人と環境との関係について解決すべき課題を設定しなくてはならないとした．運転のモデルではこの課題の分析が重要であり，この視点はMichon のモデルにとどまらず，類似したモデルにおいてもヒューマンエラーを語る上で

共通する項目となっている．

　Michon は，この前提の下で人間の交通システムを 4 つのレベルで分類することを提案した（**表 1**）[1]．レベル I は道路使用者であり，実際に自動車や乗り物を操作する人物を指す．レベル II は交通消費者であり，公共交通機関の利用者である．レベル III は交通システムを制御する側の人物であり，レベル IV は交通に関わらない人々である．ここでは，本書と最も関係の深いレベル I の道路使用者について取り上げたい．

　レベル I の道路使用者は，実質的な運転行為者（運転者）と解釈できる．Michon は，その運転課題について 3 つの階層を提案した．この階層は Strategical（planning）level，Tactical（maneuvering）level，Operational（control）level の行動単位から成る（**図 1**）[1]．Strategical level は運転の一般的な計画を練るレベルであり，運転者が運転目的やルート，費用やリスクを検討することなどが含まれる．例えば，東京から大阪の実家へ正月に帰省するときに，渋滞を避けるために深夜に移動する，山梨方面は雪が降るかもしれないから空いている中央道ではなく，混雑するかもしれない東名高速道路を使う，直線が多く運転刺激が少ない新東名高速道路は眠くなるため避ける，運賃を抑えるために東名阪自動車道（無料である）を使うよう計画することが挙げられる．飲酒したのに運転してしまう，高速道路で目的のインターチェンジを通

表1　交通と移動における問題解決課題の階層構造

	I	II	III	IV
問題解決者の質	道路使用者	交通消費者	社会的代表者	心理・社会的有機体
解決する問題	乗り物の制御	旅程計画	活動パターン（コミュニケーション）	基本的欲求の満足
課題環境	道路	道路網（地形上の構造）	社会 - 経済構造	自然（環境）
課題の助け	乗り物，標識など	交通機関	交通システム	文化・テクノロジー

（文献1より筆者作成）

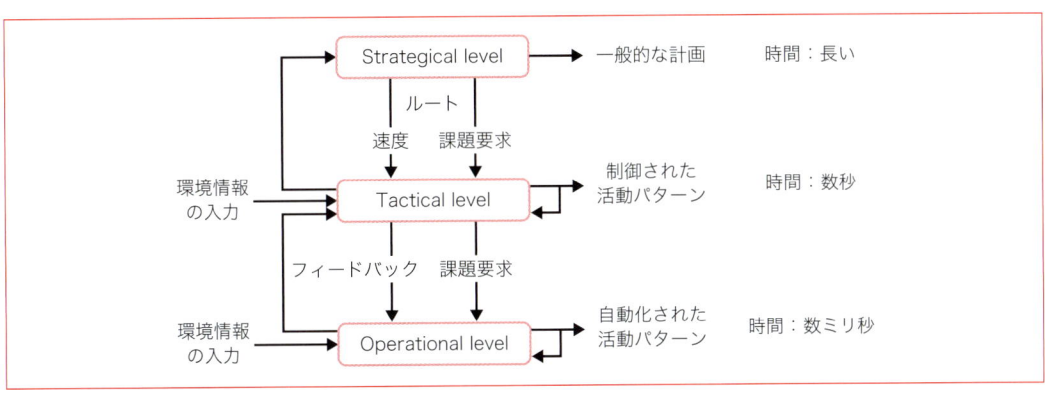

図1　道路使用者の階層構造
課題遂行の3領域は比較的緩やかにリンクしている.
（文献1より筆者作成）

り過ぎてしまったが少しだけだから引き返すといった選択は重大事故となる危険を孕んでいるが，これもStrategical levelの問題であると言える. ごく軽度の注意障害があるのにラジオをかけながら運転するなどは好ましいStrategical levelでない. Michonは3つの階層レベルの時間を設定しており，Strategical levelの時間は比較的長いと述べている. 後述する統合モデルのHale[2]は，この時間を数分から数日としている.

　Tactical levelは実際の環境の情報を直接的入手し，意図的に自動車などを操作・制御するレベルである. 目標に合った課題要求を遂行するために障害物を避ける，曲がる，追い越しをするといった操作が含まれる. 信号が赤になったから止まる，自転車が飛び出しそうだから徐行するといった環境情報の入力から実際の操作までを含む. この動きは制御された運動パターンであり，筆者は意識下で操作するパターンと理解している. つまり，

様々な感覚で事象に気づき，意識的に操作するということである. 例えば，緊急車両が近づいたとしよう. その音や赤色灯などに視覚や聴覚で気がつき，意図的に車を減速し，左に寄せてハザードを出すといった操作はおおよそ意図的に行うことになる. 高次脳機能障害者はこのレベルで問題を起こすことが少なくないであろう. なお，このTactical levelの時間は数秒であるとされている.

　Operational levelは環境からの情報入力を受け，自動的に操作するレベルである. 普段の走行中のアクセル操作からの急制動など，無意識下で反射的に行われるレベルであると解釈できる. 例えば，熟練したドライバーであれば普段のアクセル操作などは自動的に行うであろうし，急な飛び出しの際には反射的にブレーキを踏む. これらは無意識下で行われ，このことはOperational levelの時間がmsec，つまり1/1000秒という短さで示されていることからも分かる. Michonは，こ

れらの３つの階層は分かれてはいるが比較的ゆるく結び付いていると述べており，多少オーバーラップすることを示唆している.

これらのことを考えると，運転支援をする作業療法士は対象者がどのレベルで運転行動の問題を起こしているのかを知ることが重要である. 例えば，右下肢が利用できず，左足アクセルに改造する場合は，とっさの判断でも自動的にアクセルの右側にあるブレーキに反応するために Operational level までの引き上げが必要となるし，安易に運転再開しようとする者には Tactical level での教育が必要になるかもしれない. ゆえに自動車の運転ができるように支援する場合にも，これらのレベルを適切に評価することが重要である. Michon はほかにも，運転行動モデルについて行動的な入出力やモチベーションにも関わる内的な心理的なモデルなどの分類も行っているが，その後に諸家らに引用されたのは上記の３つのレベルの分類が多いため，それ以外は本書でも割愛する. 興味のある読者は原著を参考にされたい.

❷ SRK モデル

Rasmussen[3] の提唱した SRK モデルは，機械やシステムを安全かつ効率的に機能させるために，人が行動の中のどの部分でエラーを起こすかを明らかにし，事故を未然に防ぐ，いわゆるヒューマンエラーモデルである. 彼のモデルは Generic Error-Modeling System（GEMS）で利用されたものとしても知られている（**図2**）[4]. このモデルは運転に特化したものではないが，運転研究において様々な場面で引用されている.

Rasmussen は Michon 同様に認知的な視点を取り入れた. SRK モデルでは「技術を基盤としたレベル（Skill-based）」「規則を基盤としたレベル（Rule-based）」「知識を基盤としたレベル（Knowledge-based）」の３つ

のエラーのレベルを特定している. これらの頭文字を取って SRK モデルと呼ばれている. このモデルの３つのレベルは経験に基づいた階層性を成している.

「知識を基盤としたレベル」は最も下層である. このレベルは多くのことの経験と知識がない状態であり，いわば初心者の状況である. ありとあらゆることに注意が向けられ，乏しい経験と知識が総動員され，初めて出会う問題の解決が手探りで進められる.

次に「規則を基盤としたレベル」である. これはある程度経験が積まれ，知識と技術がそれなりにあり，次の熟達した技術を基盤としたレベルまでの途中段階の状態である. 今までの経験から覚えのある問題への対応策のレパートリーが参照され，問題解決がなされる. このレベルはマニュアル化されたレベルとでも言えよう. 今までの経験から作り上げられたマニュアルを見れば，そこに書かれている問題には対処可能であるレベルと考えれば理解しやすい.

最も熟達したレベルは「技術を基盤としたレベル」である. このレベルでは自動的かつ無意識下に行動が起きる. 様々な場面で身体が勝手に動くレベルである.

賢明な読者の方々は Rasmussen が示したこのモデルが Michon のモデルと類似していると気づくであろう. しかし，この SRK モデルでは経験依存型に行動が変わることが特徴的である. つまり，初めは意識下で一つひとつの問題に対処しなくてはならなかった行動が，経験を積むにつれて徐々に自動化されていくということである.

SRK モデルはヒューマンエラーのモデルであるため，それぞれのレベルで起きたエラーとその問題解決を示している. Reason[4] はこれらのエラーについて Slips/Lapses と Mistakes に分け，Slips を意図しないエラーであり，「技術を基盤としたレベル」で起きるとしている. そして，このエラーはモニタ

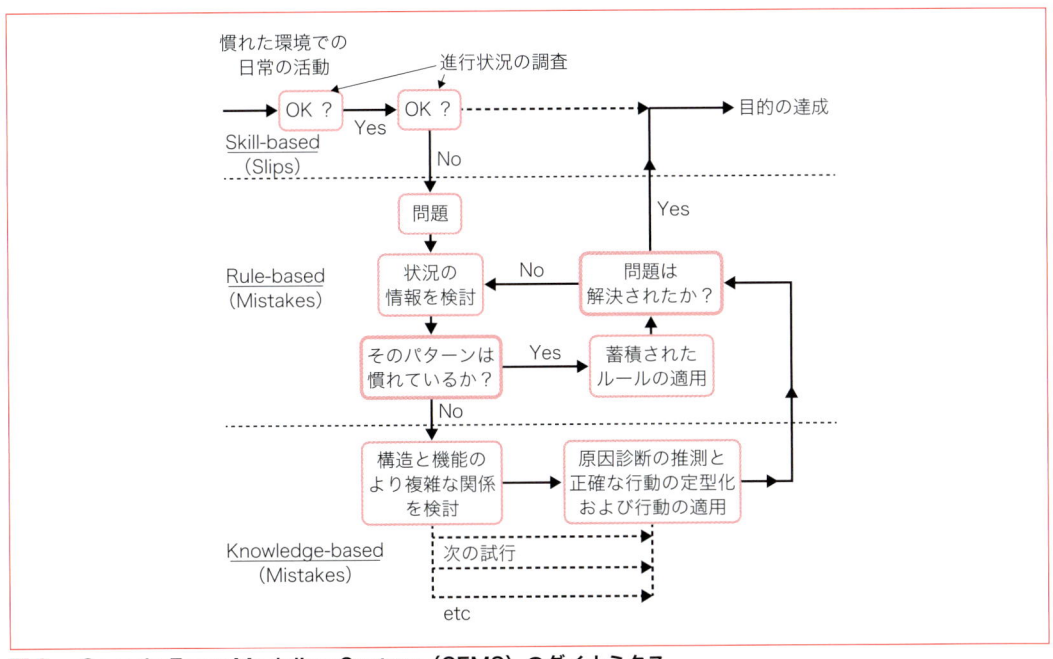

図2 Generic Error-Modeling System（GEMS）のダイナミクス
（文献4より筆者作成）

リングの失敗により生じるものであるとした．これは自己監視が足りないことを示す．一方，Mistakes は意図したエラーとして，「規則や知識を基盤としたレベル」で起きるとしている．そして，このエラーは問題解決の失敗により生じるとした．

さらに彼は，それぞれのレベルで起きやすいエラーの要因を示した．詳細は**表2**[4] に示すが，その中でもいくつかの項目を取り上げて説明する．例えば，「技術を基盤としたレベル」の「環境制御サイン」は，特に無意識の状態のとき，慣れた環境下のトリガーが行動のルーティンと結び付いていることを示している．つまり，慣れた環境ではいつもの運転行動などが自動的に出るため，エラー（つまり，慣れているため確認行動がされず，事故を起こすなど）の原因となり得ることを示している．これは前述の自己監視が足りないことによる Slips によるエラーと言える．別の項目を取り上げると，「同時進行の計画」とは，例えばカーラジオで渋滞情報を聴きながら高速道路を目的地まで運転するなど，2

つの計画を同時に行うことである．これにより注意が散漫になるかもしれない．自動化された行動は，このようにエラーを起こしやすい要素を持っている．

「規則を基盤としたレベル」の「マッチングバイアス」とは，心理学用語で尋ねられた形に応じて選択する傾向のことである．言い換えれば，たとえ間違っていても提示されたものが正しいと選択してしまう傾向である．例えば，見通しの悪い交差点で優先道路を走っており，それが正しいと信じて減速せずに走ることなどが該当すると考えられる．「過剰な簡素化」ではハロー効果が示されている．ハロー効果とは，目立つものに引っ張られ，その他を適切に評価できなくなることを示す．例えば，最先端の自動ブレーキや車線逸脱の警報装置などを備えた最新の自動車を新車で購入し，その機能を過信して運転してしまうことなどが挙げられるだろう．運転評価の経験が少ない作業療法士が，BIT が合格点，過去に無事故無違反で数十年ゴールド免許だったなどの情報を過信し，重大な問題を

表2　各遂行レベルでのエラー形成要因

遂行レベル	エラー形成要因
技術を基盤としたレベル （Skill-based） I	1. 新規性と以前の使用頻度 2. 環境制御サイン 3. 共有されたスキーマの特性 4. 同時進行の計画
規則を基盤としたレベル （Rule-based） II	1. 習性となった考え方（いつも正常だから大丈夫） 2. 利便性（最初に一番好きなものを持ってくる） 3. マッチングバイアス（提示に左右される） 4. 過剰な簡素化（ハロー効果） 5. 自信過剰
知識を基盤としたレベル （Knowledge-based） III	1. 選択制（限定合理性） 2. ワーキングメモリーの過負荷（限定合理性） 3. 見えないものは忘れられる（限定合理性） 4. 主題が継続的に変化する，休止する 5. 類推法による記憶の呼び起こし / リーズニング 6. マッチングバイアス 7. 不完全 / 不正確なメンタルモデル

（文献4より筆者作成）

評価せずに運転再開を勧めたりすることもその一例と言えるだろう．

「知識を基盤としたレベル」には「限定合理性」が複数の項目で見られる．限定合理性とは，合理的であろうとするが，能力の限界により限られた合理性しか持ち合わせないことを示す．例えば，運転の技術が未熟なために複数の注意配分ができず，右折時の歩行者を見落としたり，トラックの陰から飛び出してくる二輪車を見落としたりすることが挙げられる．この限定合理性の概念は注意障害といった高次脳機能障害者の運転行動に当てはまりやすいと考えられる．

一方で，技術，規則，知識の3つのレベルはそれぞれ完全に分離しているわけではない．一つの複合的な流れがあり，問題に合わせて推移する．これら3つのレベルがどのように推移するかについてもReasonが説明している（図2）[4]．初めに「技術を基盤としたレベル」でシステム進行状況（ここでは自動車運転）のチェックと処理が自動的になされる．このレベルでは自動的に物事が進み，問題は無意識下で自動的に処理される．問題が認識された時点で「規則を基盤としたレベル」になる．つまり，自動的に処理されなかった時点で下位のレベルになることを示

す．その問題の状況が過去に経験したことのある慣れたものであれば，経験により蓄積されたルールを適用し問題解決を試みる．問題解決された場合は経験として積み重ねられ，最終的に「技術を基盤としたレベル」へ格上げとなり，自動的に処理されるようになる．一方，「規則を基盤としたレベル」で認識された問題が慣れていないものであれば，「知識を基盤としたレベル」まで下がる．ここでは問題の構造などが試行錯誤の上で検討され，さらに問題の解決策が検討される．その方法の是非によっては上位のレベルで検討されるようになる．

このことについて縦列駐車を例に取って考えてみよう．熟練者は縦列駐車をする場合に特段の意識をせず自動的に駐車をすることができる．一方，運転には慣れているものの縦列駐車は久しぶりだという運転者は過去の記憶を呼び起こしてチャレンジする．普段の後方駐車の戦略を利用するかもしれないし，昔使った戦略を引き出してくるかもしれない．運転初心者は縦列駐車の状況にパニックになるかもしれない．あれこれと失敗を繰り返しながら不完全ながらなんとか駐車するかもしれない．これらの経験を繰り返し行うことでレベルは上位へと変換され，最終的には特段

表3　Hale のマトリクス構造モデル

<table>
<tr><td rowspan="2">Rasmussen
のモデル</td><td rowspan="2">遂行レベル</td><td colspan="3" align="center">Michon のモデル</td></tr>
<tr><td>Planning
(Strategical level)</td><td>Manoeuvre
(Tactical level)</td><td>Control
(Operational level)</td></tr>
<tr><td>知識
(Knowledge)</td><td>見知らぬ街でのナビゲート</td><td>凍結路面でのスリップの
コントロール</td><td>初心者の初回講習</td></tr>
<tr><td>規則
(Rule)</td><td>慣れた道の選択</td><td>他の車両の追い越し</td><td>慣れない車両の運転</td></tr>
<tr><td>技術
(Skill)</td><td>自宅や職場への移動</td><td>慣れた交差点の通過</td><td>カーブでの走行安定性</td></tr>
</table>

横軸が Michon のモデルであり，縦軸が Rasmussen のモデルである．
（文献 2 より筆者作成）

の意識をすることなく縦列駐車が可能になるということである．**図2**[4] に示したシェーマは簡単に言えば学習の過程である．

　一方で，経験による自動化は問題も孕んでいる．間違った運転行動でエラーが起きなかった場合にはそれが自動化されてしまう．一時停止を守らない，巻き込み確認を怠る，車線変更時にウィンカーを出さないなど，一般の運転者にもよく見られる運転行動はエラーが起きずに自動化されたものだと言える．

　この SRK モデルは作業療法の対象者の運転技能を回復させる訓練を考慮する際に有用かもしれない．対象者自身が現在どのレベルに該当し，さらにエラーの解決が可能かどうか見極め，訓練プログラム作成する際の一助となるであろう．

❸ Hale の統合モデル

　Hale の統合モデルは Michon のモデルと Rasmussen の SRK モデルを組み合わせた，いわゆる「いいとこ取り」のモデルである（**表3**）[2]．このモデルは 2 つの階層性のモデルを組み合わせマトリクス構造にした．横軸は Michon のモデル，縦軸は Rasmussen のモデルとなっており，この具体例はそれぞれのモデルを理解する一助ともなる．

　Hale は知識（Knowledge）レベルでは危険を予測するのは難しいとしており，Rasmussen の示した経験に基づき，対象者

が熟練していく中で，Michon が示した分類における各レベルで技能が段階的に上がり，危険の予測が可能になるとしている．例えば，Michon の Strategical や Tactical のレベルでは，初めはアクセルやブレーキ，ハンドル操作など一つひとつの運転行動を意識せねばならないが，熟練し自動化されることで無意識にできるようになる．Planning（Operational level）に関しては自動化されていくことのイメージがしづらいかもしれない．しかし，初心者の頃は綿密な運転計画を立てていたものが，いつしか慣れ親しんだ道を無意識に選択して運転することを考えればイメージがわきやすい．この統合モデルは前述の 2 つのモデルともリンクするので重ね合わせて考えると理解を深めるであろう．

【文献】
1)　Michon JA: A critical review of driver behaviour models: who do we know, what should we do? Human Behavior and Traffic Safety. Evans L (ed), Plenum Press, New York, 485-530, 1985.
2)　Hale AR, et al: Human error models as predictors of accident scenarios for designers in road transport systems. Ergonomics 33: 1377-1387, 1990.
3)　Rasmussen J, et al: The Definition of Human Error and a Taxonomy for Technical System Design. New Technology and Human Error. Rasmussen J, et al (eds), Chichester, Wiley, 23-30, 1987.
4)　Reason J: 1987, Generic Error-Modelling System (GENS): a cognitive framework for locating common human error forms. New Technology and Human Error. Rasmussen J, et al (eds), Chichester, Wiley, 63-86, 1987.

ドライブマネジメントの基礎知識

3 自動車運転に関する法制度

藤田 佳男

藤田 佳男

① ドライブマネジメントに関する法律の種類と概要

1-1 道路交通法と関連法令

道路交通法は 1960 年 12 月に従来の道路交通取締法に代わる新法として施行された道路交通に関する基本法ともいえる法律である．この法律を実施するための政令として道路交通法施行令，省令として道路交通法施行規則がある．道路交通法は主に道路の通行方法や車両等の運転者の義務，運転免許について定められている．

1-2 道路交通法における車両等の分類

道路交通法における車（車両とも言う）等の分類について示す（**図1**）．車両とは自動車，原動機付自転車，軽車両を指す．自動車とは原動機を用いレールや架線によらないで運転する車で，原動機付自転車，自転車，身体障害者用の車椅子，歩行補助車等を除いたものを指す．

1-3 運転免許

自動車や原動機付自転車は道路交通法により，免許を受けていない者の運転が禁止されており（一般的禁止と言う），公安委員会の免許を受けた者のみに運転が許可されている．例として第一種免許の種類と運転可能な

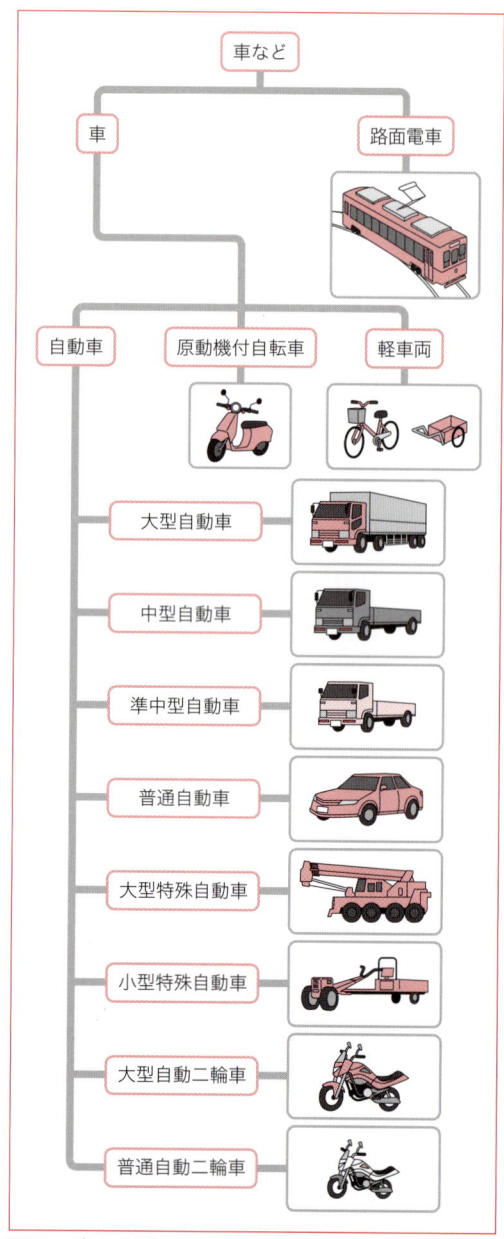

図1 車の分類

車の種類 第一種 免許の種類 〈受けられる年齢〉	大型 自動車	中型 自動車	準中型 自動車	普通 自動車	大型特殊 自動車	大型自動 二輪車	普通自動 二輪車	小型特殊 自動車	原動機付 自転車
大型免許〈21歳以上〉	●	●	●	●				●	●
中型免許〈20歳以上〉		●	●	●				●	●
準中型免許〈18歳以上〉			●	●				●	●
普通免許〈18歳以上〉				●※1				●	●
大型特殊免許〈18歳以上〉					●			●	●
大型二輪免許〈18歳以上〉						●※2	●※1	●	●
普通二輪免許〈16歳以上〉							※1●※3	●	●
小型特殊免許〈16歳以上〉								●	
原付免許〈16歳以上〉									●
けん引免許〈18歳以上〉	大型，中型，準中型，普通，大型特殊自動車のけん引自動車で，車両総重量が750kgをこえる車（重被けん引車）をけん引する場合に必要な免許である。※4								

※1　AT限定の免許では，AT車（オートマチック車）に限る。
※2　AT限定の免許では，総排気量650cc以下のAT車（オートマチック車）に限る。
※3　小型二輪限定の免許では，総排気量125cc以下または定格出力1.00kw以下のものに限る。
※4　小型トレーラー限定けん引免許では，車両総重量が2000kg未満のキャンピングトレーラーなどに限る。

図2　第一種運転免許の種類と運転可能な車

自動車の種類を**図2**に示す。一般的に，その自動車等を運転できる免許を取得していなくても他の免許で運転できる免許（例：大型第一種免許または普通第二種免許で普通第一種を運転する場合）のことを上位免許と呼ぶ。大型第一種免許を取り消して普通第一種免許は残すなど，上位免許のみを取り消すことも可能である。

1-4 車両等の運転者の義務（交通事故を起こしたとき）

交通事故の際に車両等の運転者の主な義務は大きく分けて3つある。第1に，事故の続発を防止する措置を取ること（続発事故を防止する義務）である。これは交通事故が発生した場合に，その自動車を他の交通の妨げにならないよう安全な場所に移動させることを言う。第2に，負傷者がいる場合に，救急車等が到着するまでに可能な応急救護措置を取ること（負傷者の救護義務）である。第3に，事故が発生した場所，負傷者の数や程度，物の損壊の程度，事故に遭った車の積載物等を警察官へ報告し指示を受ける（警察官への報告義務）ことである。

これらに必要な具体的な行動の例として，続発事故の防止義務では踏切で脱輪などして停止した場合に緊急停止ボタンを操作することや，事故や故障の際に車両の後方に停止表示器材（**図3**）を表示する（高速道路では義務である）ことなどが考えられる（歩行困難者は停止表示灯の使用も可能である）。負傷者の救護義務では負傷者の状態を確認し，後

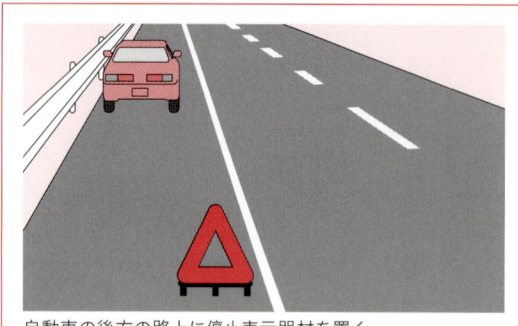
自動車の後方の路上に停止表示器材を置く．

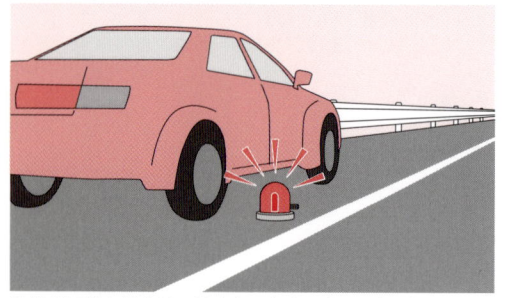
歩行が困難な場合は，停止表示灯を見やすい場所におくこともできる．

図3　事故・故障時の対応

続事故のおそれがある場合などは道路外などの安全な場所に移動させることが考えられる．警察官への報告義務は，まず迅速に110番通報することや，警察官が到着した際に適切に状況を説明することが考えられる．いずれも身体障害やコミュニケーション障害がある場合に課題となることも少なくないため，対象者がこれらの義務を適切に果たせるよう指導・訓練や工夫をする必要がある．

過去には重度の身体障害がある例で運転免許を取得・更新する際に，このような義務を果たせないため許可すべきでない，という意見も見られた．しかし近年では，社会参加の観点から様々な工夫や対応を行うべきである，という意見が増えてきている．いずれにせよ，このようなおそれのある場合はあらかじめ免許センター等で実施されている適性相談を利用するよう指導することが重要である．

1-5 | 道路運送車両法

道路運送車両法は自動車の登録や車検，点検および車両等の保安基準について定めている．無車検車運行（いわゆる車検切れでの車の使用）や整備不良（ブレーキランプなどの電球切れやタイヤの摩耗）などは本法の違反となる．自家用車を保有するには運転技能そのものだけでなく，本人もしくは家族が車検や法定点検などのほか，日常のメンテナンス

に対応できるかどうかも一つのポイントとなる．加えて適切な任意保険への加入なども必要であり，車両保有のためのマネジメントが可能かどうかの確認が必要である．

1-6 | 自動車損害賠償保障法

自動車の運行により，人の生命または身体が害された場合の損害賠償を保障する目的の法律である．この法律は，自動車損害賠償責任保険（自賠責保険）の契約がされていない自動車および原動機付自転車の運行を禁止し契約を強制することから，強制保険とも呼ばれる．

強制保険ではカバーができないほどの賠償責任や物損事故への対応のために自動車保険（任意保険）の加入が推奨されるが，対人賠償および対物賠償（他者に損害を与えた場合に支払われる）の加入率は全国平均で7割程度であり，地域により加入率に差がある[1]．自賠責保険には対物賠償はなく，ひとたび事故を起こすと対人賠償も制限額を超える賠償責任を負うことも少なくない．それゆえ，任意保険の加入は重要であり事故の際に生活の破綻を防ぐことができる．近年交通事故は減少しており加入者が支払う保険料は低下傾向にあるが，高齢者の保険料は低下幅が小さく，年齢階級が上がるにつれて高くなる．それゆえ，経済的理由で任意保険に加入しない者もいると考えられ注意が必要である．ま

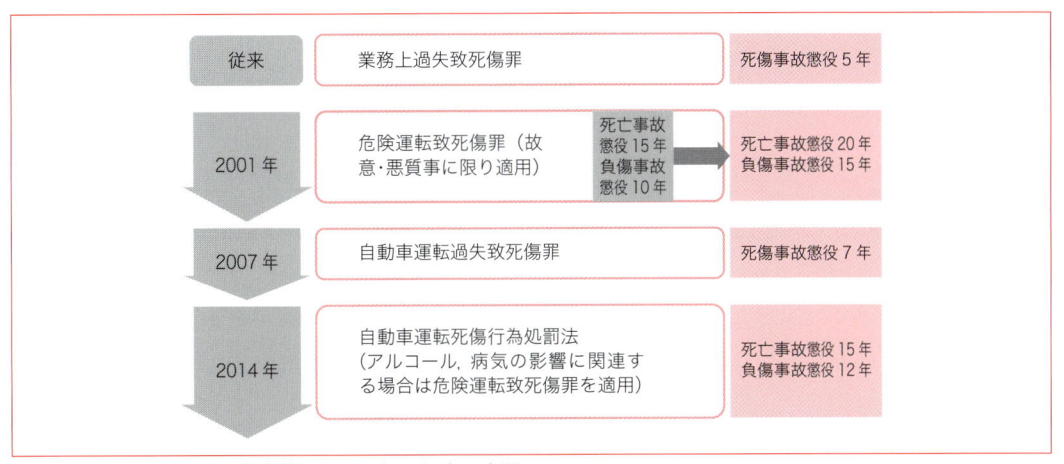

従来	業務上過失致死傷罪		死傷事故懲役 5 年
2001 年	危険運転致死傷罪（故意・悪質事に限り適用）	死亡事故懲役 15 年 負傷事故懲役 10 年 →	死亡事故懲役 20 年 負傷事故懲役 15 年
2007 年	自動車運転過失致死傷罪		死傷事故懲役 7 年
2014 年	自動車運転死傷行為処罰法 （アルコール，病気の影響に関連する場合は危険運転致死傷罪を適用）		死亡事故懲役 15 年 負傷事故懲役 12 年

図 4　自動車等による死傷事故に対する処罰規定の変遷

た，われわれの対象者のうち，認知機能障害や高次脳機能障害を持つ者が車検時期に気づかないまま無保険（無車検）で運行することや，任意保険の重要性を十分に理解しないまま未加入で事故を起こすリスクも無視できない．われわれは一定のリスクを持つ運転者の支援を行うからこそ，その生活を守る観点で確実な指導を心がける必要がある．

1-7 | 自動車運転死傷行為処罰法

従来は自動車を運転して人を死亡させた場合でも，業務上過失致死傷罪（懲役 5 年以下）の適用のみであったが，運転者の故意による重大事故をきっかけとして，2001 年 12 月に悪質な死亡事故の場合は最高刑が懲役 15 年（2005 年改正で懲役 20 年に変更）となる危険運転致死傷罪が施行された．また，2007 年 6 月の刑法改正では自動車運転過失致死傷罪が新設され，最高刑が懲役 7 年となった．

さらに 2014 年 5 月に自動車の運転により人を死傷させる行為等の処罰に関する法律（自動車運転死傷行為処罰法）が施行され，無免許やアルコールおよび薬物等の影響により人を死傷させた者への処罰規定が整備された（**図 4**）．この法律で，病気の影響により正常な運転ができない状態で人を死傷させた

者についても，危険運転致死傷罪の適用となることとなった．この法律の第 3 条 2 項では，「自動車の運転に支障を及ぼす一定の病気の影響により，正常な運転に支障が生じるおそれがある状態であることを分かっていながら自動車を運転し，その結果，病気のために正常な運転が困難な状態になり，人を死亡させたり負傷させたりしたという要件がすべて満たされた場合にこの罪が成立する」旨が書かれている．ここで言う一定の病気として，運転免許の欠格事由に相当する病気を中心に複数の病名が挙げられているが，疾患名に加えてその運転に影響する症状に着目した記載がなされていることが特徴である（**表 1**）[2]．これはその疾患名が絶対的な判断基準でなく，あくまでも自動車の安全な運転に影響があるものに限っていることや，その疾患によっては運転者が自身の症状をよく理解した上で適切な対応（服薬や血糖の調節など）をしていたかどうかを考慮すべきという考えで作成されたようである．われわれは，これらの対象疾患を持つ対象者への運転に関わる際は，以上のことを踏まえた上で他職種との連携や適切な情報提供を行い，安易な気持ちで運転を行うことのないよう指導する必要があると考えられる．

表1　運転に支障のある一定の病気

1. 運転免許を拒否又は保留される場合

1) 介護保険法第5条の2に規定する認知症	介護保険法では「脳血管疾患，アルツハイマー病その他の要因に基づく脳の器質的な変化により日常生活に支障が生じる程度にまで記憶機能及びその他の認知機能が低下した状態」とされている
2) アルコール，麻薬，大麻あへん又は覚醒剤の中毒	
3) 幻覚の症状を伴う精神病であって政令で定めるもの	統合失調症（自動車等の安全な運転に必要な認知等に係る能力を欠くこととなるおそれのある症状を呈しないものを除く）が定められている
4) 発作により意識障害又は運動障害をもたらす病気であって政令で定めるもの	ア　てんかん（発作が再発するおそれがないもの，発作が再発しても意識障害及び運動障害がもたらされないもの並びに発作が睡眠中に限り再発するものを除く） イ　再発性の失神（脳全体の虚血により一過性の意識障害をもたらす病気であって，発作が再発するおそれがあるものをいう） ウ　無自覚性の低血糖症（人為的に血糖を調節することができるものを除く）
5) 3及び4のほか，自動車等の安全な運転に支障を及ぼすおそれがある病気として政令で定めるもの	ア　そううつ病（自動車等の安全な運転に必要な認知等に係る能力を欠くこととなるおそれがある症状を呈しないものを除く） イ　重度の眠気の症状を呈する睡眠障害 ウ　そううつ病及び睡眠障害のほか，自動車等の安全な運転に必要な認知等に係る能力を欠くこととなるおそれがある症状を呈する病気

2. 運転免許の取消し又は効力の停止を受ける場合

1) 運転免許を拒否又は保留される場合の1から5までに掲げるもの	
2) 目が見えないことその他自動車等の安全な運転に支障を及ぼすおそれがある身体の障害として政令で定めるもの	ア　体幹の機能に障害があって腰をかけていることができないもの イ　四肢の全部を失ったもの又は四肢の用を全廃したもの ウ　その他，自動車等の安全な運転に必要な認知又は操作のいずれかに係る能力を欠くこととなるもの（運転免許に条件を付することにより，その能力が快復することが明らかであるものを除く）

❷　運転に関する法律の変遷

2-1　障害者や運転に支障のある一定の病気に関する改正の変遷（図5）

　1960年に施行された道路交通法では病名などによる欠格事由が明確化され，精神病者，精神薄弱者，てんかん病者，目が見えない者，耳が聞こえない者または口がきけない者には免許を与えないとされた．一方，この欠格事由に該当しない肢体不自由者などは免許の拒否に該当しないため運転への道が開かれた．これをきっかけとして当事者の努力によって徐々にではあるが，身体障害を持つ者が自動車を運転することや，運転補助装置の開発が活発になったとみられる．さらに1999年8月に政府に設置された障害者施策推進本部が決定した「障害者に係る欠格条項の見直しについて」を契機として，2002年

6月に改正道路交通法が施行された．この改正では一部の病気を除いて病名による絶対的欠格事由でなく，個々の症状で判断する相対的欠格事由となったため，疾患や障害を持つ者の免許取得および更新の可能性はさらに広がった．

　しかし，疾患を隠して運転した者が引き起こした重大事故が続いたことを契機として，2014年6月に道路交通法が改正された．この改正により免許の取得および更新時に運転に支障のある一定の病気等（以下，一定の病気等）の症状に関する質問票の提出が義務付けられ，虚偽記載があると1年以下の懲役もしくは30万円以下の罰金に処せられることとなった．従来は一定の病気等に罹患していても医師に相談なく免許の更新を行う者も少なくなかったと考えられるが，この改正により免許更新時に医師診断書を必要とする者が大幅に増加し，医療従事者が運転を取り扱

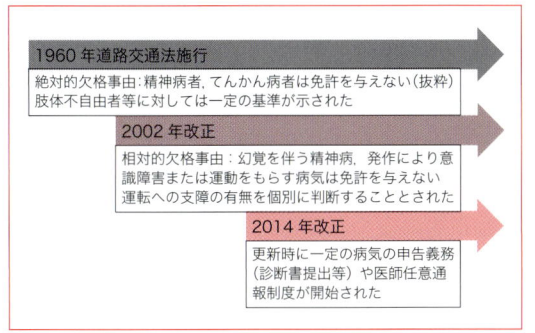

図中テキスト（図5）:

1960年道路交通法施行
絶対的欠格事由：精神病者，てんかん病者は免許を与えない（抜粋）
肢体不自由者等に対しては一定の基準が示された

2002年改正
相対的欠格事由：幻覚を伴う精神病，発作により意識障害をもたらす病気は免許を与えない
運転への支障の有無を個別に判断することとされた

2014年改正
更新時に一定の病気の申告義務（診断書提出等）や医師任意通報制度が開始された

図5 障害者や運転に支障のある一定の病気を持つ者に関する道路交通改正の変遷

図中テキスト（図6）:

1998年
75歳以上に高齢者講習の義務付け（2002年に70歳以上に拡大）

2009年改正
75歳以上に講習予備検査を義務付け，低成績者かつ一定の違反者は認知症か否か診断書の提出義務➡取消

2017年改正
講習予備検査の低成績者全員に認知症か否か診断書の提出義務➡取消

図6 高齢者に関する道路交通法改正の変遷

表2 臨時適性検査の対象となる基準行為（一定の違反）

・信号無視	・環状交差点左折等方法違反
・通行禁止違反	・優先道路通行車妨害等
・通行区分違反	・交差点優先車妨害
・横断等禁止違反	・環状交差点通行車妨害等
・進路変更禁止違反	・横断歩道等における横断歩行者等妨害
・しゃ断踏切立入り等	
・交差点右左折方法違反	・横断歩道のない交差点における横断歩行者妨害
・指定通行区分違反	
・合図不履行	・徐行場所違反
・安全運転義務違反	・指定場所一時不停止等

うことが増えた．また，一定の病気等を理由として免許の取り消しを受けた場合，最大3年間は適性検査に合格すれば，学科試験および技能試験が免除されるなど再取得への対応が制度化された．さらに，欧米諸国で実施されていた医師による任意通報制度が規定され，運転に支障のある一定の病気等を診察し，かつその者が自動車等を運転するおそれのある場合は公安委員会に通報しても医師の守秘義務に抵触しないよう法整備がなされた．

2-2 高齢運転者対策に関する改正の変遷（図6）

わが国での実効的な高齢運転者対策は，1998年4月に施行された改正道路交通法による高齢者講習と免許証の自主返納制度の導入に始まる．高齢者講習は，まず75歳以上の運転免許更新者を対象として開始され，2002年6月よりその対象が70歳以上に引き下げられた．高齢者講習は免許の更新前に自動車教習所で受講が必要であり，講義，運転適性検査器材（主に簡易なドライビングシミュレーター）による指導と実車による指導が3時間で行われていた．また，この改正で認知症のうち，アルツハイマー病，脳血管性認知症を含め，6か月以内に回復の見込みがない認知症では運転免許証を停止，あるいは取り消すことができるようになった．さらに自主返納制度が創設され，主に高齢運転者が自身の身体機能の低下を自覚し，免許を失効させたいと考えたとき，すべて失効させる場合と下位免許を残す場合などが選択できるよう制度が整備された．

2009年6月に施行された改正道路交通法では，75歳以上の高齢運転者が免許を更新する際に，講習予備検査（以下，更新時認知機能検査）が開始された．この検査の結果，第一分類（認知症のおそれがある）と判定され，一定期間内に特定の違反行為（信号無視，通行区分違反や一時不停止：**表2**)[3] があると臨時適性検査の対象とされた．臨時適性検査は専門医または主治医による認知症か否かの診断書の提出を求めるものであり，認知症であるとの診断であれば免許は取り消されることとなった．このように高齢免許保有者全員に検査を義務付けるという試みは世界にほとんど例がなく先進的なものであったが，認知症有病率から予測される認知症運転者の比率から考えると取り消し者があまりに少ないことや，認知機能は3年を待たずし

て低下するおそれがあるという意見もあり[4]，様々な問題が指摘されていた．

そこでさらなる高齢運転者対策を推進するべく，2017年3月に改正道路交通法が施行された．この改正では臨時認知機能検査および臨時高齢者講習制度が創設され，75歳以上の運転者に特定の違反行為（前述）があれば更新時でなくとも臨時認知機能検査を受検しなければならなくなった（**図7**）[5]．この検査で第一分類と判定されると認知症か否かの診断書の提出を求められ，認知症であるとの診断であれば免許は取り消されることとなった．また，更新時認知機能検査でも第一分類と判定されれば，違反の有無にかかわらず同様に診断書提出が求められる（**図8**）[5]．また，いずれの場合でも第一分類に加えて第二分類（認知症までではないが認知機能低下のおそれがある）と判定された場合は臨時高齢者講習（個別指導と実車指導）を受けなければならなくなった．それに対して，第三分類（認知機能低下のおそれがない）と判定された場合は，従来3時間であった高齢者講習が2時間に短縮された．この改正後半年で違反行為等をきっかけとした臨時認知機能検査を約6万人，高齢者講習時の更新時認知機能検査を105万人以上が受検し，そのうち約3万人が第一分類と判定された．このうち7000人以上が医療機関を受診したとされており[6]，手続きの途中で自主返納を決断した者を含めて，75歳以上の免許保有者の3％程度が運転免許を手放したと考えられる．

❸ 運転に支障のある一定の病気と運転適性相談

3-1 運転に支障のある一定の病気（表1）

2014年6月の道路交通法改正時に運転に支障のある一定の病気の具体的な疾患名として，統合失調症，てんかん，再発性の失神，無自覚性の低血糖症，そううつ病，重度の眠気の症状を呈する睡眠障害，認知症などが挙げられ，規定が整備された．それに加えて自動車等の安全な運転に必要な認知，予測，判断または操作のいずれかに係る能力を欠くこととなるおそれがある症状を呈する病気も免許の取り消し，または停止を行うものとしている．具体的に疾患名が条文に挙げられているわけではないが，一例として脳卒中（脳梗塞，脳出血，くも膜下出血）や頭部外傷後遺症が挙げられている．このような疾患に罹患している者は運転適性相談の対象となる．

3-2 運転適性相談

各都道府県の免許試験場や免許センター等には身体的および医学的相談の窓口となる運転適性相談室や適性相談係が設置されている．ここでは認知症を含む運転に支障のある一定の病気や障害者の運転についての相談や審査が行われている．一般的には身体・運動機能の適性検査は警察職員が実施し，医学的適性検査は主治医や指定医の診断書を提出させることによって実施される．身体・運動機能（視機能を含む）については簡単な検査のほか，心理的適性検査やドライビングシミュレーターによる模擬運転検査も含まれる場合がある．

中途障害や認知機能低下のため運転適性に支障が生じた場合は適性相談を受審するよう広報されているが，罰則がないため適性相談を受審せずに運転を再開・継続してもそのこと自体では処罰されることはない．ただし，自動車等の運転者には道路交通法第70条の安全運転義務（違反点数2点）があるほか，同法第66条により過労運転等の禁止（過労，病気，薬物の影響その他の理由により，正常な運転ができないおそれがある状態で車両等を運転してはならない：違反点数25点）

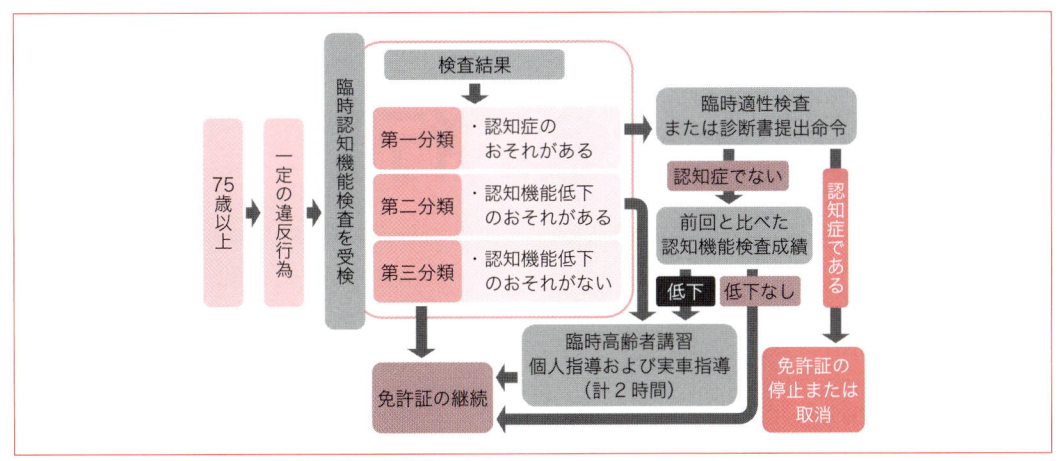

図7　75歳以上の運転者が一定の違反行為をしたとき
（文献5より引用作図）

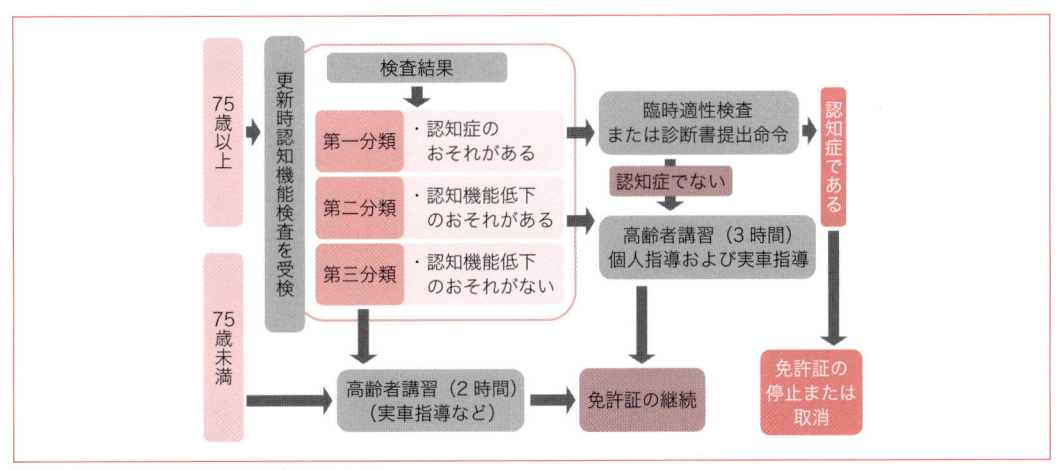

図8　高齢者が運転免許を更新するとき
（文献5より引用作図）

があるため，自身の運転適性に問題があると自覚した上で自動車等を運転するとこれらに問われる可能性もある．それゆえ，医療従事者は対象者および公共の安全を守るため，症状に応じて適切に適性相談の受審を指導する必要がある．

【文献】

1) 日本損害保険協会：自動車保険の都道府県別加入率．
http://www.sonpo.or.jp/news/statistics/syumoku/pdf/index/kanyu_jidosha_ken.pdf（2018年6月21日閲覧）

2) 警察庁：運転免許の拒否等を受けることとなる一定の病気等について．
https://www.npa.go.jp/policies/application/license_renewal/list2.html（2018年6月21日閲覧）

3) 全日本交通安全協会：道路交通法の改正のポイント．
http://www.jtsa.or.jp/new/koutsuhou-kaisei.html（2018年6月21日閲覧）

4) 三村將：認知症と運転能力．診断と治療 103: 943-947, 2015.

5) 中俣進：教習，講習，教育．アイキャッチ図解道路交通法，5版，道路交通法実務研究会編，東京法令出版，東京，420-423，2005.

6) 朝日新聞デジタル：「認知症の恐れ」運転者3万人改正道交法半年，2017年11月2日．

4 運転と社会的行動

藤田 佳男

1 運転と社会的行動

1-1 社会的行動と交通行動

　社会的行動とは，他者によって直接的，あるいは間接的に影響された行動であるとされている．自分の属する社会集団で生活していくには人間関係を把握し，他者の意図を読み取り，一定の協調関係を維持できることが重要である．一方，自動車の運転をはじめとする交通行動とは移動に関わる交通参加者の行動であり，歩行や自転車，自動車などの自分で操作するもののほか，公共交通機関の利用も含んでいる．道路における交通行動は社会的行動であり，特に自身が自動車などを操作し交通行動を行う際はコミュニケーションが重要である．

1-2 運転時のコミュニケーション

　交通行動は交通参加者同士の相互作用の連続であり，主に車両を介した非言語的コミュニケーションを行っている．われわれは近くを走る自動車の行動を予測する際に，その車両や道路の状況を利用している．車両の運転者は法令に従って必要な合図（車線変更の際にウィンカーを出すなど）を行うが，それ以外にも停車時および渋滞末尾についたときのハザードランプの使用や対向車が行う前照灯のパッシングなど，法令に定められていないインフォーマルなコミュニケーション手段も用いている．また，運転者や歩行者の動作や表情，視線などもこれに当たる．ただし，このようなインフォーマルなコミュニケーションには時として受け手が送り手の意図を理解できないことや勘違いが発生する．例えば，前照灯のパッシングは「お先にどうぞ」と「私が先に行くので待て」と正反対の意味だけでなく，状況によっては「追い越したい」や「前照灯が点いている」などでも用いられるので注意が必要である．

　交通教育の現場では運転者が交通事故を回避するための防衛運転法[1]が指導されているが，この中には状況をよく見て判断するだけでなく，「自車を他車に見せる」運転として，ライトの早期点灯や，並走時に他車の死角に入る状況を避けるなど積極的に自車の存在を知らせてゆくという方法も示されている．このように伝わりやすい工夫をすることで，危険な状況を避けることができると考えられる．また，交差点における出会い頭事故などは，「譲ってくれるだろう」といった「だろう運転」と呼ばれる楽観的予測や自分に都合のよい思い込みに基づいており，一種のコミュニケーションエラーと考えることもできる．その意味では，日常生活でもコミュニケーション障害を持つ者の症状が運転を行う際に影響を及ぼすかどうかについて検討することは重要だと考えられる．

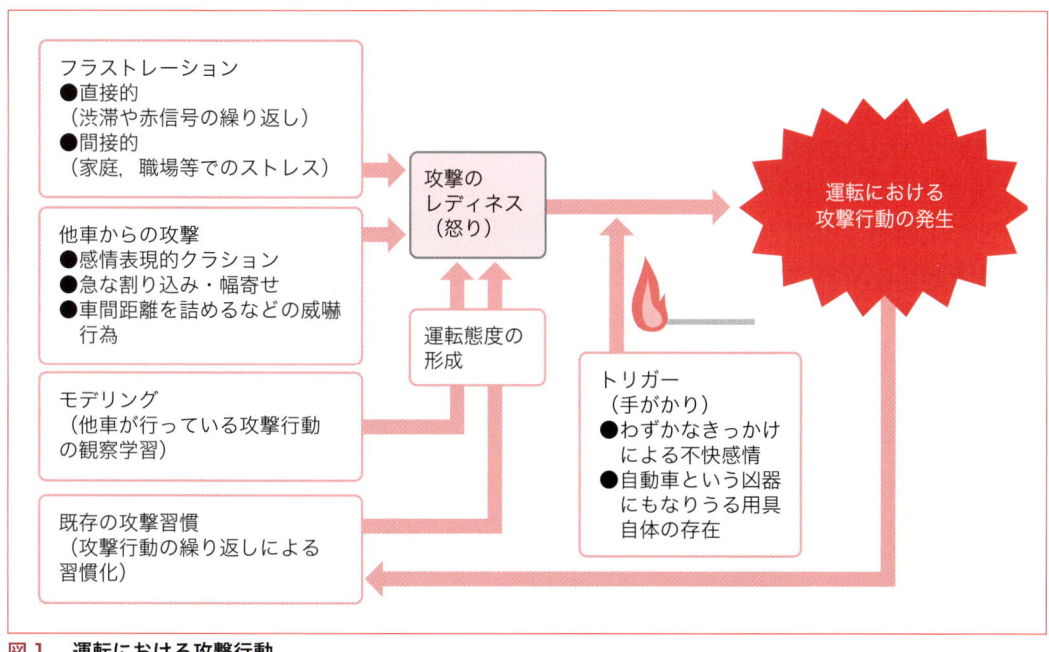

図1　運転における攻撃行動

1-3 | 運転と同乗者

　運転に支障のある一定の病気を持つ対象者が運転を再開する際などは，必要に応じて医療従事者が家族などの同乗により運転を再開するよう助言することが見受けられるが，その具体的効果はあまり論じられていない．自動車の運転に同乗者がいることの運転行動への直接の影響については，運転が慎重になる，刺激の少ない運転環境でも覚醒レベルが一定に保たれ，その結果，標識などの運転に必要な情報の見落としが少なくなる，などの効果が期待できる．一方で，同乗者との会話などで運転への注意配分が低下することや，運転技術を誇示した結果として危険な運転をするなどの影響も懸念される．また，同乗者による積極的支援やアドバイスで見落としが少なくなることや，運転補助者として認知・判断に補助的な役割を担う効果，運転を交代できることによる利点もある一方で，運転者が同乗者から運転方法などを批評されることでストレスを感じることや，判断への迷いや遅延が起きる可能性もある．

　わが国で発生している交通事故データを用いた調査[2]では，年齢層全体では同乗者がいたときの方が事故を起こす危険性が低い傾向が示され，事故の第1当事者になる率は半分以下となる．性別で見ると，女性運転者より男性運転者の方がその効果は高い．また，事故の類型別では対自転車事故で最も高く，車両単独事故では低い．年齢別で見ると，18-29歳の運転者が13-29歳の同乗者を乗せていた場合での事故率は高く，事故直前の運転速度は他のすべての組み合わせと比して5-10km/h以上も高い．これは若い運転者が同年代または少し低い年齢の同乗者に対して「いいところを見せたい」という意識の表れという意見もある．それらのことを理解した上で対象者に家族などの同乗による運転再開を勧めることは，一定の効用があると考えられる．

1-4 | 運転と攻撃性

　普段おとなしい性格と思われている者がひとたびハンドルを握ると，他車の振る舞いに対して声を荒げることや，配慮に欠ける運転

をすることが時折見られる．これは運転という作業環境が，運転者の攻撃性や不安に影響を及ぼしていると考えられる．攻撃性と不安は交通事故の大きな原因であり，攻撃性が高く，かつ不安が大きいドライバーは事故率が高いとされている．また，若年免許保有者に対する調査によると男性は攻撃性が高く，女性は不安が高い傾向にあり，事故や違反経験者は高い攻撃性を示すと言われている[3]．一方で，年齢が高くなるほど攻撃性は低下する傾向にある．また，運転時の特有の状況により運転者は通常時より攻撃的になると言われている．以下にその要因の例および図を示す（図1）．

1）フラストレーション

フラストレーション（欲求不満）は攻撃のきっかけとなるが，運転時のフラストレーションには直接的なものと間接的なものが考えられる．直接的には都市部などでの運転という作業は目的地に早く到着したい，そのためにはできる限り止まりたくない，という欲求に対して他車や交通ルールにより阻害されることの繰り返しであり，その結果フラストレーションが高まると考えることができる．また，間接的には家庭や職場でのストレスにより，慢性的に欲求不満となり，ささいな直接的要因で強い攻撃的な交通行動を起こすこともある．これらのフラストレーションへの耐性は脳損傷や加齢による機能低下により容易に影響を受けると考えられ，実車評価などを用いた慎重な評価が望ましいと考えられる．

2）匿名性

交通場面に限らずコミュニケーションでは，お互いの面識がないことが攻撃性を高めると言われている．特に匿名性が高い都市部では攻撃的な行動や他者への迷惑行為が起きやすいが，そのような行動を引き起こす要因として，匿名性が影響し名指しで非難されることがないと感じているからだとされている．なお，具体的な交通場面では先行車に追従して走るという条件で研究が行われている[4]．この研究では，先行車の運転手の姿が後続車の運転手に見える条件と比べて見えない条件の方が攻撃行動を引き起こすことが多いと報告されている[4]．

3）トリガー

人はわずかなきっかけで不快感情が発生し，行動に結び付くことがある．また，客観的にそうであるかどうかにかかわらず，ある密集状態を不快であると感じると攻撃行動が促進されることがあるため，渋滞などの要因は一つのトリガーとなる．また，拳銃やナイフなどの武器が存在する状況では攻撃行動を促進するということも報告されており，使い方によって凶器にもなりうる自動車などを運転すること自体が一つのトリガーになっている可能性もある．

4）モデリング

上記などの要因により，交通場面では他者の攻撃的場面に接する機会も少なくないと思われる．その結果，他者の攻撃的行動を観察学習し，「他の運転者もやっているから自分も行っても構わない」という同調行動を助長している可能性も考えられる．これは暴走族の集団での信号無視などが一つの例として挙げられるが，広い意味では地域による運転行動の違いにも表れているのではと考えられる．運転行動に地域差があることはよく知られており，一般的に都市部に在住する運転者の行動はイライラ，セカセカした傾向で[5]，運転にもそれが表れている．また，同じ都市部でも東京に比べ大阪では信号待ちの車が青に変わる前に発進するフライング傾向が強いことが報告されている[3]．これも運転者相互のモデリングによるところが大きいと考えられる．

❷ 社会的行動障害と運転

2-1 社会的行動障害

　2001年度に開始された高次脳機能障害支援モデル事業で作成された「高次脳機能障害の支援の手引き」には，高次脳機能障害の行政的定義が定められている．この手引きでは記憶障害や注意障害，遂行機能障害と並んで社会的行動障害が主要症状として挙げられており，臨床場面では脳疾患の中でも特に頭部外傷に高率に観察される．社会的行動障害の診断基準として，意欲・発動性の低下，情動コントロールの障害，対人関係の障害，依存的行動，固執が列挙されているが，特に運転再開を希望する頭部外傷者で現実的に問題となってくるのは情動および欲求コントロールの障害や固執などであろうと考えられる．これらの症状は，検査や評価法によりスコア化することも容易でないため，日常生活の観察や家族からの情報収集による記述が重要である．

2-2 情動および欲求コントロールの障害

　近年，いわゆる「あおり運転」による重大事故の報道により，運転中の態度や情動についても注目がされている．
　自動車は運転する人によっては走る凶器になるため，運転には情動の安定を基礎とした冷静な判断が必要である．それゆえ情動のコントロールが困難であると，少しの不快な刺激によって，不適切な警音器の使用や他車への威嚇・攻撃的行動に発展する可能性が高い．このことは臨床場面で衝動性ともとらえられており，頭部外傷だけでなく，その他の脳疾患や，注意欠陥多動性障害（ADHD）や薬物中毒をはじめ，精神疾患でも見られる症状である．衝動性には，Go/no-go課題など反応

すべきでない刺激に反応する運動的な衝動性と，アイオワ・ギャンブリング課題のように，理解力に問題がないのに，将来的に得られる大きな報酬と引き換えに眼前のすぐに得られる小さな報酬を選択し続けてしまうような認知的な衝動性が存在する[6]．情動のコントロールは前者に関係すると考えられ，興奮して大声を出すなどの衝動的な発言や，他者への暴言，極端な感情の起伏あるいは平板化がないか，突発的な行動がないか，さらにそれが運転に影響する可能性がないかを確認する．

2-3 固執

　自動車の運転には，状況に臨機応変に対応する柔軟性を必要とするが，遂行機能障害などがあると，目的地に到着するために当初の予定を変更するなどの対応ができず，一つの手順や方法に固執することもある．また，自閉傾向や，ある種の認知機能障害などでは，運転行動の過度なこだわりがあり，危険な運転につながることがある．筆者が担当した症例でも一定速度で走ることに固執し必要な場面で減速をしないという例も存在し，交通流に乗れない固執が生じた結果「わが道をゆく」運転になることも考えられる．

【文献】
1）全日本指定自動車教習所協会連合会（編），警視庁交通局（監修）：指定自動車教習所実務必携，啓正社，東京，145-160，2008．
2）交通事故総合分析センター：車に人を乗せるときは，こんなことにも注意を．イタルダ・インフォメーション 93: 2-7, 2012．
3）藤本忠明：攻撃とモデリング．交通行動の社会心理学．高木修（監修），北大路書房，京都，100-110，2000．
4）蓮花一己：カーコミュニケーション．交通行動の社会心理学．高木修（監修），北大路書房，京都，92-99，2000．
5）国際交通安全学会112プロジェクトチーム：地域文化特性と運転行動．国際交通安全学会誌 6（特別号）：38-48，1980．
6）田中沙織ほか：衝動性と強迫性—計算論的アプローチによる疾患研究．分子精神医学 15: 15-22, 2015．

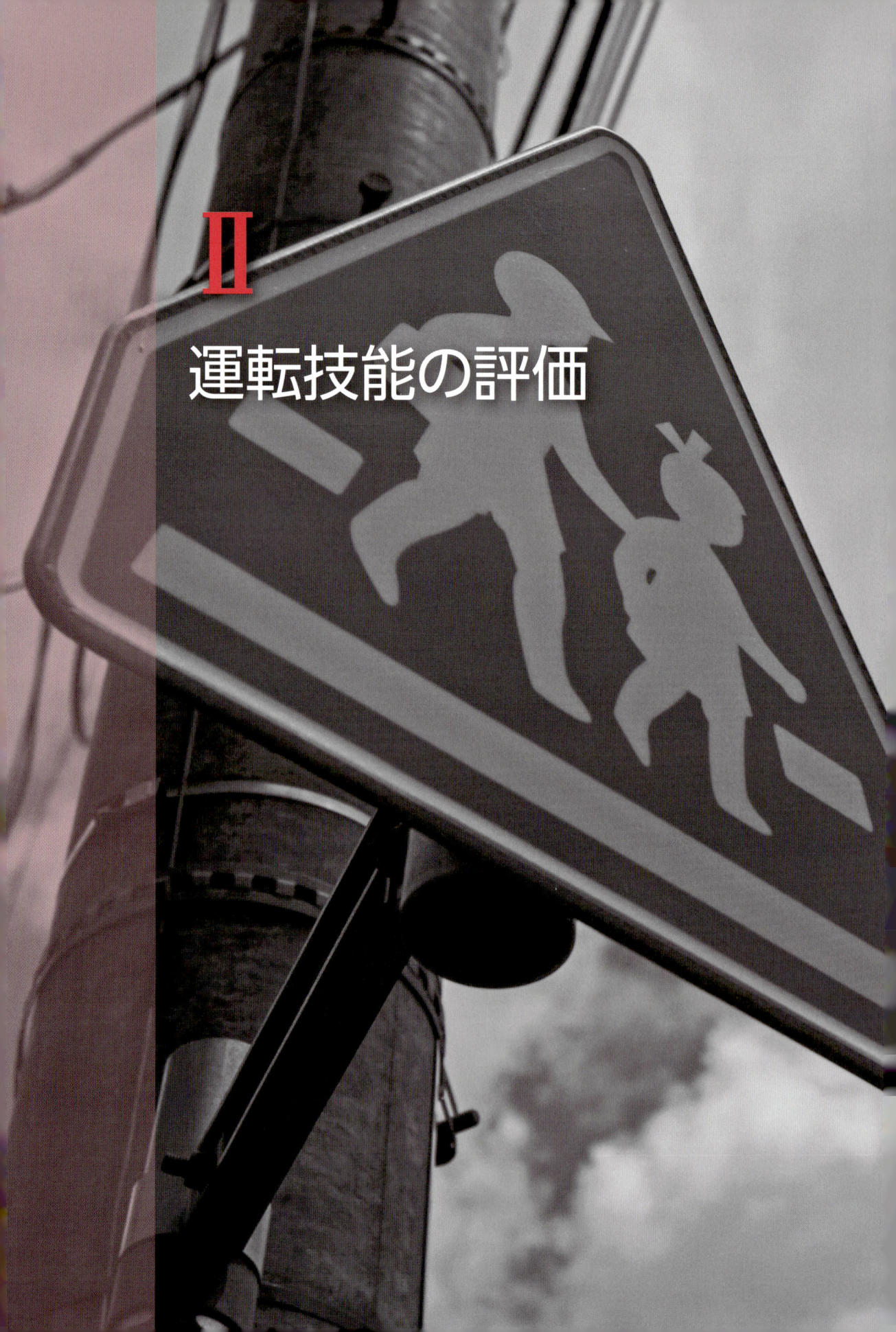

Ⅱ
運転技能の評価

運転技能の評価は一般的に実車以外の評価 (Off-road) と実車評価 (On-road) に分かれる．かねてより世界では様々な研究者が自動車運転技能の評価に関する調査を行っている．それほど自動車運転技能は複雑であり，何が最も適切に評価できるかを論じることは困難を極める．本章ではそのような運転技能の評価について，初めの面接や心身機能の評価から実車評価に至るまで，最新の知見や筆者らの長年実践を行ってきた経験も踏まえて概説する．

1 運転適性評価の概論

藤田 佳男

① 運転適性とは何か

　脳卒中などの中途障害者の運転に関わっていると，対象者自身が思い描いている「運転という作業ができる」ことと，支援者のそれに大きな差を感じることがしばしばある．この理由としては，対象者の認知に問題がある場合や，現在生じている機能障害が運転にどのように影響を及ぼすかについて十分な理解がないまま発言していることも考えられる．また，課題の定義が明確になっているかどうかも影響すると思われる．

　「運転という作業ができる」にいくつかの段階があるとすれば，①運転機器の基本操作ができる（操作可能レベル），②基本走行ができる（場内教習レベル），③応用走行ができる（路上教習レベル），④法規に従った走行ができる（初心者レベル），⑤交通環境に合わせて安全運転ができる（一般運転者レベル），などに分類できると考えられるが，多くの中途障害者は運転支援を開始する際は③以下のレベルであると考えられる．すなわち応用走行ができても教習レベルであり，介助または監視が必要で自立とは言えない．また，初心運転者の事故率は一般運転者の2倍以上という報告もあり，初心者レベルでも十分に安心できるとは言えない．

　用語の定義を明確にすることや，関係者間で統一することは，リスクを伴う作業の支援では重要だと考えられる．運転ができるかどうかを表す用語に「運転適性」があり，この分野では多く用いられている．「運転適性」という用語は様々な意味で使われているが，その定義は明確でない．また，これに類似する用語として「運転技能」「運転行動」「運転安全性」などが用いられている．われわれはそれらを評価し指導を行っているが，用い方に違いがあると誤解を招きかねない．そこでこの定義を明確にするため，警察庁での用法を基本として説明する．

　まず，道路交通法に定める運転免許試験では学科試験，適性試験，技能試験が行われている．適性試験では視機能，聴覚機能，運動機能が検査されており，これらは教習所の入校基準に近い狭義の「適性」である．学科は道路交通法に基づいて国家公安委員会が定めた交通の教則に従って主に指定自動車教習所の学科教習で教育されており，その内容は主に適正な交通の方法に関する知識と自動車の構造その他自動車の運転に必要な知識である．技能は主に実車を用いて行われる指導であり，前半は操作技能の習得が中心であり，後半は学科で学んだ知識を用いて，適正な交通の方法を様々な場面で実践できるようにするものである．そもそも技能とは「物事を行う腕まえ．技芸．技術．わざ」であり，言語で他者に伝えうるものというよりは繰り返し練習して経験的に身につくものというニュアンスがある．われわれが臨床場面で用いている「運転適性」という用語はこれら学科，適

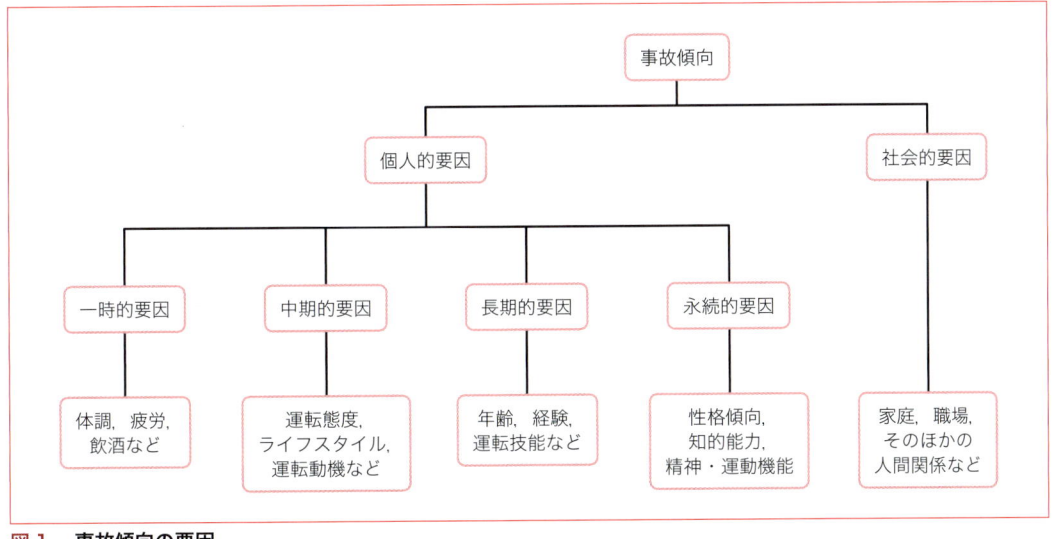

図1　事故傾向の要因
（文献1および2より改変）

性，技能すべての範囲を含んで発揮される総合能力であり広義のものであると考えられる．

　また，運転適性と関連する重要な概念として事故傾向（Accident liability）を紹介する．事故傾向とは事故発生に影響を与える人間的要因とされている．事故傾向は，社会的要因と個人的要因に分けられ，個人的要因は一時的な要因から永続的な要因まで変化のしやすさで4つに分かれる（**図1**）[1,2]．われわれはこの永続的要因の部分で身体障害や高次脳機能障害を持った対象者に対して補助機器の適合や代償行動の形成を支援し，中期的・長期的に変化しうる部分（改善が見込める認知機能や運動機能）には主に治療・訓練という形で，一時的要因や社会的要因などの部分には主に教育や指導という形で関わっているのだと考えられる．この様々な事故につながる要因を評価し分析した上で，それぞれの対象者に合わせた支援につなげることが，運転適性評価を行う際の基本的な考え方であると言える．

❷　運転適性評価の方法

　運転適性の評価方法には，大別して，運転を用いない評価（Off-road評価）と運転を用いる評価（On-road評価），その中間に位置するものとしてドライビングシミュレーターによる評価（これも一種のOff-road評価ではある）がある．

2-1　運転を用いない評価（Off-road評価）

　まず，最初に行うものとして医学的情報を中心とした情報収集が挙げられる．次に面接により運転歴や免許の状況，日常的な運転の様態など運転に関する情報を得る．必要に応じて家族など，対象者の運転状況を知っている者からも情報を得ることが望ましい．身体機能は運転に最も重要な視覚機能を中心に聴覚，表在・深部感覚を含む感覚機能および運転操作や車の乗降に必要な運動機能を評価する．身体機能評価は作業療法室で行われることが多いが，近年は停止車両評価法が開発され，実車を用いて行うことも増加している．認知機能・高次脳機能は主に神経心理学的検

査により行う．近年わが国でもシステマティックレビューが行われ，実車成績の予測精度が高い検査が明らかになりつつある．

運転に関するパーソナリティーや態度についての評価は，医療機関ではまだ実施している施設は少ないものの，警察や教習所では重視されている．これらは警察庁方式運転適性検査K型やOD式安全性テストの下位検査の一部で測定可能であり，初心運転者や取消処分者講習などで指導に用いられている．これらは事故多発運転者などに対する研究成果を用いて開発され，その発展形として科学警察研究所で開発されたCRT運転適性検査器がある．K型やOD式は30分程度で実施可能であり具体的アドバイスが得られるものの，実施するためには一定の手続きや資格が必要な場合があり，教習所など特定の施設のみで実施されている．それゆえ医療分野での活用例は非常に少ない[3]．

2-2 運転を用いた評価（On-road 評価）

運転を用いた評価には，指定自動車教習所の教習指導員による所内コースを用いた評価，教習指導員による路上コースを用いた評価，その他の評価がある．所内コースを用いた評価は，他の交通が入り込まないため安全性が高い，評価の構造を設定しやすい，同様の環境で繰り返すことができる，最低限ではあるが様々な場面を短時間で体験できる，などの特徴がある．路上コースでの評価は，最も妥当性が高い，予想外の事象への対応を評価できる，などの特徴がある．いずれにせよ，補助ブレーキ付きの教習車両，公安委員会から許可を受けた所内および路上コース，資格を持つ教習指導員の同乗で，一定の安全性と評価の信頼性が保たれている．このほか，国内に数か所のコースと指導用車両を完備したリハビリテーションセンターがあり，作業療法士や他職種による指導が行われてい

るが，基準などは存在しないため各施設により指導内容は大きく異なるとみられる．

その他の評価としては，ドライブレコーダーなどの記録装置を用いた評価，届出自動車教習所の教習指導員による評価，作業療法士が助手席に同乗しての評価，などが考えられる．ドライブレコーダーなどの記録装置を用いた評価では，実際の運転場面でどのような運転行動が見られるか，その実態が分かることが大きな特徴である．届出自動車教習所は，前述の指定自動車教習所と比べて，教習コースを完備する必要がなく，指導などについての基準がないため，利用する場合はその内容について十分な確認が必要である．また，作業療法士自身が助手席に同乗し，対象者が保有する車両や施設の車両を用いて評価や指導を行う例が過去に報告されているが，事故時のリスクや責任の所在を考えると問題が大きい．道路交通法上は公道以外でも一般交通の用に供するその他の場所も含めて道路とみなしており，病院の駐車場や大学構内，空き地などもこの定義に入る場合が多いと考えられる．それゆえ，わずかな距離でもそのような場所で運転し，事故があれば警察への届出義務が生じるであろうし，完全な私有地で所有者の許可を得ても刑法上の過失致死傷罪や，民事上の損害賠償請求が発生する可能性を否定できない．現時点ではこのような問題への対応が困難であるため，通常時には行うべきでない．このような条件で実施を検討する場合は監督官庁や関係機関に十分相談すべきであると考えられる．

【文献】
1）蓮花一己：交通心理学概論（2）．交通心理学．改訂版．蓮花一己ほか（編），放送大学教育振興会，東京，2017．
2）松浦常夫：事故傾性と運転適性．交通行動の社会心理学．蓮花一己（編），北大路書房，京都，2000．
3）生田純一ほか：脳血管障害者における運転適性検査 K-II 型と実車評価との関連性．第 50 回日本作業療法学会抄録集：PK-3-4B，2016．

① 運転支援における情報提供

1-1 | インフォームドコンセント

　近年の医療業界では，患者の権利が叫ばれるようになり，インフォームドコンセントが注目を浴びるようになってきた．この概念は手術や治療法の選択など様々な場面で適用される．このことは，作業療法の臨床場面も例外ではない．実臨床で行われる代表的なインフォームドコンセントの場面に，リハビリテーション総合実施計画書やケアプランの作成がある．ここでは対象者や家族などがどのような希望を持っており，それを踏まえた上でリハビリテーションチームがどのような評価をし，どのような方針を立てたのかを説明し，サービス提供者が考案した内容に対してサービス受給者が納得し，同意したかどうかを書面で問うものとなっている．この中に作業療法の評価・介入プログラムが反映されていることは言うまでもない．

　そもそも，インフォームドコンセントの概念は20世紀の様々な医学的倫理問題から誕生し，医療裁判などを経て洗練されてきた[1,2]．インフォームドコンセントは「説明と同意」と訳されることが多い．しかし，その概念の根本には，医療は本来患者の「同意」なくしては成り立たないことがあり，そもそも医療に関して自分の心身に関して治療方針を決定する（自己決定）権利を持っているということ

がある[2]．さらに，医学的な問題の理解については高度な専門知識を要するため，治療や行動の選択はファストフードのメニューを注文するのとは訳が違う．それに加えて運転という作業を取り巻く状況では，対象者は極めてなじみのない知識に接することになる．ゆえに，作業療法士と対象者の間には非常に大きな情報格差があると言え，作業療法士は十分かつ分かりやすい情報提供をすべきである．つまり，運転支援の作業療法において，様々な説明は必須と言える．

　他方で同意について考える．運転支援において作業療法士が関与する対象者の同意とは，主に3点あるであろう．1点目は，罹患後の運転技能の作業療法評価を行うにあたっての同意，2点目は，運転技能の獲得へ向けての作業療法介入計画にあたっての同意，3点目は医療チームとしての運転可否の助言に対する同意である．医療の根本に説明と同意があるのであれば，これらのことについて対象者の同意を得ることは検討していかなければならない責務である．

1-2 | 対象者と作業療法士間におけるギャップの存在

　表面的に同意が取られていても，後々様々な面でギャップが出てくることが多々ある．これらの原因の多くはインフォームドコンセントが十分になされていないことである．実際に，作業療法士と対象者とのギャップにつ

運転技能の評価

いては様々な研究がある.

Maitra ら[3] は，作業療法の目標設定におけるインフォームドコンセントに関する研究で，「十分に説明した」と答えた作業療法士が 100 ％であったのに対して，「作業療法目標がまったく分からない」と答えた対象者が 23 ％存在したことを明らかにした. また，わが国でもカナダ作業遂行測定（Canadian Occupational Performance Measure: COPM）で対象者が挙げた目標が作業療法士と一致していたのは 6 割ほどだったという報告がある[4]. これは裏を返せば 4 割が異なることを示す. 目標設定以外にも，対象者の作業遂行能力の認識に差が出ることがある. Anderson ら[5] は，高次脳機能障害者が自身の作業遂行の認識を過大評価することがあり，作業療法士との間に作業遂行の認識の差が出ることがあることを示した. そして，これらの差は作業療法の介入や方略の立案の非効率につながると述べた. これらのことから，認知的な問題の有無にかかわらず，目標設定や自身の作業遂行能力において，対象者と作業療法士の間には思いのほかギャップが生じやすい状況にあると言える. このギャップは運転支援においても例外ではない. 運転を支援する作業療法士の知識や経験による評価と対象者の思いの違いは後々に様々な阻害因子となって表れる.

1-3 | 運転支援におけるインフォームドコンセントの重要性

自動車運転は特殊な作業である. 運転という作業はそれを遂行することにより時に他者を不幸にすることもある. つまり，事故により他者を死傷させる危険があるということである. また，運転という作業は，わが国の法律により資格やその内容が規定されている. したがって，一定の疾患にかかった者や高齢者は特に，様々な法令を遵守し行動する必要がある. しかし，それらの情報が一般市民に

浸透しているとは言いがたく，かつ警察庁や公安委員会をはじめとした各関係機関からの情報提供のみでは限界がある. ゆえに，作業療法士が対象者に対して運転に関する情報を提供することは重要である.

情報を提供したとしても，前述の問題で情報の本質が対象者に伝わっていないことはよくある. 運転支援における代表的なギャップは，公安委員会での適性相談の未受検や自主的な判断での運転再開の問題などとして表れる. 先の知見では，医療機関が運転を控えるように助言したとしても自主判断で運転を再開している者が多い[6-8]. これらは運転の問題について説明をしたとしても同意が得られていない（あるいは表面的な同意が得られている）ことが多く，前述のような説明と理解の関係の難しさは運転においても例外でないことを示している. しかし，この問題を放置することは，時に一般市民や対象者とその家族を不幸に導くだけでなく，所属機関の責任も問われかねない事態を招く. 医療機関として運転支援における責任問題が生じた事案は筆者が渉猟した範囲では見当たらない. しかし，民事的責任などを問われないためにもエビデンスのある評価を行いつつ，書面で同意を得ることはやっておくべきことの一つであろう.

1-4 | 情報提供の場の設定

対象者が適性検査を受検しない，申請時に虚偽申請を行う，医療機関からの助言を遵守しないといった問題の解決は，丁寧な説明がなされているかどうかが鍵となる. 基本，対象者や家族をはじめとした一般市民は，特定の疾患にかかった後の法的手続きを知らないと思っていてよい.

運転に関する情報提供は基本的に家族などのキーパーソン同席の下に行う. この理由は，対象者本人のみの場合は自分が運転をしたいという理由で医療機関からのネガティブ

な情報のフィードバック（例えば，適性検査での虚偽申請の罰則など）を家族などに伝えないことがあるからである．結果として，家族の運転継続に対する危機感が生じず，本人が医療機関からの助言を無視して運転を継続し，家族もその重大さに気づかないなどの事案が発生する．一方で，運転支援の主対象となる患者・利用者は認知的な問題などを有することがあり，情報を提供してもその理解が疑われる場合がある．したがって，正確に情報を理解できるキーパーソンを同席させた方がよい．このときに注意すべき点は誰が同席するかである．基本，医療機関からの病状説明や担当者会議などでは，キーパーソンとしては配偶者が同席することが多い．しかし，高齢者の場合，配偶者も高齢なことが多く，いくら分かりやすく説明をしたところでなじみのない用語（道路交通法など）の理解が正しくできないことがある．そういった状況が予想できる場合は，対象者の子など，比較的情報を理解しやすい家族かつ近しい人物も同席した方がよい．

1-5 情報提供

多くの施設で特定の疾患後の運転についての情報提供を行っている．その手段はパンフレットの配布であったり[7]，研修会であったり[9]，個別講義[8]であったり様々である．これらに一貫して言えることは，情報提供により運転に関する対象者の知識は増えるということである．

図1に情報提供のポイントを示す．情報提供の内容として，適性相談・適性検査の手続きは伝えるべきである．適性相談・適性検査についてはほぼ知られていないと思ってよいが，最終的に医療機関が判断できるものではなく，公安委員会の適性検査にて運転の可否が決まることなどは前もって説明しておくべきである．また，この際に虚偽申請による罰則も伝えておくべきである．

情報提供

・起きやすい運転操作ミス
・関連道路交通法
・法的手続きの流れ
・責任問題
・これから行う評価の説明
・医療機関が行うこと

家族同伴が原則

図1　情報提供のポイント

疾患罹患後における運転技能の変化についても事前に説明が必要である．運動機能の場合，自覚症状があり理解されやすいことが多いが，脳損傷後の高次脳機能障害や加齢などに伴う軽度認知障害に関しては，自覚症状がないことも多々ある．評価後に伝えるのではなく，事前に伝えておくことに大きな意味がある．事前に言われていたという認識は，事後で問題を指摘された場合において対象者や家族の理解や納得を促進する．起こしやすい運転技能の変化の詳細については本書他項に委ねるため参考にされたい．さらに，作業療法評価についても説明を行うべきである．どのような評価があり，どのような根拠（エビデンス）があるかを説明することは評価後の対象者や家族の自覚を高めやすい．

責任問題に関する情報提供も欠かせない．運転における法的な責任問題は，事故や違反などを犯した場合の刑事処分（責任），行政処分，民事責任となる．刑事処分ではその問題に応じて法に則り，加害者として刑罰（懲役・罰金など）を受ける．ここでは刑法や道路交通法が適用される．行政処分はその事案（違反など）に対して，免許取り消しや免許停止などの処分がなされる．民事責任では加害者が被害者に与えた損害が民法によって問われ，主に金銭のやり取りがなされる．民事責任の賠償金額は物損でも非常に高額であり，その不安から日本では自動車を運転する者の任意保険加入率が高値となっている[10]．てんかん患者の調査によると，疾患がもとで

事故を起こした場合，保険金の支払いを減額あるいは拒否する保険会社がいくつかあったという[11]．作業療法士がてんかん患者への支援をする機会はいまだ多くはないが，同じ脳を起因とする疾患に対応する機会は非常に多く，この報告は注視すべき興味深い内容である．例えば，脳疾患患者の運転再開の場合，現在のところ免許更新まで時間があれば，疾患罹患後も適性検査未受検でも法的に運転再開が許されている．これらの情報を対象者に説明すると，逆に医療機関の助言を受けずして運転を再開する者が多くなる危険がある．もちろん，それで問題がない者もいるであろうが，明らかに運転に支障をきたす者がこのような状況に陥った場合は非常に危険である．

このような場合，行動変容に有用であるものの一つは責任問題について取り上げることである．実際，藤本[12]は，運転行動の変容の有用なものの一つに恐怖メッセージがあると述べている．これは自分に降りかかるかもしれないという不安から行動が変容されるということである．ゆえに，責任問題を提示することは自分に降りかかるかもしれない可能性について対象者とそれを取り巻く人々が真摯に考える機会となる．これらの情報は対象者を恐怖に陥れ，前もって運転を断念させるネガティブなものではない．あくまで，対象者，その家族に最善の方法を考えてもらうために提示するのである．様々な可能性，利益・不利益を提示し，法を遵守する必要性を訴えた上で対象者の選択を促す．このクライアント中心の考え方は世界作業療法士連盟の作業療法の定義（2012）でも明示されている[13]．提示の際に対象者が激昂したり，その情報を否定したりすることもある．しかし，それに動じない知識をしっかり身につけ，対象者中心の価値観に基づき適切に情報を提示する．筆者らは，作業療法開始前の情報提供をすべてのケースにおいて約45分か

けて行うことにより，運転継続者の適性検査受検率100％を達成した[8]．この丁寧で分かりやすく対象者中心に情報の共有を図ろうとする作業療法士の技術は，対象者たちの理解に大きく役立つと考えている．

❷ 自動車運転支援における面接

2-1 | 情報収集

作業療法の面接に先立って，各種の情報収集は重要である．診察をした医師から医学的問題の情報を収集する．疾患はもちろんのこと禁忌，既往歴，薬剤歴，そしててんかんの有無，発作歴の有無などの情報は収集しておくべきである．糖尿病を併発している場合は，視力低下を伴う可能性もあり，既定の視力に達していない場合もあるため必ずチェックしておく．さらに低血糖などの発作の有無の確認もしておく．また，前医からの紹介の場合は，作業療法サマリーなどから情報収集をしておき，心身機能の状態の目星を付ける．特に脳疾患の場合は半側空間無視などの症状があったかなどの情報なども把握すべきである．

2-2 | 面接の設定

面接や情報提供は作業療法の目的を説明することも併せて初回にすべきである．前述の情報提供と同様に，運転に関する作業療法面接は基本的に家族などのキーパーソン同席の下に行う．運転に関わる過去の情報を把握することは，運転支援の第一歩として外すことのできない重要な情報源であるため，認知的な問題を抱える対象者のみではその情報の信憑性が疑われてしまう．できるだけ正確な情報を把握するためには，その情報を理解できるキーパーソンの同席を必須にする．

一番近しい人物（配偶者など）は最も対象者のことをよく知っているため最優先である

が，その人物の認知機能が疑わしい場合は，情報提供時と同様に理解できる家族の同席を求めた方がよい．しかし，その場合は近しい人物の代理とするのではなく，その近しい人物に加えて理解に長ける人物に同席してもらった方がよい．例えば，80代男性が対象者で，近しい人物が妻の80代女性で軽度認知障害が疑われる方であったとしよう．別居している50代の娘が1時間ほど離れた所に住んでいるとする．この場合，妻の代わりに別居している50代の娘に同席してもらうのではなく，妻と共に娘にも同席してもらうということである．別居などしている場合は過去の運転状況などを把握していないことも多いため，運転状況を把握できる人物に同席してもらいつつも，その人物からの情報提供を促す家族にいてもらった方が面接は円滑に進む．これは運転以外の場面などでもおそらく多くの作業療法士が経験していることと思われる．ゆえに，評価前に紹介元の機関の医療ソーシャルワーカーやケアマネジャーなどから家族関係や状況などを聴取しておいた方がよい．

また，対象者に面接時に運転免許を持参するように伝えておくことも重要である．運転免許は面接時の正確な情報の収集に役立つ．

2-3 | 面接の実施

面接で聞くべき項目の代表的なものを**図2**に示す．運転歴，所有免許の種類，免許の更新時期などは持参した運転免許からも把握する．特殊車両や自動二輪車，二種免許の場合，対応が変わる場合があるため，必ずチェックをする．免許がマニュアル車なのか，オートマティック車なのかチェックするとともに，普段運転する車種についても尋ねる．また，車種によっては運転席からの視野が異なったり，ハンドルの位置（左ハンドルなど）が変わったりすることがあるため注意が必要である．免許取得・運転再開後に新車を購入

面接	
・運転歴	・運転環境
・免許の種類	・運転時間帯
・運転車種	・事故と違反歴
・免許更新時期	・新車購入の予定
・運転目的	・言語障害
・運転時間	・疾患への
・運転距離	アウェアネスなど

本人の生活をよく知る人物の同伴が望ましい

図2　面接のポイント

するつもりの場合もチェックが必要である．新車購入時の改造費用に関して金銭的に軽減される制度もあるからである．

免許の更新時期については，すでに失効していたり，評価中に失効する場合もあるため，その際の手続きを説明する必要性の有無も併せて検討する．公安委員会によって対応が異なることがあるため，公安委員会の聴取も忘れない．事前に近隣あるいは管轄となる公安委員会がどのような手順で適性検査を進めるのかを知っておく必要がある．

仕事や買い物など，どのような目的で運転するか聞くことは必須である．万が一，運転が困難になった際には，その目的を知っていれば代替手段を考えることができる．また，運転目的は運転行動にも影響を与える．例えば，タイムプレッシャー（時間内に目的地に到着するなど）がある場合，エラーを起こしやすくなるかもしれない．運転目的を聞くことは作業療法士が行うドライブマネジメントで有用な情報源となる．

運転の内容についても詳細に聞いておいた方がよい．運転時間や運転距離は，運転の耐久性などに関係する．特に職業ドライバーは長時間の運転を余儀なくされることも多い．長時間の運転は様々な疾患を引き起こす原因ともなる．また，運転環境においては，田舎道を走ることが多いのか，都会の数車線ある大通りを通ることが多いのか，人通りの多さ，車路の広さなど，それぞれの環境に応じて必要となる運転技能が変化する．ゆえに，

運転環境を調査しておくことは必須であると言える．運転の時間帯も，ラッシュ時や夕暮れ時など時間帯により運転技能に変化が出るため，聴取すべきであろう．

事故歴や違反歴は必ずチェックする．おおよその違反や事故の数，その内容を聴取する．医療チームとして判断が悩ましいケースはよく遭遇する．例えば，もともと事故や違反歴が非常に多い人物であれば，疾患後の障害ではないと判断できるかもしれない．一方で，無事故無違反で30年運転していた者が様々な評価でボーダーラインばかりの結果であったら，疾患後の障害の影響が示唆されるかもしれない．事故歴・違反歴は，こういったときの判断に役立つのである．しかし，事故歴・違反歴については面接時に虚偽の報告をする者もいるため，尋ねる理由を事前にしっかり説明しておく必要がある．

また，全般的に面接を通して失語症や構音障害があれば，その程度をスクリーニング的に調査しておくことは重要である．それは理解度や表出をチェックすることももちろんあるが，その後の様々な評価で口頭指示などを要する場合の信憑性に影響し，行う評価の取捨選択にもつながるからである．さらに，面接時のやり取りを介して，疾患に対するアウェアネスもスクリーニング的にチェックすることが可能である．

これらのことから，面接により獲得できる情報は非常に多く，しかもドライブマネジメントにおいて有益となるため，システマティックに構築した面接を行うことが好ましい．

【文献】

1) 岡本珠代：インフォームド・コンセントの歴史．作業療法ジャーナル 37: 736-740, 2003.
2) 久保田摂：患者の権利．作業療法ジャーナル 37: 830-834, 2003.
3) Maitra KK, et al: Perception of client-centered practice in occupational therapists and their clients. Am J Occup Ther 60: 298-310, 2006.
4) 笠原恵ほか：COPM 初回評価時の患者とセラピストの評価者間格差．群馬保健紀要 19: 23-26, 1998.
5) Anderson RL, et al: Assessment of Awareness of Disability measures among persons with acquired brain injury. Can J Occup Ther 77: 22-29, 2010.
6) 武原格ほか：脳卒中患者の自動車運転再開についての実態調査．日本交通科学協議会誌 9: 51-55, 2009.
7) 外川佑ほか：新潟リハビリテーション病院における自動車運転再開プログラム実施者の臨時適性検査受検率の変化と年間交通事故率に関する一考察．日本交通科学学会誌 13: 3-9, 2014.
8) 澤田辰徳ほか：脳損傷後の患者における運転評価後の運転適性検査受検に関する後ろ向き調査．日本交通科学学会誌 15: 58-65, 2016.
9) 大場秀樹ほか：運転再開に向けた東京都リハビリテーション病院の取り組み．脳卒中・脳外傷者のための自動車運転．林泰史ほか（監修），三輪書店，東京．80-98, 2013.
10) 日本損害保険協会：自動車保険 都道府県別加入率（2017 年 3 月 31 日）．http://www.sonpo.or.jp/news/statistics/syumoku/pdf/index/kanyu_jidosha_ken.pdf（2018 年 6 月 21 日閲覧）
11) 森本清ほか：てんかんをもつ人の自動車任意保険の現況—加入資格と支払い条件に関する調査．てんかん研究 25: 22-26, 2007.
12) 藤本忠明：態度変容と運転者教育．国際交通安全学会誌 27: 62-69, 2001.
13) World Federation of Occupational Therapists: What is Occupational Therapy?

3 視知覚の評価

藤田 佳男

① 運転に関与する視知覚機能

　自動車を運転する際に必要な情報の9割以上は視覚から得ていると言われている[1].視知覚は，眼球運動，視力，視野，知覚などの要素で構成されており，環境から情報を得るのに非常に重要である.

1-1 眼球運動

　われわれは左右の目からの情報を統合する両眼視機能によって，正常な奥行き知覚や立体視を得ることができる.そのためには両眼の眼球運動が協調する両眼運動が重要である.眼球運動は網膜の中心に視線を安定させることや，周辺視野にある視標（見るべき対象物）に対して視線を向けることに必要な運動である.眼球運動は外眼筋（外直筋，内直筋，上直筋，下直筋，上斜筋，下斜筋）の運動で成立している.外眼筋は動眼神経（Ⅲ），滑車神経（Ⅳ），外転神経（Ⅵ）の支配を受けており，脳腫瘍やフィッシャー症候群などの疾患や眼窩吹き抜け骨折（眼窩部に前方から外力がかかることにより眼窩の下壁や内壁に骨折が発生する）だけでなく頭蓋内圧亢進によっても障害される.眼球運動の障害は対象物に視線を向けることが困難になるだけでなく，両眼で物を見た際に二重に見える両眼性複視が生じ，生活への支障となる.

　また，両眼運動には衝動性眼球運動と滑動性眼球運動がある.衝動性眼球運動は視標を左右や上下に点滅させたときなどに起こる急激な両眼の運動であり，前頭眼野（前頭葉眼窩部）に支配されている.道路を走行中に側方から飛び出したものに視線を向ける運動はこれに当たる.対して滑動性眼球運動は視標をスムーズに動かした際に視標に追随するゆっくりとした両眼の動きであり，動く指標を視野中心でとらえるために重要な運動である.後頭連合野がその中枢であり，運転中に行先案内標識を見るときなど，前方から徐々に左側方に移動する物体を一定の注視時間をかけて視認する場合などに起きる運動である.眼球運動は，パーキンソン病のほか，様々な中枢神経疾患やアルツハイマー病でも障害されると報告されている.

　眼振は眼球の規則性・律動性・不随意性の往復運動を指し，水平性，垂直性，回旋性に分類される.めまいやふらつきの訴えがあることが多い.脳幹や小脳を中心とした脳血管障害や，耳鼻科系疾患で発生することがある.

1-2 視力

　視力（Visual acuity）とは，2点を識別する眼の能力であり，最小可視角の逆数で表す.例えば，最小可視角が $1'$（1分 =1/60度）であれば視力は 1.0，$2'$ であれば 0.5，$10'$ であれば 0.1 となる.この標準的な表記方法を小数視力と呼ぶ[2].わが国では主にランドルト環を視標とした小数視力表を用いて

運転技能の評価

3　視知覚の評価　**35**

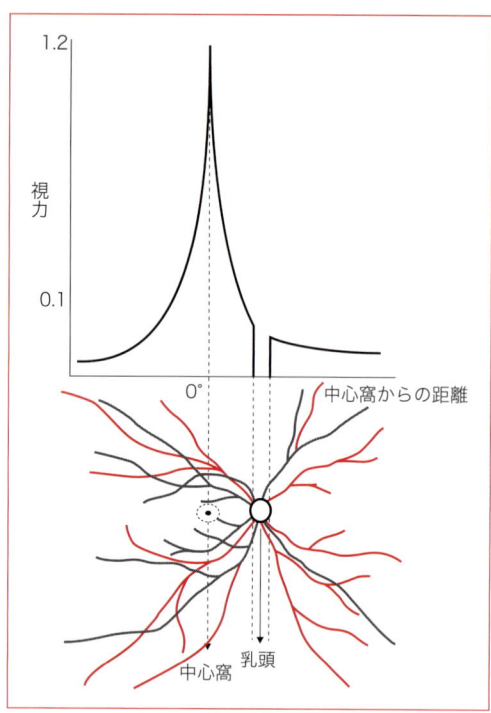

図1 中心視力と中心外視力
（文献3より引用）

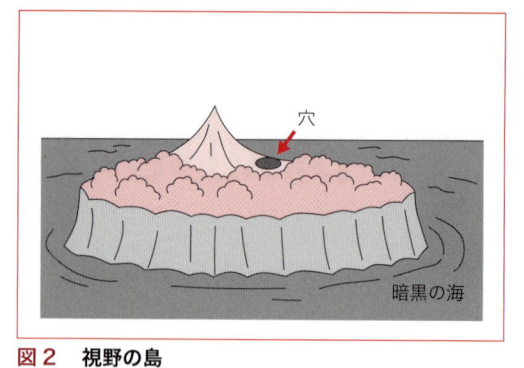

図2 視野の島
（文献4より引用）

5mの距離で測定される．このほか読書など
に用いる視力として近方視力（近見視力）が
あり，通常は30cmで測定する．一方，欧
米では分数視力が用いられており，視力1.0
の人が識別可能な検査距離を分母として，検
査を受ける者が識別可能な距離を分子として
表す．検査距離は20フィートまたは6mで
あり，視力1.0は20/20や6/6，0.5は
10/20，0.2は20/100などで表される．

　中心窩における視力を中心視力，中心窩以
外の視力を中心外視力と呼び，少し離れただ
けで大幅に低下する．例えば，中心視力が
1.2～1.5である場合でも視神経乳頭付近で
は0.1程度となり，網膜最周辺部では0.025
程度となる（**図1**）[3]．

1-3 │ 視野

　視野（Visual field）とは，一点を固視した
ときの視覚の感度分布と定義される[4]．視野
はその広がりだけでなく感度も重要である．

感度の分布は明るさなどの環境と網膜の順応
状態によっても大きく異なる．視野は暗黒の
海に浮かぶ島にたとえられ（**図2**）[4]，その
大きさが視野の広がりであり，固視点（網膜
中心窩）が山の頂上である．山のふもとにマ
リオット盲点があり，それぞれの地点の標高
が視野感度に相当する．マリオット盲点は固
視点から耳側約15°，下方へ3°を中心とし
て直径5°にあり，視神経乳頭に対応する．
正常視野は年齢や網膜の順応状態で変化する
が，明所では上方と鼻側で60°，下方で70°，
耳側で100°である．視野は網膜から視中
枢に至る視路に異常をきたす様々な疾患に影
響を受けるが，主に緑内障，視神経疾患，後
頭葉に異常をきたす中枢神経疾患で障害され
る．

　眼科で行われる視野検査は静的視野検査，
動的視野検査，その他の検査がある．静的視
野検査は主にコンピューターで制御されたハ
ンフリー視野計が用いられる．ハンフリー視
野計は半球内に対象者の額と顎を固定し，明
るさが可変する面積$4mm^2$の白色指標が視
認できたかどうかボタンを押させることで自
動的に測定する．周辺視野での測定は信頼性
が低いため固視点から30°以内の検査が行
われることが多い．これに対し動的視野検査
は主にゴールドマン視野計が用いられる．動
的視野検査は検査視標を見えない部位から見
える部位に動かすことで視認できる境界を求

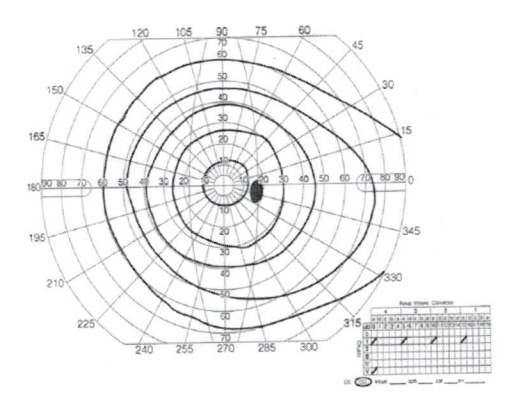

ゴールドマン視野計による正常視野

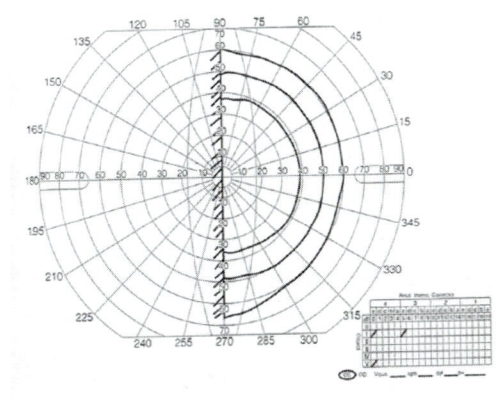

ゴールドマン視野計による左半盲

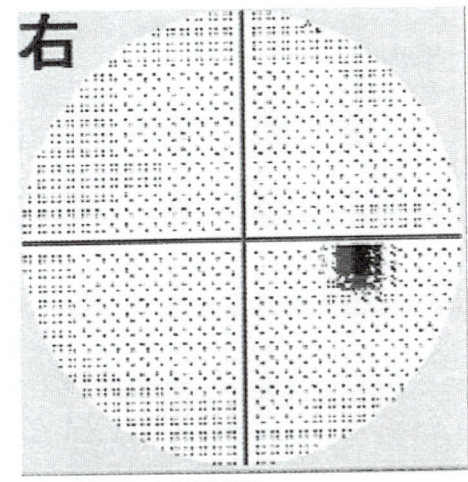

ハンフリー視野計による正常視野

図3　ゴールドマン視野計とハンフリー視野計による正常視野と半盲のイソプタ

(山本哲也：第17章視野. 標準眼科学, 第13版, 木下茂（監）, 医学書院, 東京, 280-281, 2016より作成)

WKマルチコントラスト視力表

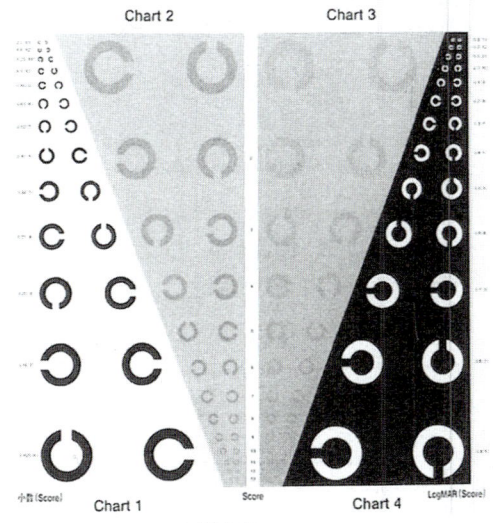

図4　コントラスト視力表

(水木信久：第20章視力. 標準眼科学, 第13版, 木下茂（監）, 医学書院, 東京, 318, 2016より作成)

め，等感度曲線（イソプタと呼ぶ）が専門の検査者により作成される（**図3**）[4].

1-4 その他の視機能（コントラスト視力，グレア，立体視）

　一般の書類や標識などは高いコントラストで作成されており，その判別能力に一般の視力検査は適している．しかし，夕暮れ時の自動車運転などの適性評価には不十分であり，低いコントラストでの視力評価が必要になる．その評価を行うために，コントラストの異なる指標を併記した視力表が用いられている（**図4**）[3]. ドイツなどではコントラスト視力を基準に運転免許試験が行われている[2].

　グレアとは主に加齢による水晶体の混濁などを原因として眼に入った光が散乱した結果，網膜上の広い範囲の照度が上昇し，結果としてコントラスト感度が一時的に低下する現象である（**図5**）[5]. 運転中においては眩惑として知られており，回復には一定の時間がかかる．運転教育の現場では，対向車のヘッドライトにより眩惑の可能性がある場合は左前方を見るよう指導されている．

運転技能の評価

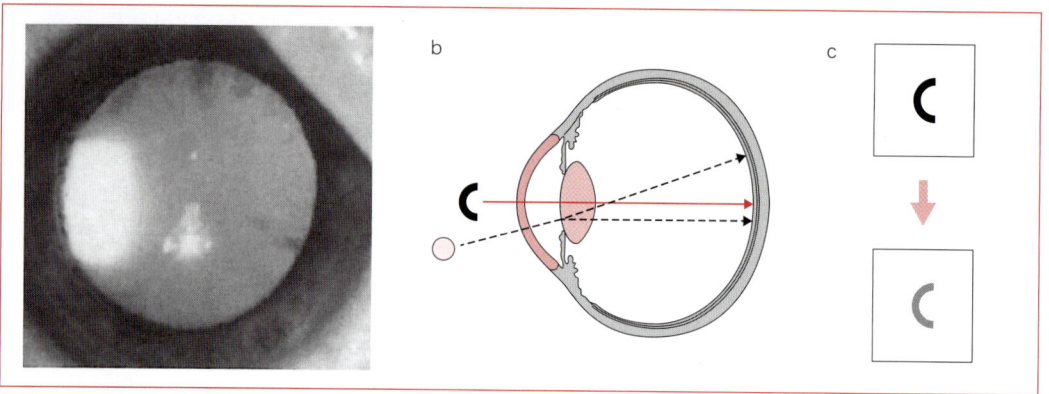

図5 グレアの生ずる機構
（文献5より転載）

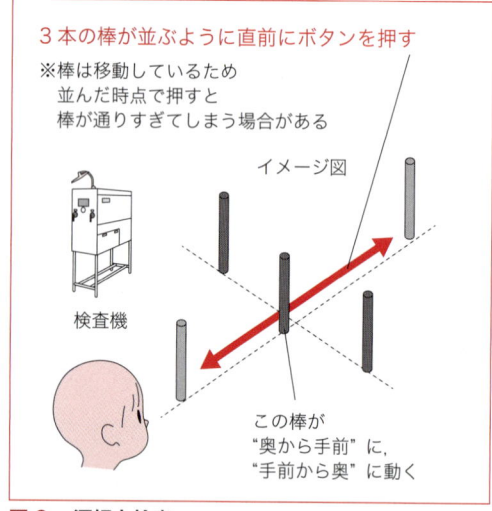

3本の棒が並ぶように直前にボタンを押す

※棒は移動しているため
並んだ時点で押すと
棒が通りすぎてしまう場合がある

イメージ図

検査機

この棒が
"奥から手前"に,
"手前から奥"に動く

図6 深視力検査

立体視とは両眼それぞれに入力された視覚情報を1つに統合した上で，左右の画像の間のずれを再構成し，奥行きを知覚する高次の両眼視機能である．眼科では立体視検査（ステレオテスト）で測定される．大型自動車免許や第二種免許，けん引免許などの免許試験や更新時の適性検査では三桿法による深視力検査（**図6**）が奥行き知覚の検査として課されており，3回検査した平均誤差が2cm以内で合格である．

1-5 | 動体視力

動体視力とは，静止した対象を観察者が動きながら見たり，動く対象を静止した観察者が見たり，あるいは双方が動いたりする場合に，観察者が対象を視認できる能力を指す．

動体視力にはDVA動体視力（Dynamic visual acuity）とKVA動体視力（Kinetic visual acuity）があるが，一般に諸外国ではDVAのことを動体視力としている．DVAは視標と被検査者との距離を一定として二次元的に左右または垂直軸に沿って移動させるのに対し，KVAは視標を被検査者に向けて接近移動させるという異質な視覚機能を表しており，いずれも国際的に標準化された検査法はない．

わが国で動体視力と言えばKVAを指し，1998年より開始された高齢者講習や免許停止者などの違反者講習などではこれが動体視力検査として使用されている．KVAが加齢により低下することを示した研究は見られるものの，運転技能や事故頻度など運転適性と動体視力との間に明確な関連があるという報告は見当たらない．また，DVAはわが国ではスポーツビジョン研究以外ではあまり用いられていない．

1-6 | 有効視野

有効視野（Useful field of viewまたはFunctional visual field）とは，ある視覚課題の遂行中に，注視点の周りで情報が瞬間的に

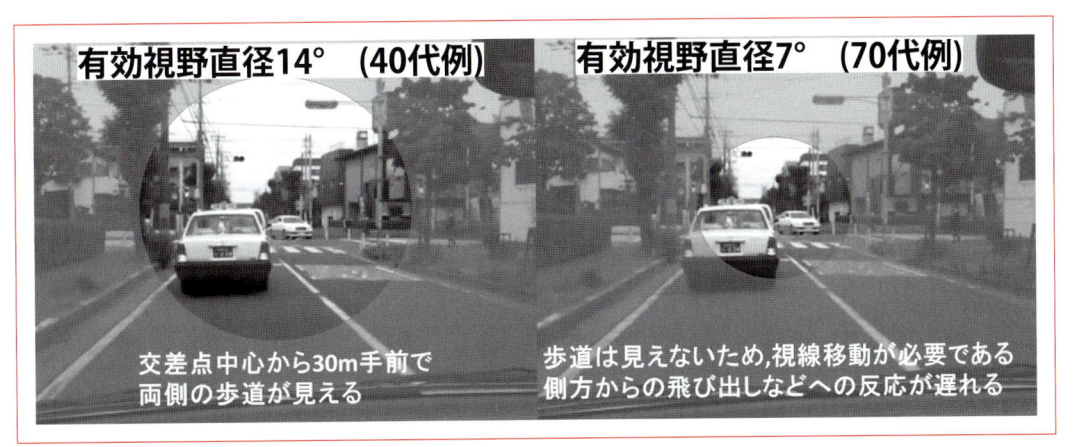

図7 有効視野

蓄えられ，読み出される部分[6]と定義されている（図7）．有効視野の広さは注視箇所の周りに存在あるいは出現したものにいかに早く気づき得るか，あるいは見落とさないで済むかという認知・検出効率，および注視点の移動効率に大きく関係する[7]．有効視野と運転適性や事故経験との関連を示した報告は数多く存在し，交通事故の予測力が高いとされている[8]．北米では測定装置および訓練装置としてUFOV®が用いられている．わが国では広く販売されている専用装置はないものの，抑制課題付き有効視野測定ソフト（Visual Field with Inhibitory Tasks:VFIT）の成績と実車評価との関連を示した報告[9]があり，いくつかの施設で用いられている．

❷ 視知覚の評価

2-1 眼疾患に関する病歴の確認

眼疾患があるかどうかだけでなく，視機能に影響を及ぼす疾患について確認する．主に中枢神経疾患のほか，糖尿病や高血圧，自己免疫疾患や耳鼻科系疾患などについても注意が必要である．また，視力がどの程度か（運転免許に眼鏡等の限定が付いているか），見える範囲が狭くなっているか，見づらい部分や条件はないか，またそれは片眼か両眼か，

などについて聴取する．ただし，視機能の評価はわれわれの専門分野ではないため，少しでも眼疾患の可能性が考えられる場合は主治医への報告や眼科への受診を勧めるべきである．

2-2 視機能の簡易評価

まず，頭部を動かさないよう指示または軽く固定する．眼球運動に異常がないか，検者の指などを視標として，対象者の眼前約50cmの正面を両眼で注視させる．次に，指先や指標を用いて正面を含む9方向へ示して注視させ適切かどうかを確認する．米国の作業療法士は同様の評価に加えて，滑動性眼球運動や閉眼をさせた後に指先を移動させ，衝動性眼球運動の評価についても簡単ではあるが行っている．いずれの場合も運動速度，失調，眼振を観察する．また，眼球運動障害があると複視を訴えることが多いため，物が二重に見えないか確認する．視力は視力表を用いて保有免許の適性検査基準を満たしているか確認する（表1）．視野は対座法を用いて確認する．対座法は簡便な視野検査法であり，この方法で異常があれば広範な視野欠損があると推測可能である．実施方法は対象者と50cm程度離れた位置で向き合う．対象者には自分の手で片眼を遮蔽させ，検査者の鼻を注視させる．検査者は右上，右下，左

表1　各免許の適性検査合格基準（抜粋）

種類	項目	普通 大型二輪 普通二輪 大型特殊	大型 中型 準中型 けん引 第二種	原付および小型特殊
適性検査	視力	視力が両眼で 0.7 以上，かつ一眼でそれぞれ 0.3 以上であること又は一眼の視力が 0.3 に満たない者若しくは一眼が見えない者については他眼の視野が左右 150 度以上で，視力が 0.7 以上であること	視力が両眼で 0.8 以上，かつ一眼でそれぞれ 0.5 以上であること	視力が両眼で 0.5 以上であること，又は一眼が見えない者については他眼の視野が左右 150 度以上で，視力が 0.5 以上であること
	深視力	なし	三棹法の奥行知覚検査器により，3 回検査し，その平均誤差が 2 センチメートル以下であること	なし
	色彩識別能力	赤色，青色，及び黄色の識別ができること	同左	同左
	聴力	10 メートルの距離で 90 デシベルの警音器の音が聞こえるものであること	同左（2016 年の改正で補聴器の使用でも可能となった）	同左

深視力検査とは，主に遠近感や立体感に関わる検査であり，専用の機器によって行われる．

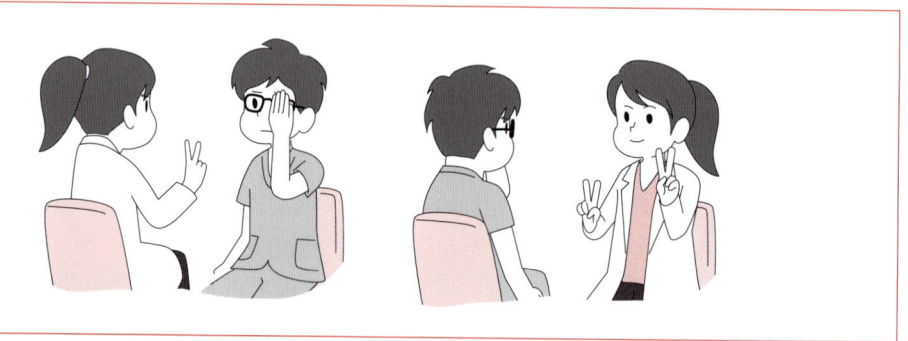

図8　対座法による簡易な視野検査の方法
（文献 10 より引用）

上，左下の四象限に指で数を提示し，対象者に数を答えさせる．この際，対象者の注視点が指の方向に移動していないか確認しつつ行う（**図8**）[10]．片眼の視力が 0.3 未満の場合は他眼の視力が 0.7 以上かつ視野が 150°以上であることが必要であるため，詳細な視野検査を要する．最後に色覚異常がないか赤，黄，青で確認する．

2-3 ｜ 視知覚の評価

運転に関する全般性視知覚機能を評価する検査として，コース立方体テストやレイ複雑図形検査が多く用いられている．一方，北米では Motor-Free Visual Perception Test（MVPT）が用いられている．また，方向性の視知覚機能を評価する検査は線分二等分検査や抹消検査，BIT 行動性無視検査日本版（Behavioural Inattention Test）などが用いられている．

3 眼疾患・視知覚機能と運転

3-1 ｜ 加齢と老視

加齢による視機能低下の主な原因としては視力の低下，コントラスト感度の低下，グレアの発生，調節力の低下が挙げられるが，日常生活で最も支障が起きるのは調節力の低下

である．眼は毛様体筋の働きにより水晶体の厚みを変化させ，遠方と近方に焦点を合わせている．しかし，年齢とともに水晶体が硬化し，変形能が衰えることにより調節力が低下する．これらの症状は 45 歳頃から起こると言われており，近方視での不自由を感じる老視となる．老視単独で運転適性との関連は報告されていないものの，高齢者の視機能（視力，コントラスト感度，グレア，夜間視力など）は事故経験との関連性は極めて低いと報告されている．これらはいずれも自覚されやすい症状であり，眼精疲労も発生するため，自身で運転行動を変えることが影響しているのではと考えられる．

3-2 | 緑内障

緑内障（Glaucoma）とは視神経乳頭，視野に特徴的変化を示し，通常，眼圧を十分に下げることにより視神経障害を改善あるいは進行の阻止が可能な，眼の機能的構造的異常を特徴とする疾患である（日本緑内障学会の定義）．緑内障による視野障害は加齢とともに進行し不可逆的である．また，徐々に進行するため自覚症状に乏しく早期発見が困難であり，進行してから発見されることも少なくない．岐阜県多治見市で行われた疫学調査（多治見スタディ）では 40 歳以上の 5 ％，70 歳以上では 10 ％を上回る有病率であるものの，その 90 ％が未受診であり緑内障であると気づいていなかったとされている[11]．すなわち，多くの高齢者が視野障害の自覚なく運転を継続していると考えられるが，緑内障による視野障害が進行するにつれて，事故経験が有意に増加するという報告も少なくない．警察庁でもこの問題は重要ととらえられており，近い将来高齢者の免許更新時に視野検査の導入が行われるとみられる．

3-3 | 白内障

水晶体が混濁した状態を白内障（Cataract）という．混濁により光の透過能が低下し，像がぼやける状態であり，ある程度進行すると霧視（視野全体に霞がかかったように見える）を訴える．末期には明暗しか分からない程度まで視力が低下することもある．加齢に伴う影響が大きく，喫煙や紫外線がリスク因子であり，糖尿病や筋緊張性ジストロフィーや副甲状腺機能低下症が原因となる場合もある．白内障を持つ高齢者の多くは視力が低下するため，免許の更新が困難になる者が多いと考えられる．更新が可能な程度の白内障患者の運転適性については報告がないが，ほとんどの患者は見えづらさを自覚していると考えられるため，相応に運転行動を変容させていると考えられる．主な治療法は観血的に水晶体を除去し，眼内レンズを挿入する方法が普及している．白内障への手術の効果については，277 名の白内障を有する患者のうち手術を受けた 174 名は受けなかった群に比べて，走行距離が多いにもかかわらず事故数が半減していたという報告[12]を中心に，交通事故リスクを低減させる効果はあるとみられている．

3-4 | ロービジョン

いわゆる弱視であり，視力のみならず視野狭窄を含めて低視覚であることを指す．統一された定義はないものの，世界保健機関（WHO）の定義では視力 0.05 〜 0.3 未満，米国では 0.1 以上 0.5 未満とされている[13]．わが国では視力などの具体的定義はないものの，眼鏡やコンタクトレンズで矯正しても日常生活で視覚的に不自由を感じている状態，という定義が広く受け入れられている．ロービジョンの原因疾患には網膜色素変性症や糖尿病性網膜症，緑内障，強度の近視，加齢黄斑変性，先天異常などがある．わが国ではその多くが適性検査に合格できないと考えられ，運転に関する報告は見当たらない．一方，米国では州により運転免許の適性検査基

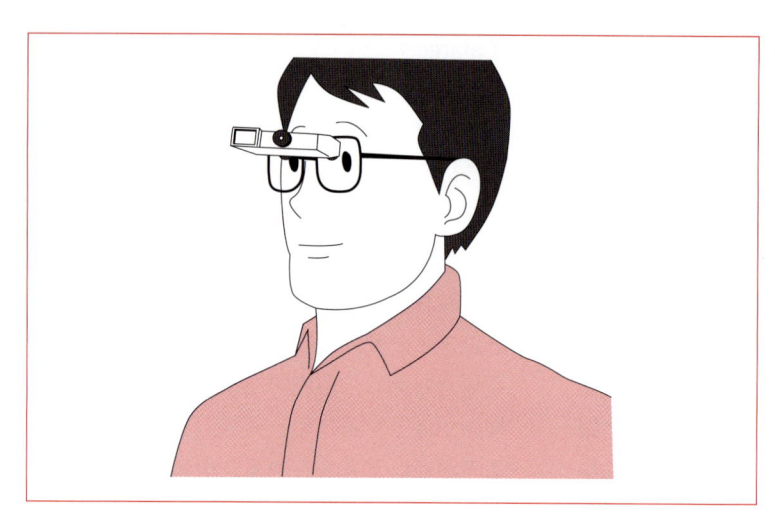

図9　テレスコープ

準が異なるが，水平視野は140°，視力は20/40（0.5）を要求される州が多く，日本と比べると概して基準が低い．さらに20/200（0.1）でも制限は付けるものの免許を与える州もある（カリフォルニア州など）．また，半数程度の州で，テレスコープ（Bioptic）（図9）を用いた運転が認められている．Bioptic を用いた運転は，認定された運転リハビリテーション専門家などによって実車指導が行われている．

3-5 | 単眼視

片眼が失明または著しく視機能が低下している場合や，複視の影響を避けるため眼帯を用いる場合などに，単眼視でも普通第一種免許は許可される．しかし，大型や第二種免許などの職業運転免許は，わが国を含む多くの国で許可されていない．単眼視での運転自体が危険であるという報告はないが，主に重量車を運転する職業ドライバーの研究では，単眼視のドライバーとそうでないドライバーでは単眼視のドライバーの方が有意に事故率は高かったと報告されている．また，複数のドライビングシミュレーターを用いた研究では，高速道路での運転や標識の視認などで両眼視のドライバーと比較して成績が低下する

と報告されているため，指導には注意が必要である．

3-6 | 半側空間失認

半側空間失認（Unilateral spacial negrect）とは，様々な刺激に対する反応や行動について，大脳病巣の反対側に存在する刺激に気づかず，反応しない状態である．左右共に出現するが，右半球損傷に伴う左側の無視が多く，症状が残存しやすい．日常生活で症状が認められる場合は明らかに危険であり，米国では机上検査で半側空間無視が認められれば，運転適性はないとされている．また，わが国で最も用いられているBIT（行動性無視検査）によりカットオフ点以上であり問題なしと考えられる場合でも，ドライビングシミュレーターや実車評価を行うとその危険性が顕在化する例も複数報告されており [14] 注意が必要である．この理由は，日常生活や机上での限られた課題の場合，残存した症状に対して，視覚走査や注意を意図的に障害側に向けることによりある程度の代償が可能であるが，広範囲に注意を配分しなければならない環境や予想外の刺激への対応では，代償手段が取りづらいのではと考えられる．また，代償は相応の注意機能を消費するため，体調や

疲労などにより症状に波があることも知っておく必要がある.

3-7 | 半盲

　半盲は視野狭窄の一つで，視交叉部より中枢の視路または視覚中枢の障害により，固視点を境として原則として両眼の視野の半分が見えなくなる病態を指す．視索より後頭葉に至る視路の病変により両眼の右または左半分の視野が欠損する同名半盲，視交叉部の障害により両眼の反対側の視野が欠損する異名半盲，両眼の視野の互いに一致する 1/4 の視野が欠損する四分盲がある．同名半盲および，異名半盲のうち両耳側が障害されるものは，広範囲に視野障害が認められるため，わが国の環境では運転適性はないと考えるのが妥当である．ただし，免許試験では両眼の視力が適性検査基準を超えていれば視野検査は行われないため，更新が可能な場合と，ドライビングシミュレーターなどによる検査でその危険性が明らかになり，適性検査に不合格となる場合がある．半盲の運転適性についての研究は本邦では見当たらないが，半盲の免許保有者が長期間事故を起こしていないという症例が報告されている [15]．また，米国では州により視野検査の基準の差異があるため，半盲でも運転が許可される場合がある．ただ，半盲を持つ運転者は健常者に比べて実車評価成績は概して低い．半盲および四分盲を持つ運転者を対象とした研究では，良好な視覚走査および運転態度（安全確認等を適切に行う）を持つ者はそうでない者に比べて路上試験に合格する者が有意に多く，実車指導の重要性が指摘されている [16]．

【文献】

1) Hartman E: Driver vision requirements. Society of Automotive Engineers, 629-630, 1970.
2) 野田徹：視力・コントラスト感度．臨床検査 45: 1534-1542, 2001.
3) 水木信久：第 20 章視力．標準眼科学，第 13 版，木下茂（監），医学書院，東京，311-322, 2016.
4) 山本哲也：第 17 章視野とは．標準眼科学，第 13 版．木下茂（監），医学書院，東京，275-283, 2016.
5) 不二門尚：視力・視機能・調節力の加齢変化．眼科プラクティス 22 抗加齢眼科学．坪田一男（編），文光堂，東京，61-68, 2008.
6) Mackworth NH: Visual noise causes tunnel vision. Psychonomic Science 3: 67-68, 1965.
7) 三浦利章：運転時の視覚的注意と安全性，映像メディア学会誌 61: 1689-1692, 2007.
8) Clay OJ, et al: Cumulative meta-analysis of the relationship between useful field of view and driving performance in older adults: current and future implications. Optom Vis Sci 82: 724-731, 2005.
9) 藤田佳男ほか：高齢者の運転適性と有効視野．作業療法 31: 233-244, 2012.
10) 結城賢弥：眼疾患と運転適性．作業療法ジャーナル 51: 995-999, 2017.
11) 鈴木康之ほか：多治見疫学調査（多治見スタディ）総括報告．日本眼科學会雑誌 112: 1039-1058, 2008.
12) Owsley C, et al: Impact of cataract surgery on motor vehicle crash involvement by older adults. JAMA 288: 841-849, 2002.
13) 高相道彦：ロービジョンケアについて学ぼう．眼科ケア 14: 552-555, 2012.
14) 外川佑ほか：USN 症例の自動車運転評価における注意点―回復期以降 BIT で運転場面の危険を検出できなかった症例の経験．Jpn J Rehabil Med 51 (Suppl): S438, 2014.
15) 小泉健一ほか：視野障害の自動車運転におよぼす影響．日本職業災害医学会会誌 49: 181-185, 2001.
16) de Haan GA, et al: Car driving performance in hemianopia: an on-road driving study. Invest Ophthalmol Vis Sci 55: 6482-6489, 2014.

4 身体機能の評価

小倉 由紀

① 道路交通法における運転適性と身体機能

1-1 運転適性基準

　身体に障害があっても運転免許を取得したり，あるいは免許取得後に障害を有しても免許を保有し運転を続けることができる条件が道路交通法施行規則により定められている．具体的には，第23条に第一種普通免許の取得・保有の条件となる運転適性基準として，視力・視野，色彩識別能力，聴力，運動能力が記載されている．例えば，視力・視野に関しては，両眼で0.7以上かつ片眼でそれぞれ0.3以上，あるいは片眼が0.3未満または見えない場合は他眼視力が0.7以上で視野が左右150°以上が適性基準としている．また，色彩識別能力は赤，青，黄の識別，つまり信号機の識別ができることを規定している．

1-2 聴力・聴覚障害

　運転適性で定められている「聴力」は，日常会話を聴取できる水準である．つまり，補聴器使用も含め両耳の聴力が「10メートルで90デシベルの警音器の音が聞こえること」を基本的な基準としている．同時に，「10メートルで90デシベルの警音器の音が聞こえない」場合でも，進路変更先も見通せる拡大後写鏡（ワイドミラー）の設置により運転適性があるとしている．

　聴覚障害者は長く補聴器を使用していることも多く，緩やかな聴力低下に気づかない場合もある．運転継続・再開にあたってはその時点の当事者の聴力を確認し，補聴器が最適であるか確認をする必要がある．また，新たに補聴器の使用を検討する場合は，試用期間を十分設定し，丁寧に使用の適否を判断する必要がある．最大の聴力を引き出した上でも適性基準を満たさない場合は，拡大後写鏡の設置を行うことが必要となる．

　聴力検査は耳鼻咽喉科の医師や臨床検査技師，言語聴覚士が関与することが多く，作業療法士が行うことはまれと思われる．しかし，聴覚に障害を有する当事者に接する機会がある作業療法士は，後写鏡の設置も含めて運転適性に関する知識を有した上で関わるべきである．

1-3 運動能力・四肢体幹

　道路交通法施行令では，免許の取得・保有ができない運動能力の状態を「一　体幹の機能に障害があつて腰をかけていることができないもの．二　四肢の全部を失つたもの又は四肢の用を全廃したもの．三　前二号に掲げるもののほか，自動車等の安全な運転に必要な認知又は操作のいずれかに係る能力を欠くこととなるもの（法第九十一条の規定により条件を付し，又はこれを変更することにより，その能力が回復することが明らかであるものを除く．）」としている．つまり，座位保

表1　判定区分（判定基準）

項目 ＼ 判定区分		良	やや不良	不良
ハンドル操作	追従性・円滑性	正常	追従性，円滑性のいずれか不良で他のものやや不良	追従性，円滑性とも不良
	操作量	660°以上	480°以上，660°未満	480°未満
	操舵力	6 kg以上	4.0 kg以上，6 kg未満	4.0 kg未満
	持続時間	操作力5.5 kgで30秒以上	操作力4.0 kgで20秒以上，30秒未満	操作力4 kgで20秒未満
	回転の速さ・操作量	660°以上	480°以上，660°未満	480°未満
	回転の速さ・操作時間	2.5秒未満	25秒以上	3.5秒以上
ブレーキ操作	踏力	45 kg以上	30 kg以上，45 kg未満	30 kg未満
	持続時間	30秒以上	20秒以上，30秒未満	20秒未満
	反応時間	0.6秒未満	0.6秒以上，0.85秒未満	0.85秒以上
	円滑性	正常	つま先，踵などで踏む，または踏む位置が不正確	明らかに不円滑
手動式ブレーキ操作	押力	15 kg以上	10 kg以上，15 kg未満	10 kg未満
	持続時間	30秒以上	20秒以上，30秒未満	20秒未満
アクセル操作	踏力	5 kg以上	4.0 kg以上，5 kg未満	4.0 kg未満
	持続時間	30秒以上	20秒以上，30秒未満	20秒未満
	円滑性	正常	つま先，踵などで踏む	明らかに不円滑または不正確
手動式アクセル操作	引力	9 kg以上	7 kg以上，9 kg未満	7 kg未満
	持続時間	30秒以上	20秒以上，30秒未満	20秒未満
クラッチ操作	踏力	12 kg以上	10 kg以上，12 kg未満	10 kg未満
	持続時間	30秒以上	20秒以上，30秒未満	20秒未満
	円滑性	正常	動作緩慢	極めて動作緩慢または脚を手で補助する等正確性を欠く
チェンジレバー操作	円滑性・正確性	正常	動作緩慢	操作不能・不正確
ハンドブレーキ操作	引力	15 kg以上	10 kg以上，15 kg未満	10 kg未満
	円滑性	正常	動作緩慢	不円滑

（文献1より引用）

持困難，四肢機能全廃の場合は免許を取得あるいは保有することはできない．しかし，それ以外に四肢や体幹に障害があっても，運転に必要な操作能力に支障がない，または支障があっても当事者の状態に見合った運転補助装置の設置や義肢装具の活用など条件を整えることにより運転免許の取得・保有は認められている．

　したがって，自動車運転に関する身体機能の評価は，機能および能力の程度を把握するとともに，必要に応じてどのような条件を設定すれば安全な運転が可能となるのか，運転を可能とするための必要な訓練・支援はどのようなものか，などを検討する視点で行う．

　以下，自動車運転を行うにあたり四肢・体幹を中心とした代表的な身体機能障害の特性と評価について解説する．なお，視機能についてはⅡ-3「視知覚の評価」の中で解説するため，本稿には含めない．

❷ 運転に必要な身体機能・能力と評価（総論）

2-1 運転判定区分（判定基準）

　日本自動車工業会の健常者平均値を参考に作られた，警察庁の運動能力測定機器による適性試験での運転判定区分（判定基準）は**表**

表 2　運転時の上肢・手指の関節可動域の目安

		直進時	左折時	
		両上肢	右上肢	左上肢
肩関節	屈曲	30°	70°	30°
	外転	10°	0°	0°
	内転	0°	20°	0°
	外旋	10°	0°	20° (3rd)
	内旋	0°	80° (3rd)	25° (3rd)
肘関節	屈曲	70°	50°	90°
前腕	回内	10°	90°	0°
	回外		0°	90°
手関節	背屈	10°	40°	70°
	尺屈	5°		
母指	MP 屈曲	10°	10°	10°
	IP 屈曲	45°	45°	45°
II - V指	MP 屈曲	45°	45°	45°
	PIP 屈曲	55°	55°	55°
	DIP 屈曲	45°	45°	45°

1[1] の通りである．ハンドル操作，ブレーキ操作，アクセル操作，手動ブレーキ・アクセル操作，クラッチ操作，チェンジレバー操作，ハンドブレーキ操作の諸動作と力量，持続・反応時間，円滑性等を良，やや不良，不良の三段階に設定している．ただし，不良に区分されてもそのまま不適格とするのではなく，実車結果も合わせて最終判定することは注意事項に記載されている．このデータは1987 年の書籍[1] に掲載されているが，近年のパワーステアリングをはじめとする車両の改良の変化に合わせた基準の見直しはその後確認できていない．とはいえ，現在も運転操作に関する一定の目安となるものとも考えられる．身体障害を有する当事者の運転開始・継続・再開・中止の判断において評価時の参考の一つとされたい．

2-2 | 関節可動域

　関節可動域の評価を行い，運転操作に影響がある場合は，関節可動域訓練および操作方法の変更や代償動作，補助装置，装具の導入などを検討する．

　必要な関節可動域の確保が困難な場合で

も，複数の関節が関与するため，可動域制限のある関節を体幹を含めて他の関節の動きで代償することは多い．それでも動作が困難な際には，関節可動域訓練を行うことが必要になる．上肢・手指の可動域制限が見られる場合は，ハンドル旋回装置などの運転補助装置やハンドルの把持位置の工夫などを行い，安全なハンドル操作を可能とする方法を探っていく．下肢の可動域制限ではペダル操作方法の工夫が必要になる．上下肢ともに障害特性によっては義肢装具の工夫・導入も必要になる．

　普通乗用車の定型的なハンドル操作に必要な関節可動域のおよその目安は**表 2** の通りである．当然のことながら，運転者の身長，リーチ，ハンドルの大きさ・直径・把持の位置，そして把持・操作の癖などによる影響を受けるため，あくまでも目安の数値である．ハンドル操作の中で肩関節の内転および内外旋の可動域は右左折，進路変更時に特に重要である．

　左サイドブレーキの操作には，さらに左肘関節屈曲 110° 程度が必要となる場合もある．右上肢で操作するなら，体幹軽度左回旋・側屈，肩関節内転 20-30°，内旋 60-70° 程度での肘屈伸で行える．

　ウィンカーやワイパーの操作に関しては，機種によるが，ハンドル操作の延長で肩関節屈曲・肘関節伸展・手指伸展の可動域を若干広げることでほぼ対応可能である．この中で手指の伸展や手関節の尺屈が重要であるが，制限がある場合は上肢をリーチさせて手で操作を代償することも可能である．

　シートベルトの装着は動作パターンが複数ある．右上肢での装着時には，およそ肩関節屈曲 0-10°・外転 30°・外旋 80-90°，肘関節屈曲 120°，前腕回外 80-90°，手関節掌屈 5-10° 程度で握り，肩関節内転 60-70° 程度で肘伸展しカフに装着する．健常でも右で扱いにくい場合には体幹の代償や左上肢を

使用することもある．その場合は，左肩関節屈曲 40-50°・内転 60-80°，肘関節屈曲 90-110°程度で握り，上肢を伸展させてカフに装着する．

体幹および頸部では，右左折，進路変更，後退などの動作時に，後方を確認する目視を行うために回旋の可動域の確保が必要になる．例えば，右左折，進路変更時では体幹回旋 15-20°程度，頸部回旋 60-70°程度が左右に必要となるが，相対的な関係にあり体幹と頸部の可動域を合わせて後部座席の窓を目視できればよい．また，座位での諸動作時では，体幹回旋および側屈が必要な場合もある．特に上肢・手指の可動域および筋力低下をカバーするために体幹および頸部の役割は重要である．

ブレーキペダル，アクセルペダルの操作に関する下肢の関節可動域は座位保持に必要な股関節屈曲 75°，膝関節屈曲 55°程度のほか，各ペダル操作に必要な股関節内転 5°・外転 10°・内旋 10°・外旋 15°，足関節底屈 20°・背屈 5-10°程度の可動域と動きが目安となるが，やはり複合的な関係にある．

2-3 | 運動麻痺

わが国では左側通行ルールの下，車両は右ハンドル，右アクセル，ライトやウィンカーも右側，ワイパー操作・サイドブレーキは左側（フットブレーキの場合は左下肢）の設定となっている．したがって，運動麻痺側が右側か左側かによって運転に関する課題が変わる．

麻痺側が右側である場合は，麻痺側での操作を継続するか，自動車改造などを行って非麻痺側での操作に変更するかを検討する．軽度麻痺で実用レベル Brunnstrom Stage（BRS）Ⅵの場合は体性感覚なども合わせて検討するが，そのまま右上下肢の操作となることが多い．BRS Ⅴ以下の場合は左への変更の可能性が高くなる．

麻痺側が左側の場合はウィンカー操作やサイドブレーキ操作などにも支障が出やすい．なお，時に非麻痺側も機能障害を認める場合があるため，非麻痺側の身体機能の確認は必要である．

左右とも軽度麻痺の場合はマニュアル車の運転継続の可能性はあるが，運動麻痺がある場合は安全性のためにはオートマティック車の使用を勧めたい．

脊髄損傷や脳性麻痺などによる対麻痺・四肢麻痺では上下肢のほか，脳卒中片麻痺に比べ著明に体幹の運動麻痺・筋力低下を呈する．レベルやタイプに応じ，手動運転装置の利用やハンドル旋回装置などの自動車改造による運転の可能性を探る．

2-4 | 筋力

安定した運転を行うためには一定の筋力が必要である．筋力を表す単位はニュートンなどもあるが，本稿では医療現場で一般的に測定しやすい，握力と徒手筋力テスト（Manual Muscle Testing:MMT）を用いる．

ハンドルを把持し円滑に操作するためには，握力 5 kg 程度以上，上肢は MMT4⁻以上程度が望ましいと考えられる．同じく，アクセルペダルとブレーキペダルの操作に必要な操作側足関節底・背屈筋および下肢筋力は，持続性から見ても MMT4⁻以上程度が安定に必要である．**表 1**[1] ではブレーキの踏力 45 kg 以上で 30 秒以上持続を「良」としているが，ブレーキを踏む足関節底屈筋と下肢伸筋群の筋力の確認は安全上重要である．なお，握力，上下肢の筋力ともに，筋力検査時に瞬間的に最大出力を認めても，運転時間中に維持できなければ安全な運転につながらない．瞬間的な筋力とともに筋持続力の確認を行うことが必要である．必要な筋力が認められない場合は，ハンドル旋回装置や手動運転装置の利用や代償操作の工夫を検討する

2-5 | 体性感覚

運転には視覚，聴覚，体性感覚（表在覚および深部覚）といった感覚が重要な役割を担う．この中で特に上下肢の体性感覚はハンドル操作とペダル操作に影響が大きい．

右下肢・足部の体性感覚は速度調整や停止，右左折，進路変更などのアクセルペダルとブレーキペダルの微調整を的確に行うために必要不可欠である．関節可動域や筋力が十分であっても，体性感覚の脱失あるいは中等度 - 重度鈍麻を認める場合は，右下肢でのペダル操作は避けるべきである．その際，機能回復が期待される場合は時期を置いて再評価を行う．期待されるレベルまでの回復が見込めない場合は左アクセルに変更し，十分操作練習を行う．また，両下肢の感覚障害の場合は重症度によっては手動運転装置への変更を検討することがある．

上肢・手指に感覚障害を認めるとハンドル操作やサイドブレーキ，ウィンカーやライト，キー操作に影響する．一側上肢のみの障害であれば反対側での運転を検討するが，両上肢・手指に脱失あるいは中等度 - 重度鈍麻を認める場合は視覚的な代償にも限りがあり，運転をすることが困難な状態となる．機能回復が期待できる時期では回復まで再評価を待ち，その間運転は中止することが望ましい．

上下肢ともに軽度鈍麻の場合は判断が難しいが，例えばドライビングシミュレーターあるいは停止車両にて円滑かつ速やかにハンドル操作やペダル操作が可能かを確認することも有用である．

2-6 | 反応速度

交通環境に応じてハンドル・ペダル操作を円滑かつタイムリーに行うことは，危険回避と交通の流れに乗るために必要である．そのためには反応速度が遅延していないことを確認する必要がある．**表1**[1] では，ハンドル操作での回転の速さの「良」は，ハンドルを約2回転する660°を2.5秒未満で行う速さで設定している．また，アクセルからブレーキへの素早い踏み替えの反応時間の「良」は0.6秒未満としている．ドライビングシミュレーターでは数値の測定が自動的に可能であり，反応速度の評価においてより有用である．

2-7 | 座位バランス・座位持久性

座位姿勢の安定，腰痛の有無，褥瘡予防のための除圧を含む座位姿勢のコントロールについて評価する．

座位バランスおよび持久性は，運転姿勢と操作の安定のために重要であり，体幹の運動性と安定性がポイントとなる．そのため，運転席での静的座位バランスと上下肢と体幹を動かした動的バランスを確認する．上下肢はハンドル，ペダル，ウィンカーなどの機器操作時の動的バランス，体幹は目視時の回旋や右左折時の側屈時の動的バランスを見る．椅坐位で行うことになるが，可能であれば，ドライビングシミュレーターあるいは停止車両の運転席にて評価するとよい．

2-8 | 移動・移乗

車両へのアプローチのための移動能力は，障害特性によって異なる．例えば，脳損傷の場合はＴ字杖，短下肢装具の使用も含めて独歩可能であることが求められることが多い．脳損傷後の車椅子使用は障害像が重度な場合が多いためである．一方，脊髄損傷や脳性麻痺などでは運転が可能な当事者でも車椅子による移動が一般的である．

車椅子使用者の場合は運転席と車椅子間の移乗と車内への車椅子積載（搬入・搬出）の確認が必要である．なお，車椅子積載が困難な場合には，経済的な負担はあるものの車椅子積載装置の設置で解決できる場合もある．

❸ 運転に必要な身体機能・能力と評価（各論）

3-1 脳損傷（脳血管障害，外傷性脳損傷など）

1）脳損傷と自動車運転

疾病や事故後に自動車運転を再開したいと希望する当事者の中でも脳損傷者は数多く，近年の運転再開支援の中心的な対象となっている．脳損傷者の運転再開にあたっては，片麻痺や失調症状などの運動障害と感覚障害の状態を把握すると同時に，高次脳機能の状態を評価することが必要となる．

2）脳損傷後の運転に関する身体機能と評価

脳損傷者は，脳卒中（脳梗塞，脳出血，くも膜下出血），もやもや病などの脳血管障害あるいは，びまん性軸索損傷，脳挫傷などの外傷性脳損傷により運動麻痺（片麻痺）や感覚障害を後遺する場合が多い．

脳卒中機能障害評価法（Stroke Impairment Assessment Set：SIAS）は脳卒中の総合的な評価法であり，評価項目は，麻痺側運動機能，筋緊張，感覚機能，関節可動域，疼痛，体幹機能，高次脳機能，非麻痺側機能である．高次脳機能の評価としては部分的ではあるが，患者の全体像の把握には有用な評価法である．さらには片麻痺の評価には，広く用いられている BRS あるいは 12 段階片麻痺グレード総合判定を用いることが多い．

前述のように，左側通行，右ハンドル・アクセルの環境の中，脳損傷により片麻痺となった当事者の麻痺側が左右どちらかかによって，運転再開の評価・介入の視点が異なってくる．

右片麻痺を呈した場合，麻痺側である右上肢でのハンドル操作が可能か，右下肢でのブレーキ・アクセル操作が可能かを確認し，麻痺側による運転を行うのか，左上下肢での運転に変更するのかを検討する．麻痺側右上肢

が BRS Ⅵであれば巧緻性，協調性の低さはあるもののハンドル操作などの実用的な使用が期待できる．Stage Ⅴは分離運動が可能であるが必要時に素早く反応するには制約があるため，非麻痺側主導でのハンドル操作を行い，麻痺側上肢は補助的な役割を担った方がリスクは少ない．また，麻痺側下肢は動きが視野外となるため BRS Ⅵであっても体性感覚が正常あるいは軽微な障害であり，瞬間的に正確に反応できる状態であることがペダル操作にとって安全と言える．麻痺側右下肢が BRS Ⅴ以下の場合は体性感覚が良好であっても非麻痺側左下肢での操作に切り替えることが望ましい．

麻痺側が左上下肢の場合はオートマティック車であれば，BRS Ⅳ - Ⅴの補助手であればハンドル操作などに補助的に参加できる．BRS Ⅲ以下の非機能手の際は非麻痺側右上肢一側によるハンドル操作となる．この場合，ハンドル旋回装置などの補助機器の活用を検討すべきである．麻痺側左下肢は基本的には操作に参加しないが，運転時の座位姿勢の安定や移乗・移動時に関係するため，運動麻痺の回復段階や体性感覚の評価は必要である．

関節可動域制限の確認も必要であるが非麻痺側での代償もできるため，深刻な影響は少ない場合が多い．また，麻痺側を使用しての操作の場合は，可動域制限による影響を確認し，姿勢や方法の変更を検討し可動域制限を代償することを検討する．

小脳・脳幹症状として現れる失調症状は，協調運動障害が四肢に，平衡障害が体幹に生じ，程度によるものの運転への影響が見られることが多い．失調症状の評価は，指鼻指試験，踵膝試験などが代表的である．総合的な検査として ICARS（国際協調運動評価尺度）があるが，より簡便で信頼性のある SARA（Scale for the Assessment and Rating of Ataxia）の活用が実用的である．失調症状が

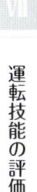

軽度な場合は運転操作は可能と判断される場合もあるが，ハンドル操作をコントロールできる時間を確認するなど，実際の運転時の条件を想定した評価が必要である．中等度 - 重度の症状では安全な運転に支障を及ぼす可能性が高くなると考えられる．特に，下肢に失調症状が生じると円滑なペダル操作に支障が見られるため，丁寧に状態を評価すべきである．

体性感覚の障害として，鈍麻，脱失，過敏，しびれ，疼痛などが挙げられるが，特に下肢によるペダル操作は深部覚に依拠するところが大きいため，体性感覚の軽度な障害でも麻痺側下肢を使用するかは慎重に判断する必要がある．

3-2 | 脳性麻痺

1）脳性麻痺と自動車運転

脳性麻痺者の自動車運転に関しては，身体障害のほかに，近年増加している脳室周囲白質軟化症（PVL）による視空間認知障害をはじめ，認知機能および精神面，社会性の状態も合わせた総合的な評価・支援が必要である．

その中で運動麻痺・異常姿勢緊張を中核症状とする身体障害を呈する脳性麻痺者にとって，自動車運転の可能性は運転補助装置と密接な関係にある．脳性麻痺者が運転免許を取得し，実際に運転していくためには，運転技能獲得と障害特性に応じた適切な運転補助装置の選定のための評価・訓練・支援が求められている．

2）脳性麻痺のタイプと運転上の特性

脳性麻痺は大きく分けて，痙直型，アテトーゼ型，失調型，混合型の４つのタイプがある．このうち，アテトーゼ型は姿勢の不安定さと不随意運動により，失調型および混合型は不随意運動と急激な筋緊張の変動などにより，いずれも安定した運転操作を行うのが難しい場合が多い．これらの当事者が運転免許取得を希望し，それを受けて身体機能評価

を行う場合には，該当のタイプの特徴を踏まえて慎重に評価を行う．評価結果の説明は，当事者本人および家族に丁寧に行うことが求められる．たとえ評価者側が「リスクが高く，免許取得に困難を伴うことが予測される」と判断しても，免許取得に挑戦するかどうかは，当事者による自己決定に委ねられる．

一方，痙直型脳性麻痺は，他のタイプに比べて自動車運転を行える可能性が高い．この痙直型には，四肢麻痺，両麻痺，片麻痺がある．痙直型四肢麻痺は重度例が多く可能性がそこまで高いとは言えないが，体幹の安定性があり上下肢操作が可能な場合には運転が可能となる場合もある．痙直型両麻痺は，両下肢麻痺と体幹低緊張の場合が多い．両下肢麻痺では手動運転装置の使用による運転の可能性がある．この場合，体幹の安定性と運動をどう代償するかが重要となる．なお，両上肢の運動麻痺ではごく軽度の場合を除いて運転操作に困難を生じ，代替の運転補助装置がないため，痙直型両上肢麻痺に関しては運転の可能性は低いことが多いとみられる．

痙直型片麻痺は，脳卒中片麻痺に準じて考えてもほぼ問題はなく，運転の可能性を個別に判断することが必要となる．

3）脳性麻痺者の運転に関する身体機能評価

上下肢でのアクセル・ブレーキ・ハンドル操作によって姿勢保持が大きく影響されずにシート上で体幹を正中位で保持できるか，あるいは体幹を正中位で保持した状態で上肢・下肢の分離運動が可能かを確認する．また，体幹・頸部の回旋運動が上下肢での操作と分離して可能かを見る．同時に，安定した座位が維持できる時間も確認する．脳性麻痺では体幹低緊張あるいは体幹の運動性が乏しく，シートベルト装着のみでは安定した運転姿勢が保持されない場合も多い．どのような改造を行えば座位が安定するかという視点で評価を行う．

下肢の運動性は，足関節の底屈・背屈の分離運動を確認する．BRS でいえば Stage Ⅴ レベルの膝伸展位で足関節背屈が可能であることが望ましい．膝関節屈曲位で足関節底背屈が可能な Stage Ⅳ レベルでも伸張反射の出現などによりペダル操作が困難となる場合がある．下肢でペダル操作を行うには，足関節底背屈のほか，ペダル踏み替えおよび微調整，瞬時の踏み込みが可能かなど，股関節内外転の分離運動と反応速度も含めて評価する．リハビリテーション室での動作確認や可能であればドライビングシミュレーターや停止車両での確認を行う．

手動運転装置での操作については，左上肢でアクセル・ブレーキの手動レバーを把持して肘屈曲・伸展の分離運動が可能か，中間位での保持も含めて持続時間を確認する．その上で左上肢での手動レバー操作と右手でのハンドル操作を分離して可能かを確認する．右上肢でのハンドル操作は旋回装置を使用することが多いため，旋回装置を把持して操作可能かを確認する．また，レバーを把持したままウィンカー操作が可能か，手指の分離運動の状態も確認する．成人の脳性麻痺者の上肢機能および巧緻動作の評価に適した検査法はないため，両上肢の分離と協調運動の状態，運動範囲と維持，円滑さ，巧緻性，反応速度など，必要なポイントをリハビリテーション室で模擬的に動作確認する．可能であれば停止車両かドライビングシミュレーターで評価を行う．なお，巧緻性の低下が見られても上肢の粗大運動能力が代償する場合もあり，巧緻性の低下がそのまま運転操作困難につながるとは言えない．それぞれを評価するとともに，総合的な動作を確認する必要がある．

車椅子使用の場合は，運転席・車椅子間の移乗と車椅子積載について確認する．移乗は脊髄損傷者とは異なり，立位経由で行える場合が多いが，中にはトランスファーボードなどが必要な場合があるため確認を行う．車椅

子積載にあたっては，上肢の筋力と体幹の回旋，股関節伸展，肩関節伸展の可動域が必要となるため，筋力および関節可動域と動きを確認する．

筋力の評価は MMT，握力検査などを用いてもよいが，MMT は運動麻痺があるため正しく筋力を評価できない場合も多いので留意を要する．

脳性麻痺者では感覚刺激に対し低反応や過反応の感覚調整障害が見られることも多い．中には突然の音や声かけに過剰に反応し，運転中の座位姿勢や上下肢の保持・操作に影響を与えリスクにつながる可能性がある．この感覚調整障害の有無および程度の確認が必要である．

脳性麻痺による運動麻痺や筋緊張の変動などはハンドルやウィンカー，ペダル操作などでの反応の遅延やぎこちなさなどに影響を及ぼす可能性がある．しかし，ハンドル旋回装置や当事者が操作可能なパワーステアリングやブレーキ制動力を持つ車両を選択することで安全な運転が可能となる場合がある．脳性麻痺者の運転に関しては，適切な運転補助装置や自動車改造を導入するための評価とともに，改造や練習を繰り返し行った上で安全に運転が可能か，という視点で総合的に評価することが求められる．

3-3 | 脊髄損傷

1）脊髄損傷と自動車運転

脊髄損傷者は損傷レベルによって四肢麻痺（頸髄損傷）あるいは対麻痺（胸髄損傷，腰髄損傷，仙髄損傷，馬尾損傷，円錐部損傷）を呈し，さらに損傷の状態により完全損傷または不全損傷に分けられる．交通外傷などの受傷原因の関係で若い当事者も多く，自動車運転は就労や社会参加につながる重要な課題の一つとなっている．当事者の多くは日常生活で車椅子を使用しており，そのため自動車運転は移乗と車椅子積載を含めた検討を必要

Ⅲ

Ⅳ

Ⅴ

Ⅵ

Ⅶ

運転技能の評価

表3　Zancolli の四肢麻痺上肢機能分類（完全損傷）

グループ	機能髄節レベル	残存運動機能	サブグループ		分類
1. 肘屈曲可能群	C5-C6	上腕二頭筋 上腕筋	A. 腕橈骨筋機能なし		C5A
			B. 腕橈骨筋機能あり		C5B
2. 手関節背屈可能群	C6-C7	長・短橈側手根伸筋	A. 手関節背屈力弱い		C6A
			B. 手関節背屈力強い		
			Ⅰ　円回内筋 　　橈側手根屈筋 　　上腕三頭筋	機能なし	C6BⅠ
			Ⅱ　円回内筋機能あり		C6BⅡ
			Ⅲ　円回内筋 　　橈側手根屈筋 　　上腕三頭筋	機能あり	C6BⅢ
3. 手指伸展可能群	C7-C8	総指伸筋 小指伸筋 尺側手根伸筋	A. 尺側指完全伸展可能		C7A
			B. 全指伸展可能だが母指の伸展弱い		C7B
4. 手指屈曲可能群	C8-Th1	固有示指伸筋 長母指伸筋 深指屈筋 尺側手根屈筋	A. 尺側指完全屈曲可能		C8A
			B. 全指完全屈曲可能 Ⅰ浅指屈筋機能なし Ⅱ浅指屈筋機能あり		C8BⅠ C8BⅡ

（文献2より引用）

とする場合が多い．また，脊髄損傷者の運転には手動運転装置やハンドル旋回装置などが必要不可欠な場合も多く，障害像に合わせた運転補助装置や福祉用具などの導入と工夫，関連動作の練習が必要となる．

　脊髄損傷の知覚・運動機能評価は ASIA Impairment Scale が定着してきているが，完全損傷四肢麻痺の自動車運転の評価にあたってはさらに Zancolli の分類（**表3**）[2] を用い残存機能の把握を行った上で支援する．なお，完全損傷四肢麻痺の運転については様々報告があり，特殊な支援を受けて可能となった C5B の例[3] があるものの，一般的には運転補助装置を使用して運転獲得が可能な機能レベルは，Zancolli 分類 C6BⅠ以下と言われている[2]．そのほか，一部 C6A も特殊装置と改造での可能性があるとされている[4]．

　不全麻痺の場合は，障害レベルのみでの判断は困難である．例えば，頸髄損傷不全麻痺でもペダル操作が可能な場合が多く，逆に，腰髄損傷不全麻痺でも足関節の運動性の低下によりペダル操作が困難な事例も存在する．このように不全損傷例は個別性が高いため，

知覚・運動機能をはじめ，必要な評価を行った上で支援する．

2）脊髄損傷後の運転に関する身体機能評価

　脊髄損傷者の運転は，運転操作と車椅子・車両間の移乗および車椅子積載に関する身体機能が求められる．筋力，関節可動域・関節拘縮，痙縮，体性感覚，体幹バランスおよび褥瘡予防の視点も加えて評価する．また，実際の運転につなげる過程では，運転補助装置や福祉用具とのマッチングなどの評価も必要になるが，詳細はⅢ-1「身体機能における自動車運転支援」を参照されたい．

　評価項目の中では，前述の通り体幹バランスは運転姿勢の安定のために重要である．評価としては特に右左折を想定した動的バランスを確認する．四肢麻痺の場合は特にバランス低下をきたすため，必要に応じて座位姿勢の安定のために体幹パッドや体幹ベルトなどの座位保持装置も検討する．この場合，後方目視が行いにくくなったり，乗車時に工夫を要することがあるので留意する．胸髄損傷でもレベルにより体幹筋力の低下があるため，動作確認は必要となる．また，乗車中の除圧

方法の確認も褥瘡予防のために必要である.

関節拘縮をはじめ関節可動域制限は, 頸髄損傷者では頸部, 体幹, 上下肢および手指といったあらゆる部位に生じる可能性があり, 全身の確認が必要である. ただし, 可動域制限があっても代償姿勢や動作で補えることも多いため, 動作方法の工夫や福祉用具・運転補助装置の検討を行うことが必要である. なお, 頸部と体幹ともに回旋の可動域が乏しく後方目視ができない場合は, 安全確認モニターを含む最新技術の活用などの代償方法を検討する.

完全損傷では上肢での運転操作となるため, ハンドル旋回装置, 手動運転装置が必要となる. 操作が可能な筋力, 反応速度, 関節可動域, 体性感覚の評価のほか, 上肢操作による体幹の安定性への影響も確認する. そして, なるべく体幹を安定させた中での上肢操作方法・条件を探る. 旋回装置は手の状態に合わせて動かしやすい種類を選択する.

不全損傷では下肢機能を評価し, 手動運転装置を用いるのか, 下肢でのペダル操作を行うのかを検討する. 安全に操作可能であると確認できた場合のみ, 下肢でのペダル操作を選択する. 不全麻痺にて機能回復が見込める場合には, 回復の状況を見守りながら評価のタイミングを計る. また, 痙縮の有無と程度を確認し, 運転中に生じる可能性があればペダル踏込防止板を設置する. 運転席と車椅子間の移乗は, トランファーボードやクッションなどを利用し自力で可能か確認し, 必要があれば自立に向けた訓練を行う.

車椅子積載は C7 以下では基本的には自力で行える可能性が高く, C6 や不全損傷例でも訓練や方法の検討などにより可能となる場合もある. できる限り自力で車椅子積載を獲得すると積載装置導入の必要がなく経済的負担が回避できる. 自力で車椅子の積載を行うためには, 上腕二頭筋をはじめ両上肢の筋力が MMT 4 以上程度と体幹の回旋や肩関節の

可動域確保, 運転席を後ろに倒すため股関節伸展の関節可動域制限がないことも必要となる.

3-4 | 切断

1）切断と自動車運転

認知機能障害を合併しない切断者の運転再開は, 一肢切断者ではかなり可能性が高いと言える. さらには困難と思われる三肢切断者の運転でさえ複数の支援の報告がある[5,6]. 非切断肢での運転とするのか, 義肢を使用した切断肢での運転を行うのかなど, どのように運転していくのかについては, 切断部位, 切断肢数, 義肢の適合状態, 運転補助装置の導入などを総合的に検討していくことが求められる.

2）切断後の運転に関する身体機能評価

切断は外傷によるものが最も多く, 次いで循環系の疾病によるものが多い. 切断部位については, 18 歳以上では上肢切断が 8 万2000 名, 下肢切断が 6 万名との報告がある[7]. 切断部位は一肢の場合が多いが, 外傷や疾病によっては多肢の切断となる. 切断者は義肢, すなわち義足や義手を作製し日常生活に使用することが多く, そのためのリハビリテーションが必要になる.

切断部位は, 下肢では片側骨盤切断, 股関節離断, 大腿切断, 膝離断, 下腿切断, サイム切断, 足部切断に分類され, 義足は切断レベルに応じて処方される. 上肢は, 肩甲胸郭間切断, 肩関節離断, 上腕切断, 肘離断, 前腕切断, 手関節離断, 手部切断に分けられ, 義手としては装飾用義手, 能動義手, 作業用義手, 電動（筋電）義手があり, 運転に際して運転用義手を作製する.

義肢の適合に関しては, 断端の成熟度, 幻肢痛や断端痛の有無, 動作しやすさや安定性などを見て, 実用的に使用できているかを確認する. 幻肢痛や断端痛などがある場合は, 義肢を使用した動作への影響が懸念される.

なお，義肢の正しい着脱の自立は運転前後の移動や断端の保護のためにも必要であり，自立度の確認も必要である．

　大腿切断の場合は，義足でのペダル操作は困難であることが多い．中には多肢切断例の大腿切断用義足による運転事例もあるが[6]，片側大腿切断の場合は非切断下肢での操作を行うことがほとんどである．両大腿切断の場合は，上肢による手動運転装置を使用する．この場合でも切断下肢に義足を装着することにより運転姿勢の安定が図られるため，義足の適合状態の確認も必要である．

　下腿以下の右下肢切断では，当事者本人が慣れた右下肢での操作を希望することも多い．その場合は，右義足でのペダル操作の練習および評価を行い，安全な操作が可能かを見極める．なお，非切断肢である左下肢での操作を選択することもあり，その場合は左アクセルへの変更と操作練習が必要になる．同じく下腿以下の左下肢切断の場合は，非切断肢である右下肢での運転となる．いずれも，オートマティック車での運転では大きな問題はない．

　マニュアル車の運転に関してはクラッチ操作が必要なため，非切断肢と義足の両下肢でのペダル操作の確認が必要である．両下肢切断の場合は，断端が長い側の下肢でのペダル操作が他肢よりは的確にできる可能性があるため，義足での動作を確認する．ペダル操作は砂嚢を使用するなど模擬的に行ってもよいが，可能であればドライビングシミュレーターや停止車両を使用して評価を行う．なお，義足でのペダル操作の習得には繰り返し練習が必要であり，一度の評価ではなく必要に応じて再評価を行う．

　上肢切断の場合，一側であれば非切断肢を利き手として，ハンドル操作をはじめ運転機器の操作を行うことができる．難易度が高く事例も少ないが両上肢切断でも運転の可能性は残されている．断端長や筋力などにより主操作側の上肢を決め，運転用義手の作製・使用練習などを行うことで運転の可能性が変わる．運転の可否というより可能性につなげるための評価が必要となる．

　とはいえ，両上肢切断を含め多肢切断者の運転は一般の医療機関ではなかなか取り組むことは難しく，一部の労災病院やリハビリテーションセンターでの取り組みが中心となっている．断端訓練や義肢作製・着脱訓練，筋力増強訓練，バランス訓練など所属する医療機関で可能な介入を行い，運転に特化した支援ができる施設につなげることが求められる．

3-5 | パーキンソン病

1）パーキンソン病と自動車運転

　パーキンソン病は慢性の進行性中枢神経変性疾患であり，薬物療法を中心に治療が行われる．自動車運転に関しては，運転継続時の留意点をアドバイスすることと，症状の進行を的確に把握し適切なタイミングでの運転中止を図ることが主要な課題となる．

　軽症例では自動車運転の継続が可能な場合も多い．しかし，症状の進行に伴い，眼球運動を含めスムーズかつスピーディーな随意運動ができなくなり，安全な運転が維持できない状態となっていく．運転継続が妥当な状態か否かを確認するためには定期的な評価が必要となる．さらに，いずれ運転中止となることを本人および家族に適時説明し，適切な時期の運転中止を受け止められるように働きかけることも重要である．

　なお，パーキンソン病の運転への影響は，身体機能障害の程度とともに，精神症状および認知機能障害（視空間認知，思考緩徐，情報処理速度の低下，認知症など）の程度も合わせて評価・判断する必要がある．

2）パーキンソン病の運転に関する身体機能評価

　パーキンソン病による身体症状は，無動，

固縮（筋強剛），静止時振戦，姿勢反射異常の四徴候であるが，さらに日中の眠気と突発性睡眠障害も運転に致命的な症状として知られている．また，易疲労性の強さも見られる．

（1）Hoehn-Yahr の重症度分類

パーキンソン病の代表的な重症度分類として，**表4**[8] に示す Hoehn-Yahr の能力障害尺度があり，Stage Ⅰ（軽度）から Stage Ⅴ（最重度）まで段階付けられている．

一側性障害のみの段階で症状も軽微である Stage Ⅰ ではまだ運転は可能な状態である．

両側または身体中心部の障害を生じる Stage Ⅱ では日常生活に介助をほとんど必要としない状態であり，運転の継続は可能な場合も多い．しかし，症状の進行には個別性があるため，当事者の症状と安定性を確認し，リスクを回避するためのアドバイスを行う．特に，長期的な薬物治療に伴う On-off 現象には留意が必要で，身体機能が低下する Off 時の運転を避けることもポイントとなる．

Stage Ⅲ は姿勢反射障害の初期徴候が見られ日常生活に一部介助を必要とするレベルであり，運転継続と，症状によっては運転中止を判断するために評価が最も必要となる状態である．

Stage Ⅳ - Ⅴは機能障害が高度に進行した状態である．日常生活での介護量が増加し，Stage Ⅳ はかろうじて介助なしで起立や歩行はできるものの ADL は要介助状態．Stage Ⅴ では全介助状態となり，いずれも運転は厳しい状態と言える．

以上の通り，運転に関する機能評価は Stage Ⅱ - Ⅲの段階で特に必要となる．

（2）四徴候

・無動：動作の緩慢さの程度を確認する．ハンドル操作やペダル操作での反応の遅さ，特にアクセルペダルからブレーキペダルへの踏み替えの遅延などが生じるため，確認を行う．また，ミラー確認の際の眼球運動のスム

表4　Hoehn & Yahr の能力障害尺度（重症度）

Stage Ⅰ	一側だけで，通常は機能障害はないかあってもごくわずか．
Stage Ⅱ	両側あるいは正中の障害で，バランス障害を伴わない．
Stage Ⅲ	姿勢反射障害が初めて見られるステージ．方向転換で不安定さが見られたり，両足を閉じて閉眼で立っているときに押されて明らかになる．機能的には患者は，活動の一部を制限されるが，就労の形態によっては仕事が可能である．身体的には自立した生活が送れ，その能力障害は軽度から中等度である．
Stage Ⅳ	症状は完全になっており，能力障害は重度である．患者は支えなしに歩行は可能である．
Stage Ⅴ	介助がなければ，ベッドあるいは車椅子の生活に限定されている．

（文献8より引用）

ーズさ，目視のための体幹・頸部の回旋運動なども確認する．

・固縮（筋強剛）：持続的および断続的な筋肉の他動伸展時の固さであるため，自発的な運動時の筋肉のスムーズな動きへの影響を確認する．

・振戦：安静時の規則的な不随意運動である振戦は時には巧緻動作に支障を生じさせる．運転では，ハンドル操作，キー差し込み・回転，ウィンカー・ワイパー・ライト操作などに影響が生じることがあるため確認が必要である．STEF などの標準化された検査のほか，模擬的な物品あるいは実際の車両で確認することも可能である．

・姿勢反射異常：前傾姿勢や，姿勢反射異常の無動によるメカニズムが加味されるすくみ足・小刻み歩行・加速現象（突進現象）といった歩行障害などが生じるが，加速現象（突進現象）は上肢にも見られる．これらの症状の有無と程度を確認し，動的静的運転姿勢やペダル・ハンドルなどの操作を確認する．

運動機能の状態は通常の評価とともに，可能であればドライビングシミュレーターでの評価で運転継続に関する判断がさらに行いやすい．ドライビングシミュレーターでは，ハンドル操作とペダル操作の円滑さ，反応動作

の速度とムラなどを確認する．また，ブレーキとアクセルの踏み間違い，車線変更，駐停車などを模擬走行により確認する．また，ドライビングシミュレーターがない場合も停止車両を活用してハンドル・ペダル操作や体幹・頸部の回旋などの動き，その他関連動作を評価できる．

（3）睡眠障害・易疲労性

日中の眠気の有無を本人および家族から聴取する．特に，眠気を生じることなく急激に眠ってしまうという突発性睡眠障害が見られる場合は，運転は控えるべき状態と判断する．

易疲労性の強さはリハビリテーションや活動の時間を通して観察するとともに，本人・家族からも日常生活の様子を聴取する．例えば30分程度で疲労しやすい状態であれば，運転する時間の制限を提案するなどの検討が必要となる．

パーキンソン病は発症年齢の平均が57歳であり，発症から10-13，14年で半数程度がStage Ⅲに移行すると報告されている[9]．それまでの期間，安全な運転を継続するために定期的に評価を行い介入することにより，社会参加を支援し患者のQOLの維持に貢献できる．同時に，安全な運転が維持できない状態に進行したときは本人・家族が納得した上で運転中止とするように事前の準備を行うことも求められている．

❹ まとめ

障害者や高齢者の自動車運転に関して身体機能の評価を的確に行うことは基本である．その上で，認知機能や運転歴，交通環境，年齢など総合的な評価が必要となる．また，評価のタイミングも重要であり，リハビリテーションによる機能や能力の変化に応じて，運転補助装置や義肢装具の検討も含めた安全な自動車運転につなげるための評価が求められている．

【文献】

1) 遠藤光二ほか：障害者の自動車訓練．国立身体障害者リハビリテーションセンター（監修），福祉図書出版，東京，28-35, 1987.
2) 石田暉：脊髄損傷 新しい神経学的および機能的評価法．最新リハビリテーション医学，第2版．米本恭三（監修），石神重信ほか（編），医歯薬出版，東京，240, 2006.
3) 土嶋政宏ほか：重度障害者の自動車運転．作業療法ジャーナル 23: 569-574, 1989.
4) 岩崎洋：自動車運転能力．頸髄損傷のリハビリテーション，改訂第3版．二瓶隆一ほか（編著），協同医書出版社，東京，258-259, 2016.
5) 中村春基ほか：三肢切断者のための自動車運転用操舵補助装置の開発．日本義肢装具研究会会報 19: 33-40, 1981.
6) 東江由起夫ほか：国立身体障害者リハビリテーションセンターにおける自動車運転用義肢装具の実例．日本義肢装具学会誌 15: 328-331, 1999.
7) 厚生労働省：平成18年身体障害児・者実態調査．
8) 長岡正範：パーキンソン病．リハ医とコメディカルのための最新リハビリテーション医学．上月正博ほか（編），先端医療技術研究所，東京，175, 2010.
9) 水野美邦：パーキンソン病の基礎と臨床．臨床神経 44: 741-750, 2004.

5 認知機能の評価

加藤 貴志

自動車運転では交通状況の視認や前方車との距離感の把握，瞬時の判断など様々な認知機能が必要とされる．運転支援を行う対象疾患によっては認知機能の低下を生じることもあるため，運転に必要な認知機能を知ることは重要である．

本稿では，運転支援の対象となる代表的な神経疾患における運転と認知機能の関連について述べる．近年の研究では科学的根拠（エビデンス）に基づいた医療が重視される．このため，疾患ごとにエビデンスレベルが高いとされるメタ分析，システマティックレビューの研究結果を中心に紹介し，認知機能と運転技能に関する知見を提示する．

❶ 脳損傷

加藤ら[1]は，脳損傷者の運転技能予測に有効な検査についてメタ分析を行っている．この研究では，2015年までの脳卒中・頭部外傷などの脳損傷者を対象に実車評価を行った研究を収集し，運転可否群間で検査成績に有意差が見られた神経心理学的検査（以下，検査）について検討を行っている．運転技能予測に有効な検査の指標としては効果量（cohen's d）が用いられている．効果量は2群間の差の強さを表す指標であり，値が大きいほど2群間の差が大きいことを示す．このため運転可否群間の検査成績を比較し，効果量が高い検査ほど運転技能予測に有効と考

えられる．効果量が0.8以上であれば2群間の差が強いと言われる[2]ことから，効果量d > 0.8以上であり，解析に含まれた対象者数が100例以上であった検査に注目すると，視覚的注意を測るTrail Making Test A（TMT-A）縦版やStroke Drivers Screening Assessment（SDSA）のサブテストで主に遂行機能を測るコンパススクエアマトリックス，視覚性短期記憶に関するレイ複雑図形検査（Rey-Osterrieth Complex Figure test：ROCF）などの値が高く，現状において運転技能予測に有効である可能性が示唆された（**表1**）[3-11]．

これらの結果より，脳損傷者において運転技能予測に有効な単独の認知機能があるというよりも，注意，遂行機能を中心に視覚性短期記憶などを組み合わせた評価が有効である可能性が示唆されている．しかし限界として，メタ分析に含まれた研究の大半が英語圏のものであり，国内の道路環境で同様の結果が生じるかは検討が必要である．

このため，国内の道路環境において検査と運転技能の関連を検討した代表的な研究を紹介する．山田ら[12]は実車評価を行った脳損傷者93名を対象に検討を行い，TMT-A横版が運転技能予測に有効である可能性を報告し，カットオフ値は119秒であったとしている．カットオフ値は運転可否のスクリーニングが容易となることから臨床上用いやすい．カットオフ値を用いる際には，その的中

表 1　効果量の高かった神経心理学的検査

神経心理学的検査	著者，発刊年	研究数（対象者数）	測られる認知機能	各研究の結果	効果量 d [95%CI]
TMT-A（所要時間）	Mazer[3]，1998 Aslaksen[4]，2013 外川[5]，2013 Barco[6]，2014 加藤[7]，2014	5（382）	視覚走査，注意の選択，分配，転換などの視覚的注意	可／不可 mean ± SD 1）53.0 ± 29.9/68.2 ± 38.9, p <0.05[3] 2）43.2 ± 17.1/61.9 ± 24.3, p < 0.001[4] 3）44.8 ± 17.0/77.2 ± 41.5, p < 0.001[5] 4）42.6 ± 16.5/78.4 ± 32.9, p < 0.001[6] 5）39.1 ± 13.9/66.8 ± 27.9, p < 0.001[7]	-1.07 [-1.47 , -0.66]
Compass（点）	Nouri[8]，1987 Nouri[9]，1992 Lundberg[10]，2003 Selander[11]，2010	4（217）	空間能力，視覚性記憶，遂行機能	可／不可 mean ± SD 1）23.1±8.7/11.2±4.2, p <0.001[8] 2）22.2±8.0/10.3±4.7, p < 0.001[9] 3）24.5±8.1/16.2±7.8, p < 0.001[10] 4）18±6/17±7, ns.[11]	1.12 [0.42 , 1.82]
道路標識（点）	Nouri[8]，1987 Nouri[9]，1992 Lundberg[10]，2003 Selander[11]，2010	4（217）	視空間能力，遂行機能	可／不可 mean ± SD ・7.9 ± 2.5/5.0 ± 2.9, p <0.01[8] ・8.9 ± 2.2/4.9 ± 2.1, p < 0.001[9] ・7.9 ± 2.5/4.3 ± 2.4, p < 0.001[10] ・6.1 ± 2.1/5.0 ± 2.4, p < 0.05[11]	1.15 [0.57 , 1.73]
ROCF（即時再生）	Nouri[8]，1987 Nouri[9]，1992 加藤[7]，2014	3（138）	空間構成力，視覚性短期記憶	可／不可 mean ± SD ・21.6 ± 7.5/13.9 ± 7.6, p <0.01[8] ・23.2 ± 6.6/14.8 ± 7.5, p < 0.01[9] ・21.7 ± 7.0/14.7 ± 6.6, p < 0.01[7]	1.03 [0.66 , 1.40]

可：運転可群，不可：運転不可群，mean: 平均，SD：標準偏差，CI：信頼区間，TMT-A:Trail Making Test-A，Compass：コンパススクエアマトリックス，ROCF:Rey-Osterrieth Complex Figure Test

率や感度（運転不可群を正確に予測する指標）・特異度（運転可群を正確に予測する指標）に注意することでより正確なスクリーニングが可能となる.

❷ 井野辺病院での結果から見た脳損傷者の運転技能予測に有効な認知機能

井野辺病院において実車評価を行った脳損傷者 116 名の検査データを**表 2**に示す. いずれの検査においても運転可否群間で運転不可群の数値が有意に低下しており，運転技能

と認知機能に関連のあることを示す結果であった.

これらの認知機能の中で特に実車評価と関連する領域を検討するため，各検査データを変数に因子分析を行った [13]. その結果，研究で用いた検査は互いの関連の強さから因子①：「視覚探索と情報処理速度（TMT-B 所要時間・誤り数，Star Cancellation Test：SCT 所要時間）」，因子②：「視空間認知とその操作能力（Kohs Block Design Test：KBDT, Raven's Colored Progressive Matrices：RCPM, SCT 見落とし数）」，因子③：「遂行機

表 2　当院における運転可否群ごとの検査結果

検査名（欠損値数 可群／不可群）		全対象者（n = 116）	可群（n = 86）	不可群（n = 30）	p 値
TMT-A	所要時間（0/0）	43.1 ± 20.2	37.5 ± 12.3	59.2 ± 28.8	< 0.01 ** b
	誤り数（2/1）	0.1 ± 0.4	0.1 ± 0.4	0.2 ± 0.4	0.38b
TMT-B	所要時間（1/3）	120.4 ± 108.0	100.0 ± 43.4	184.6 ± 195.1	< 0.01 ** b
	誤り数（3/5）	0.8 ± 1.3	0.6 ± 1.1	1.4 ± 1.7	0.02 * b
KBDT	IQ（1/0）	92.3 ± 19.1	97.8 ± 16.9	77.0 ± 16.4	< 0.01 ** a
ROCF	模写（2/0）	34.6 ± 1.9	35.0 ± 1.4	33.6 ± 2.6	< 0.01 ** b
	即時再生（2/0）	20.9 ± 7.3	22.4 ± 7.1	16.9 ± 6.2	< 0.01 ** a
RCPM	得点（3/0）	30.9 ± 4.5	32.3 ± 3.4	27.2 ± 5.3	< 0.01 ** b
SCT	所要時間（10/4）	69.6 ± 37.0	62.6 ± 23.3	90.3 ± 57.6	< 0.01 ** b
	見落とし数（3/2）	0.4 ± 0.9	0.3 ± 0.8	0.7 ± 1.2	0.04 * b
KWCST	カテゴリー達成数（10/5）	2.7 ± 2.2	3.4 ± 4.1	1.9 ± 1.7	< 0.01 ** b
	保続性エラー数（10/6）	7.3 ± 8.4	6.3 ± 8.5	8.7 ± 6.7	< 0.01 ** b

実車評価を行った脳損傷者 116 名に対する全対象者，可群・不可群ごとの検査得点と可群・不可群間での統計的検定結果を記す（平均値±標準偏差，*p < 0.05，**p < 0.01，a= 対応のない t 検定，b= マンホイットニーの u 検定）．
TMT: Trail Making Test，KBDT: Kohs Block Design Test，ROCF: Rey-Osterrieth Complex Figure Test，RCPM: Raven's Colored Progressive Materices，SCT: Star Cancellation Test，KWCST：慶應版 Wisconsin Card Sorting Test

能（Wisconsin Card Sorting Test Keio Version：KWCST 達成カテゴリー数，保続性エラー数）」の 3 領域にグループ化されることが明らかとなった．それぞれのグループと実車評価結果との関連の強さは，視覚探索と情報処理速度（η2 = 0.47，p < 0.01），視空間認知とその操作能力（η2 = 0.52，p < 0.01），遂行機能（η2 = 0.18，p = 0.10）との結果が得られた．この結果から，視覚的注意と視空間認知の運転技能への関連の強さは近しい可能性が示唆され，両認知機能の重要性が示唆された．一方，因子③：遂行機能はこれら 2 つの領域より実車評価との関連が低いとの結果であったが，このことから運転技能と遂行機能の関連が低いと結論付けるのは早計である．因子③の負荷量は KWCST によるものが強いため，この因子で表す遂行機能の概念は KWCST で測られる「保続や全般的な計画性，思考の計画性」が主であると考えられる [14, 15]．計画性は運転コースの決定などに関与すると思われるが，実車評価では運転コースはあらかじめ決定しているため，この種の遂行機能が反映されにくかった可能性が考えられる．遂行機能には計画性のほかにも，作業進行状況の俯瞰からワーキングメモリーや衝動性の抑制など幅広い機能が含まれる．このため今後遂行機能の要素ごとに運転技能との関連を検討する必要がある．

これらの結果をまとめると，脳損傷者の運転技能に関与する認知機能として，視覚的注意，視空間認知，遂行機能，視覚性短期記憶を中心に様々な領域の認知機能が関与している．また，運転技能評価に用いられる検査としては，TMT，KBDT，コンパススクエアマトリックス，ROCF などが挙げられた．

❸ 認知症

Reger ら [16] は，アルツハイマー病患者の運転技能と関連する認知機能についてメタ分析を行っている（表 3）．運転技能との関連が検討された検査を精神状態 - 一般的な認知（mental status-general cognition），注意 - 集中（attention-concentration），視空間認知（visuospatial skills），遂行機能（executive functions），言語（language），記憶（memory）の 6 領域に分類し，各認知機能と運転技能との関連を効果量で検討している．その結果，実車評価と関連のある認知機能として視空間認知と注意 - 集中を挙げてお

運転技能の評価

表3　各疾患における運転技能と認知機能に関する先行研究

著者名	報告年	研究デザイン	疾患	調査範囲	研究数	対象者数	運転技能評価	検査	認知機能
Reger MA, et al	2004	メタ分析	AD	-	27	2037	・実車評価 ・非実車評価（ドライビングシミュレーター，交通の知識） ・介護者のレポート	MMSE, TMT-A, BD, Logical Memory, TMT-B, Boston Naming Test など	実車評価を行った12研究では，注意-集中，視空間技能において運転技能と有意な関連が見られた．
Devos H, et al	2017	システマティックレビュー	PD	～2014	27	1369	・実車評価 ・実生活での運転行動	UFOV, TMT-A/B, ROCF, BVRT, BD, RPWT, HVLT-delay, Clock Drawing Test, ドット抹消, AMIPB, CS, SFM, コンパス, AVLT	全体的な運転技能との関連が見られた認知機能は，処理速度と注意，思考の転換・柔軟性，言語性記憶，視運動追跡，視覚構成能力，視覚走査であった．
Devos H, et al	2017	前向き横断研究	MS	-	-	102	・実車評価	UFOV, TMT-A/B, ROCF, ドット抹消, コンパス, ダイレクション, 道路標識, MMSE, Stroop, PASAT, SDMT	全体的な運転技能と有意な相関が見られた検査は，UFOV, SDMT, TMT-B（所要時間）,ドット抹消(所要時間), Stroop（色-語）, ダイレクション, コンパス, 道路標識であった．最も相関が高かったのはTMT-B (-0.40, p < 0.0001) であった．
Fuermaier AB, et al	2017	選択的文献レビュー	ADHD	～2015	-	-	・自己評価,事故歴 ・ドライビングシミュレーター ・実車評価	-	不注意,注意散漫,衝動性,認知の柔軟性の低下により，運転技能への影響が生じる．しかし，対象者全体に同様の傾向が見られるのではなく，症例個々の症状による．

AD：アルツハイマー病，ADHD：注意欠陥・多動性障害，AMIPB：Adult Memory and Information Processing Battery，AVLT：聴覚言語性学習検査，BD：Block Design Test，BVRT：ベントン視覚記銘検査，コンパス：コンパススクエアマトリックス，HVLT：Hopkins Verbal List Learning Test，MMSE：ミニメンタルステート検査，MS：多発性硬化症，PASAT：Paced Auditory Serial Addition Task，PD：パーキンソン病，ROCF：Rey-Osterrieth Complex Figure Test，Stroop：ストループ検査，TMT：Trail Making Test，SDMT：Symbol Digit Modalities Test，UFOV：Useful field of view

り，特に視空間認知の関連が強かったと報告している．

　また Bennett ら[17] が行ったシステマティックレビューでは，全体的には認知機能と運転技能の関連が見られるものの，運転技能と関連する単一の検査や認知機能は確立されていないことが示されている．そして，エビデンスレベルの高かった研究の結果から，複数の認知機能を組み合わせることが運転技能予測に有効である可能性を挙げている．これら

組み合わせに用いられた認知機能として注意，遂行機能，精神状態，記憶，視空間能力が報告されている．

また近年，軽度認知機能障害（Mild cognitive impairment：MCI）を含む高齢者の運転技能についても問題となることが多い．MCIの運転技能を検討した報告では健常高齢者と比較して運転技能は低下しているものの，その差はわずかであるとの研究がある[18]．この研究ではMCIを含む高齢者302名の実車評価結果から運転技能予測に有効な因子をロジスティック回帰分析で検討している．その結果，認知機能と運動，視覚機能を組み合わせたMulti-D課題が運転技能予測に有効であったと報告している．このMulti-D課題ではパソコン画面上の刺激に対し，両足のペダル操作での反応時間を計測するColor choice reaction（CARS-Test）が含まれており，反応速度と抑制能力を測るとされている．Multi-D課題に加えて，年齢，視覚性短期記憶を測るソフトウェアであるDriveSafeを組み合わせることで，実車結果の90.4％を予測可能であったと報告している．しかし，認知機能単独で運転技能予測に有効な検査はなかったことも報告しており，高齢者の運転技能予測に有効な認知機能については研究数が少ないのが現状である．

これらの研究では主にアルツハイマー病が注目されているが，認知症の類型と事故率について検討を行った研究により，前頭側頭型認知症（Frontotemporal dementia：FTD）の事故率はアルツハイマー病よりも高いと報告されており[19]，注意が必要である．ドライビングシミュレーターによりFTDの運転技能を検討した報告においても，健常高齢者と比較してFTD患者では，平均速度の増加，異常な停車と発進などが見られたとされている[20]．このような運転技能低下の背景には，FTDの症状である自己洞察力の低下，固執，脱抑制があると考えられている．

④ パーキンソン病

Crizzleら[21]は1995年から2011年の間に行われたパーキンソン病患者の運転技能に関する研究を調査し，運転技能予測に有効な検査を報告している．その結果，運転技能予測に関して確立された検査はないとしたものの，有効である可能性がある検査として，ROCF，TMT-A・B，TMT-B-A（Bの所要時間-Aの所要時間），Useful field of view（UFOV）サブテスト2等を報告している．その後，2014年までの研究を対象にしたDevosら[22]のシステマティックレビューでは，27研究（1369名）が調査され，処理速度と注意，思考の転換（set shifting），認知の柔軟性，言語性記憶，視覚運動追跡（visuomotor tracking），視覚構成能力（visuoconstructive ability），視覚走査が運転技能と関連すると報告している（**表3**）．

パーキンソン病は進行性疾患であることから，運転技能の経時的変化も重要である．これに関してUcら[23]は67名のパーキンソン病患者の運転技能を2年間追跡し，運転技能低下に関連する因子として，追跡開始時の運転技能，視機能，全般的認知機能，遂行機能，視覚処理，注意力が低い群ほど，運転技能の低下をきたしやすいことを報告している．また，症状の特徴上，認知機能以外の要因についても注意が必要である．Uenoら[24]は384名のパーキンソン病患者へアンケート調査を行い，日中の過剰な睡眠とドパミン薬使用の有無が事故予測の因子であることを報告しており，疾患特有の症状と認知機能の両者に注意を向ける必要性が示唆されている．

⑤ 多発性硬化症

多発性硬化症の運転技能に関連する認知機能について，実車評価結果との対比からいく

つかの研究で検討が行われている．Devos ら[25]は 102 名の多発性硬化症患者の実車評価結果と認知機能の関連を検討し，総合的な運転技能と相関が見られた検査として UFOV，TMT-B などを報告している（**表 3**）．また，ロジスティック回帰分析により，認知機能以外の要因も含め運転技能予測に有効な要因の組み合わせを検討した結果，視知覚（ROCF），抑制（Stroop）の認知機能と両眼視，垂直方向視野，立体視の組み合わせが運転技能予測に有効であると報告している．

　Akinwuntan ら[26]の報告では，多発性硬化症患者 44 名に実車評価を行い，運転可群 34 名と不可群 10 名の検査結果を比較している．その結果，両群間で有意差の見られた検査として，Paced Auditory Serial Addition Task（PASAT），SDSA ドット抹消お手つき数，コンパス，道路標識，UFOV の処理速度，注意の分離，注意の選択の 3 つのサブテストを報告している．そして，これらの検査から判別式を作成した結果，ストループ，SDSA 方向マトリックス，コンパス，道路標識，UFOV 処理速度の組み合わせにより，実車結果の 91 ％を予測可能であったと報告している．このように，多発性硬化症患者の運転支援において注意すべき認知機能として，注意，遂行機能，視知覚などの重要性が示唆されている．加えて，疾患特有の症状でもある視機能評価の重要性も示唆されている．

⑥ 注意欠陥・多動性障害

　Fuermaier ら[27]は，注意欠陥・多動性障害（Attention deficit hyperactivity disorder：ADHD）と自動車運転に関して選択的文献レビューを行っている（**表 3**）．その結果，ADHD 全体として見ると同年齢の健常群と比較して事故や違反件数が増加しており，運転技能の低下が生じていると報告している．しかし，この結果は ADHD 患者に一律に当てはまるものではなく，対象者個々によって運転技能は異なることに注意が必要であることを指摘している．また，運転に関連する認知機能として，不注意や注意散漫などの注意力，衝動性や認知の柔軟性などの遂行機能が運転に影響を及ぼすことを報告している．しかし，現状では ADHD の運転技能予測に有効な検査は確立されておらず，Driving Behaviour Rating Scale などの質問紙評価が用いられている．運転技能予測に有効な検査として，注意力・遂行機能を測られることから UFOV が有効である可能性が述べられているが，運転技能との具体的な関連についての検討はこれからの課題である．

⑦ おわりに

　以上，疾患ごとに認知機能と運転技能との関連について報告した．疾患により低下しやすい認知機能は異なるもの，いずれの疾患でも認知機能の低下は運転技能に重要な影響を及ぼす．しかし，認知機能は運転技能に関する要素の一つであり，それ単独で運転可否予測が可能ではない点に注意が必要である．運転支援において認知機能評価を行う場合には，麻痺や視機能などその他の機能面の状態や，対象者個々の運転環境などとの関連の中で，その影響を考慮する必要がある．

【文献】

1) 加藤貴志ほか：脳損傷者の実車運転技能に関連する神経心理学的検査について—システマティックレビューとメタ分析．総合リハビリテーション 44: 1087-1095, 2016.
2) 大久保街亜ほか：伝えるための心理統計．勁草書房，東京，92-96, 2012.
3) Mazer BL, et al: Predicting ability to drive after stroke. Arch Phys Med Rehabil 79: 743-750, 1998.
4) Aslaksen PM, et al: Prediction of on-road driving ability after traumatic brain injury and stroke. Eur J Neurol 20: 1227-1233, 2013.
5) 外川佑ほか：自動車運転再開プログラムにおける神経心理学的判断基準についての検討．総合リハビリテーション 41: 373-378, 2013.

6) Barco PP, et al: Predicting road test performance in drivers with stroke. Am J Occup Ther 68: 221-229, 2014.

7) 加藤貴志ほか：井野辺病院の取り組み．高次脳機能障害者の自動車運転再開とリハビリテーション1．蜂須賀研二（編），金芳堂，京都，68-73, 2014.

8) Nouri FM, et al: Cognitive ability and driving after stroke. Int Disabil Stud. 9: 110-115, 1987.

9) Nouri FM, et al: Validation of a cognitive assessment: predicting driving performance after stroke. Clinical Rehabilitation 6: 275-281, 1992.

10) Lundberg C, et al: The assessment of fitness to drive after a stroke: the Nordic Stroke Driver Screening Assessment. Scand J Psychol 44: 23-30, 2003.

11) Selander H, et al: The Nordic stroke driver screening assessment as predictor for the outcome of an on-road test. Scand J Occup Ther 17: 10-17, 2010.

12) 山田恭平ほか：脳血管障害者における神経心理学的検査と実車評価との関連性．高次脳機能研究 33: 270-275, 2013.

13) 加藤貴志ほか：脳損傷者の運転技能に関与する認知機能について．日本臨床作業療法 3: 33-38, 2016.

14) 櫻井正人・訳：高次脳機能検査の解釈過程．協同医書出版社，東京，88-94, 2004.

15) Greve KW, et al: Latent structure of the Wisconsin Card Sorting Test: a confirmatory factor analytic study. Arch Clin Neuropsychol 20: 355-364, 2005.

16) Reger MA, et al: The relationship between neuropsychological functioning and driving ability in dementia: a meta-analysis. Neuropsychology 18: 85-93, 2004.

17) Bennett JM, et al: Cognitive Tests and Determining Fitness to Drive in Dementia: A Systematic Review. J Am Geriatr Soc 64: 1904-1917, 2016.

18) Kaarin J, et al: Assessment of Driving Safety in Older Adults with Mild Cognitive Impairment. J Alzheimers 57: 1197-1205, 2017.

19) 上村直人ほか：認知症と自動車運転―学会ガイドラインと症例を中心に．臨床リハ 24: 512-518, 2015.

20) de Simone V, et al: Driving abilities in frontotemporal dementia patients. Dement Geriatr Cogn Disord 23: 1-7, 2007.

21) Crizzle AM, et al: Parkinson disease and driving: an evidence-based review. Neurology 79: 2067-2074, 2012.

22) Devos H, et al: Establishing an evidence-base framework for driving rehabilitation in Parkinson's disease: A systematic review of on-road driving studies. NeuroRehabilitation 37: 35-52, 2015.

23) Uc EY, et al: Longitudinal decline of driving safety in Parkinson disease. Neurology 89: 1951-1958, 2017.

24) Ueno T, et al: Motor vehicle accidents in Parkinson's disease: A questionnaire study. Acta Neurol Scand 137: 218-223, 2018.

25) Devos H, et al: Determinants of On-Road Driving in Multiple Sclerosis. Arch Phys Med Rehabil 98: 1332-1338, 2017.

26) Akinwuntan AE, et al: Predictors of driving in individuals with relapsing-remitting multiple sclerosis. Mult Scler 19: 344-350, 2013.

27) Fuermaier AB, et al: Driving and attention deficit hyperactivity disorder. J Neural Transm (Vienna) 124 (Suppl 1): 55-67, 2017.

運転技能の評価

6 脳卒中の運転の評価

加藤 貴志

運転技能予測に関して，神経心理学的検査を用いたスクリーニング方法について研究が蓄積されつつある．先行研究では注意や視空間認知，遂行機能など運転技能と関連があると思われる能力を測る様々な検査が運転技能予測に応用されている．これらの研究成果はすでに高次脳機能評価として普及していた検査を用いた報告も多いことから，臨床場面での活用も進んでいる．

しかし，運転技能は複雑な認知機能を必要とする作業であることから，注意や空間認知など単一の認知機能領域の検査によって，運転に関与する認知機能全般をスクリーニングすることは難しいと考えられる．このため近年，複数のサブテストを用いて幅広い認知機能のスクリーニングが可能な，運転技能予測に特化した検査バッテリーが開発されてきている．このような検査バッテリーでは開発目的が運転技能予測であることから，運転技能に関連する認知機能を網羅した上で運転可否予測が行われることが特徴である．本稿では，脳卒中ドライバーのスクリーニング評価である日本版 SDSA（Stroke Driver's Screening Assessment）を中心に，運転技能予測に特化した検査バッテリーについて述べる．

❶ 脳卒中ドライバーのスクリーニング評価

SDSA は 1994 年に Nouri & Lincoln らにより開発された[1]．開発のもとになったのは実車評価を実施した脳卒中患者 79 名のデータ[2, 3] であり，運転技能予測に有効な検査を判別分析で抽出した結果，SDSA が誕生した．その特徴は 4 つのサブテストを用いることで，注意や視空間認知，遂行機能など幅広い認知機能のスクリーニングが行われること，予測式により「運転可」または「不可」で結果が表されること，などが挙げられる．

1994 年の原著版は開発国の英国での使用が想定されていたが，その後各国で翻訳され，現在はノルウェー，スウェーデン，イスラエル，オーストラリア，米国版が開発されるなど国際的な検査バッテリーとして活用されてきている．日本版は脳卒中ドライバーのスクリーニング評価（J-SDSA）として 2015 年に原著者の許可を得て開発された．各サブテストごとに測られる認知機能が異なることが報告されており[4]，運転に関する認知機能を網羅したスクリーニングが可能である．各サブテストの概要を述べる．

1-1 ドット抹消

ドット抹消はターゲット記号の抹消を促す書面課題である．記録は所要時間，抹消されなかったターゲット記号の数（誤り数），ターゲット記号以外の抹消された記号数（お手つき数）より構成される．注意力，視空間能力を測る検査とされている（図 1-a）．

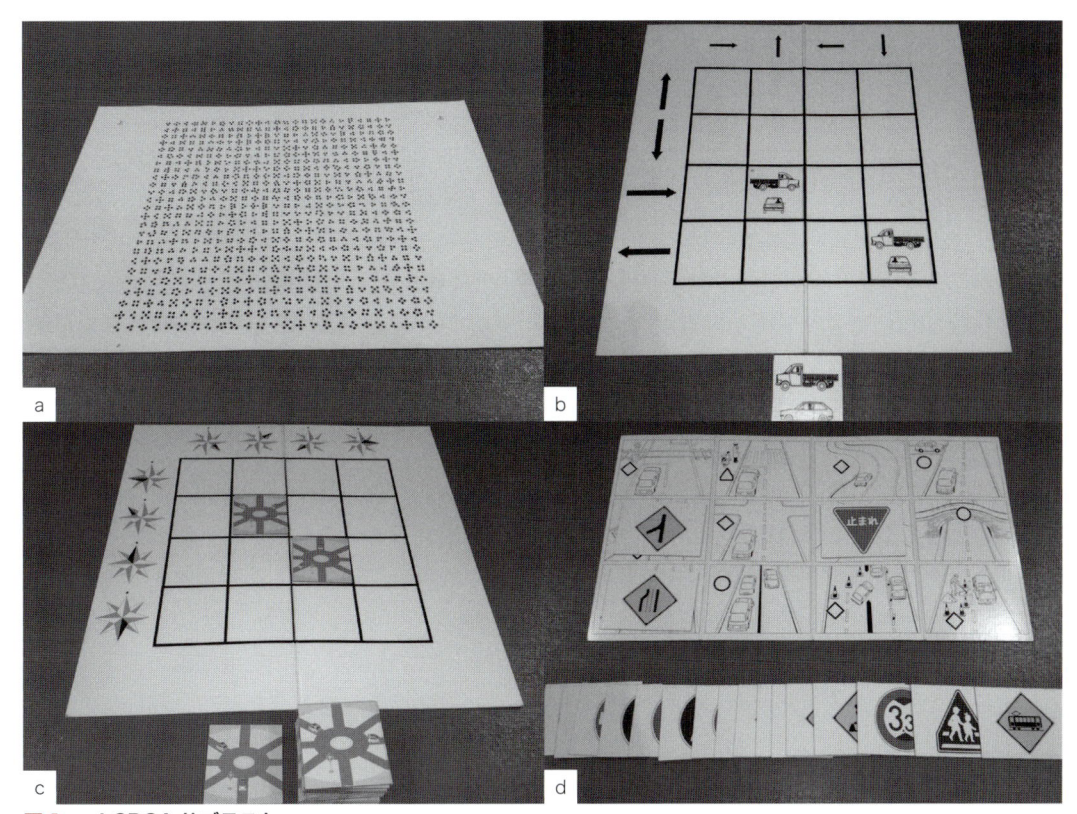

図1　J-SDSA サブテスト
a：ドット抹消，　b：方向スクエアマトリックス，　c：コンパススクエアマトリックス，　d：道路標識

I
II
III
IV
V
VI
VII

運転技能の評価

1-2 | 方向スクエアマトリックス

　方向スクエアマトリックス（SMD）はトラック / 乗用車カードとマトリックスボードより構成される．カードにはトラックまたは普通車が描かれ，それぞれ前後左右いずれかに進行している．マトリックスボードには4×4の格子と上段に細い矢印，左側に太い矢印が描かれている．細い矢印は普通車，太い矢印はトラックの進行方向に対応している．被験者は手元のカードの普通車・トラックの進行方向と上段・左側の矢印が合致する格子にカードを配置するよう求められる（**図1-b**）．この検査では空間能力，視覚性記憶を測ることが報告されている．

1-3 | コンパススクエアマトリックス

　コンパススクエアマトリックス（SMC）は SMD の高難易度版であり，同じくマトリックスボードとロータリーカードより構成される（**図1-c**）．SMD より難易度が高い点として，SMC では車両の進行方向が8方向に増えた点と正答以外のダミーカードが追加された点が挙げられる．SMC は空間能力，視覚性記憶と主に遂行機能を測る検査であることが明らかにされている．

1-4 | 道路標識

　道路標識は道路状況ボードと道路標識カードより構成される（**図1-d**）．道路状況ボードには工事中の道路や一方通行などのイラストが描かれており，制限時間内にイラストに対応した道路標識カードを配置するよう求められる．道路標識は視空間能力と遂行機能の検査でもあることが明らかになっている．

　4検査の結果を運転可と運転不可の2つの

予測式に当てはめて計算を行い，計算結果が高い方の予測を採用とする．

② J-SDSA を用いる際の注意点

2-1 | 再検査期間

特に回復期病棟で運転支援を行う場合，症状が回復過程にあることから，複数回にわたって運転技能予測を行う場合がある．このような場合，検査に対する学習効果の影響を考慮した検査期間を設ける必要があり，SDSAの検査 - 再検査期間について検討が行われている[1]．

脳卒中患者 36 名に SDSA 実施後，平均42.4 日後に再検査を行った結果，ドット抹消所要時間と誤り数，道路標識において統計上有意に成績が改善し，学習効果の可能性が考えられた．その他のサブテストでは有意な変化は見られなかった．このため SDSA の再検査を行う場合には学習効果の生じている可能性を考慮することが必要と考えられる．原著者らは再検査を行う場合には 3-4 か月の期間を空けて用いると述べている[5]．

2-2 | 的中率

SDSA の的中率に関していくつかの報告がある．原著者らは，27 名の脳卒中患者にSDSA を用いた結果，実車評価結果に対する的中率は 81.5 ％であったと報告している[6]．その後，スウェーデン版を用いた Lundbergら[7] は 97 名の対象者に対して英国版の予測式を用いた場合，的中率は 68 ％であったとし，北欧版の予測式を作成した結果では 76％としている．また，オーストラリア版を用いた George ら[8] の報告では 43 名の脳卒中患者に対する的中率は 77 ％であったという．これら先行研究をまとめると，脳卒中患者 205 名に対して予測が的中した者は 151名であり，的中率は 73.6 ％であった．

③ SDSA のエビデンス

Devos ら[9] は，運転技能予測に有効な神経心理学的検査を明らかにするため，運転技能と神経心理学的検査の関連についてメタ分析を行っている．2010 年までに行われた3264 研究より実車評価を実施しているなどの基準を満たした 27 研究の結果を統合した結果，TMT-B と共に SMC，道路標識が運転技能予測に有効である可能性を報告している．

加藤ら[10] は 2015 年までの和文・英文の研究に関してメタ分析を行っている．この研究では実車評価による運転可群・不可群間で有意差の見られた検査に対して効果量（d）を検出している．効果量は運転可群・不可群間の差の大きさを表す指標で，高いほど運転技能予測に有効であると考えられ，目安として 0.8 以上で差が大きいとされている．結果から SMD（d=1.12），道路標識（d=1.15）にて 0.8 以上の効果量が見られ，運転技能予測に有効である可能性が示された．また，SDSA の総合判定では，5 研究 257 名の実車評価結果への予測精度を統合し，統合オッズ比 5.87 という結果を報告している．

④ J-SDSA の予測精度に関する予備研究

J-SDSA の予測精度について多施設共同研究による検討が行われている．この研究では北海道，関東，北陸，山陽，九州地方に所在する 7 施設にて実車評価を行った脳卒中患者を対象に，実車結果と J-SDSA 予測の比較が行われた．途中経過の報告において，72名の対象者に対し，J-SDSA 予測が的中した者は 54 名であり，予測精度 75 ％，陽性予測値 56.2 ％，陰性予測値 80.3 ％という結果であった[11]．この結果は先行研究の予測精度と近い値であり，J-SDSA のスクリーニ

表1　SDSA の的中率

原著者（出版年）	疾患	対象者数	予測式・追加検査	実車結果（人）		的中率（%）	感度（%）	特異度（%）
				可	不可			
Nouri（1993）[6]	脳卒中	27	原著版予測式	8	19	82	84	75
Lundberg（2003）[7]	脳卒中	97	原著版予測式	64	33	67	70	67
			北欧版予測式			76	74	77
Akinwuntan（2005）[15]	脳卒中	38	原著版予測式	9	29	79	89	78
George（2010）[8]	脳卒中	43	原著版予測式	36	7	77	71	78
Radford（2004）[12]	TBI	52	AMIPB Stroop	38	14	87	64	95
Lincoln（2008）[13]	MS	34	Design Learning AMIPB	21	13	88	85	90
Akinwuntan（2013）[14]	MS	44	Stroop UFOV	34	10	91	70	97

SDSA 予測と実車評価結果の比較を行った先行研究の的中率を記す．Lundberg らの研究では原著版予測式と北欧版予測式両者の的中率を記した．
MS：多発性硬化症，TBI：頭部外傷，AMIPB：Adult Memory and Information Processing Battery，Stroop：ストループ検査，原著版予測式：式の改変や追加検査が加えられていない SDSA 本来の予測式，UFOV：Useful field of view

ング検査としての有効性を示唆する結果であった．

⑤ 脳卒中以外の神経疾患への予測精度

5-1 | 頭部外傷

　頭部外傷患者に対し，SDSA による予測精度が検討されている[12]．この研究では SDSA サブテストに加えてストループ検査，成人版記憶と情報処理バッテリー（Adult Memory and Information Processing Battery：AMIPB）を加えた予測式を用いることで予測精度が向上することを報告している．通常の SDSA 予測式を用いて頭部外傷患者 52 名に対する予測と実車評価結果との比較を行ったところ，的中率 71.2 %，感度 35.7 %，特異度 84.2 %であったが，ストループ検査，AMIPB を加えることで，的中率 86.5 %，感度 64 %，特異度 94.7 %へ向上した．ストループ検査と AMIPB はそれぞれ情報処理速度と注意の切り替えを測るとされていることから，頭部外傷者の運転技能予測に関してはこれらの認知機能の評価が重要である

可能性が示唆された．

5-2 | 多発性硬化症

　多発性硬化症に対する SDSA の予測精度について 2 つの研究が報告されている．Lincoln ら[13] は，実車評価を行った 34 名の多発性硬化症患者に対して SDSA に Design learning, AMIPB を加えた予測式を開発し，予測精度は的中率 88.2 %，感度 90 %，特異度 90 %であったと報告している．続いて Akinwuntan ら[14] は，44 名の多発性硬化症患者に対し改変した予測式を用いた検討を行い，的中率 91 %，感度 70 %，特異度 97 %であったと報告している．

　このように脳卒中以外の疾患に対する SDSA の的中率も検討されている．これらの研究で報告された予測式は，研究に含まれた対象者グループをもとに作成されたものである．このため今後別の対象者グループにおいても同様の予測精度が得られるか検討が必要である．表1[6-8, 12-15] に各疾患における SDSA の的中率を記す．

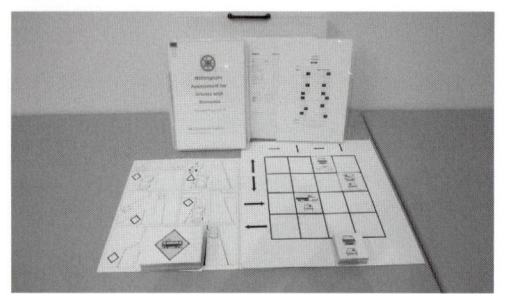

図2 開発中の日本版 Nottingham Assessment for Drivers with Dementia

⑥ SDSA 以外のバッテリー

SDSA 以外にも運転技能予測に特化した検査バッテリーが開発されている．代表的なものを紹介する．

6-1 | Nottingham Assessment for Drivers with Dementia（NADD）

NADD は認知症の運転技能予測のために作成されたバッテリーであり，6 つのサブテストより構成されている[16]．このうち 3 検査は SDSA のドット抹消，SMD，道路標識である．これらに加えて，サルフォード物体認識検査(Salford Objective Recognition Test：SORT)，AMIPB，そしてストループ検査ビクトリア版が追加されている．追加された 3 検査が主に測定する認知機能は，SORT が視覚性短期記憶（即時・遅延），AMIPB が情報処理速度，ストループ検査が注意の切り替えなどである．SDSA 同様に予測式が用いられ，運転可または不可で表される．認知症患者 102 名の実車評価結果を基準として予測精度を検討した結果，的中率は 79 ％，感度 30 ％，特異度 94 ％であったと報告されている．感度より特異度が高いことから NADD は運転時に危険性のある者の検出より，安全運転が可能な者の検出に優れていると考えられる．現在，国内での使用に向けて著者の許可を得て日本版を開発中である（図2）．

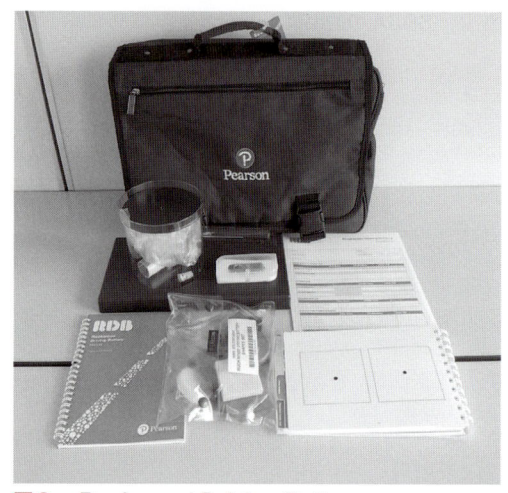

図3 Rookwood Driving Battery

6-2 | Rookwood Driving Battery（RDB）

RDB は脳損傷者に対する運転技能予測バッテリーである（図3）．McKenna ら[17] は，脳卒中，頭部外傷，認知症を抱える対象者 223 名の実車評価結果との比較を行い，的中率は 77 ％と報告している．疾患別では頭部外傷患者への的中率が高く，頭部外傷患者 41 名（運転可 36 名，不可 5 名）に対して的中率 100 ％であったと報告している．一方で，脳血管障害と認知症患者に対する的中率はそれぞれ 77 ％と 56 ％であり，疾患によって的中率に差が生じることも報告されている．RDB の構成課題には遂行機能障害症候群の行動評価（BADS）の鍵探し課題などが含まれており，遂行機能，注意，視知覚，失行に関する認知機能が評価される．

⑦ おわりに

以上，SDSA を中心に運転技能予測に特化した検査バッテリーについて述べた．これらのバッテリーの特徴は，サブテストを組み合わせることで運転技能に関連する複数の認知機能をスクリーニング可能な点が挙げられる．結果の解釈にあたっては，予測が運転可

または不可で表されることから，的中率，感度，特異度などの数値を理解した上で用いることが重要である（**図4**）．また，他の検査同様，バッテリーを用いた評価もあくまでスクリーニング検査であり，視機能や運動機能に対する評価や実車評価など，他の検査結果を組み合わせて総合的に判断を行う必要がある点に注意が必要である．

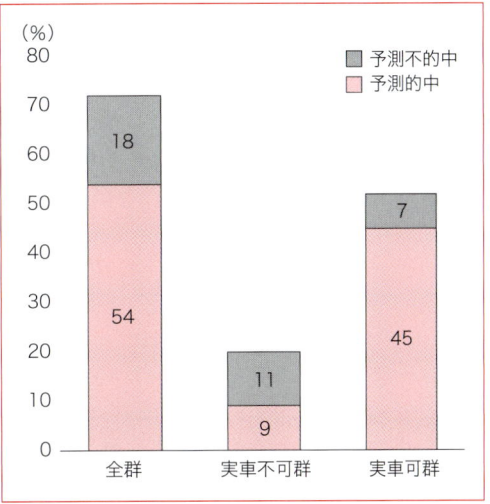

図4　感度・特異度のイメージ（J-SDSA）

全体の的中率とは別に，運転可群または不可群ごとの的中率の指標として感度・特異度を用いる．感度・特異度は運転可群・不可群ごとに予測が的中した人数の割合から求められる．この図では感度45％，特異度87％であり，運転可能な者を判別しやすいことがうかがえる．

【文献】

1) Lincoln NB, et al: Reliability of the Stroke Drivers Screening Assessment. Clinical Rehabilitation 8: 157-160, 1994.
2) Nouri FM, et al: Cognitive ability and driving after stroke. Int Disabil Stud. 9: 110-115, 1987.
3) Nouri FM, et al: Validation of a cognitive assessment: predicting driving performance after stroke. Clinical Rehabilitation 6: 275-281, 1992.
4) Radford KA, et al: Validation of the stroke drivers screening assessment for people with traumatic brain injury. Brain Inj 18: 775-786, 2004.
5) 三村將ほか・監訳，加藤貴志ほか・訳：SDSA 脳卒中ドライバーのスクリーニング評価 日本版 検査マニュアル．新興医学出版社，東京，2015.
6) Nouri FM, et al: Predicting driving performance after stroke. BMJ 307: 482-483, 1993.
7) Lundberg C, et al: The assessment of fitness to drive after a stroke: the Nordic Stroke Driver Screening Assessment. Scand J Psychol 44: 23-30, 2003.
8) George S, et al: Establishing criterion validity of the Useful Field of View assessment and Stroke Drivers' Screening Assessment: comparison to the result of on-road assessment. Am J Occup Ther 64: 114-122, 2010.
9) Devos H, et al: Screening for fitness to drive after stroke: a systematic review and meta-analysis. Neurology 76: 747-756, 2011.
10) 加藤貴志ほか：脳損傷者の実車運転技能に関連する神経心理学的検査について―システマティックレビューとメタ分析．総合リハビリテーション 44: 1087-1095, 2016.
11) 加藤貴志：SDSA 脳卒中ドライバーのスクリーニング評価―日本版 使用の実際．Modern Physician 37: 107-110, 2017.
12) Radford KA, et al: Validation of the stroke drivers screening assessment for people with traumatic brain injury. Brain Inj 18: 775-786, 2004.
13) Lincoln NB, et al: Cognitive abilities as predictors of safety to drive in people with multiple sclerosis. Multiple Sclerosis 14: 123-138, 2008.
14) Akinwuntan AE, et al: Predictors of driving in individuals with relapsing-remitting multiple sclerosis. Mult Scler 19: 344-350, 2013.
15) Akinwuntan AE, et al: The validity of a road test after stroke. Arch Phys Med Rehabil 86: 421-426, 2005.
16) Lincoln NB, et al: A shortened version of the Dementia Drivers' Screening Assessment. International Journal of Therapy and Rehabilitation 21: 268-273, 2014.
17) McKenna P, et al: Fitness to drive following cerebral pathology: the Rookwood Driving Battery as a tool for predicting on-road driving performance. J Neuropsychol 1 (Pt 1): 85-100, 2007.

7 停止した車での評価

岩佐 英志

一般的に実施されている脳卒中患者に対する運転再開に向けたリハビリテーションでは，回復期にある段階で，総合的判断の下，対象者が納得してリハビリテーションプログラムを実施することが重要である．しかし，実車評価となれば教習所や運転免許センターとの連携が大きな課題となることから，体験を通じた理解が進まないのが現状である．本稿では，病院や施設内でも確認ができることを目的として，停止した車両を用いた評価方法を紹介する．なお，この評価は本田技研工業株式会社の技術協力の下，四国を中心とした運転再開に向けたリハビリテーションを行っている病院および施設のスタッフから成る四国運転リハプロジェクト（以下，四国プロジェクト）で考案したものである．

① 停止車両評価とは

1-1 停止車両評価で事前にすべきこと

停止車両評価を実施するにあたり，院内での事前説明により関係スタッフの理解を得る必要がある．本評価の意義や方法を説明し，体験させることで，チーム内の共通理解と意思統一を図ることが重要となる．また，それぞれの病院や施設に応じた実施マニュアルも作成しておくことが望ましい．実施手順を明記し，実施場所や使用する車両，対応するス

タッフ，リスク管理，急変時の対応などを検討しておく．この停止車両評価では，ハンドル操作やブレーキ操作，ウィンカーなどの各種スイッチ操作において，一時的にエンジンを始動することがある．そのため，基本的には主検者は助手席にて指示および評価を行うこと，また助手として1名が車外で観察や時間計測，評価ツールの操作などを行う2名体制が望ましい．

停止車両評価では，視覚情報の把握はもとより前方注視や注意の持続，車両感覚や距離感覚をはじめとする運転に必要とされる認知機能が総合的に評価できる．また，自力での乗降，運転姿勢，姿勢保持，操作能力やそれに伴う協調動作などを評価することができる．しかし，速度感覚は測定困難な項目であり，走行状態にある実車評価でしか評価することはできない．

評価を進めるに際し，家族の見学も運転再開についての判断を共有するためには重要なポイントとなる．

1-2 停止車両評価スケールの製作

停止車両評価を実施するために評価スケールの製作が必要となる．車両感覚の測定には，車両角を中心として外側方向と内側方向の2つの数値が必要であるため，スケールは互いに向き合う形で「プラス」「マイナス」表記をする．また，評価するための目安棒が必要となる．①ホームセンターなどで入手可

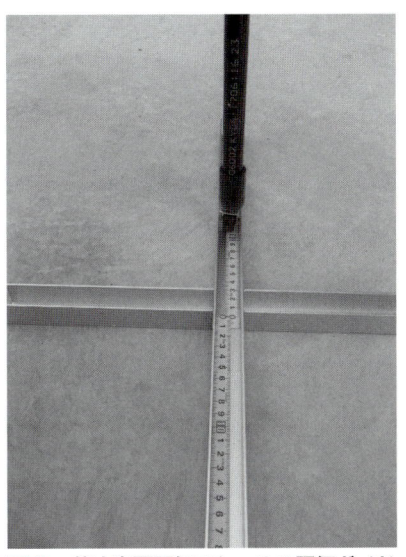

図1　停止車両評価スケールの評価ガイド
目安棒を止めた位置が車両感覚となる．

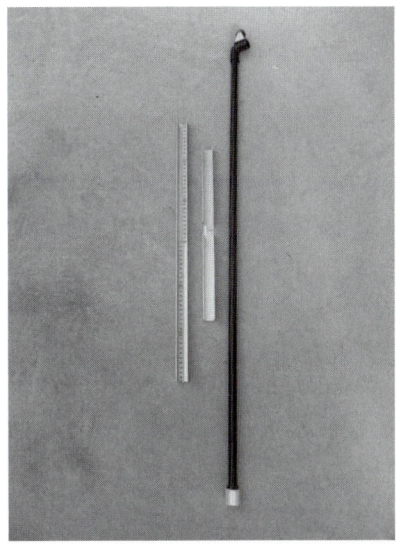

図2　停止車両評価スケールの目安棒と評価ガイド
評価ガイドを重ね合わせた中に目安棒が入る構造であり，持ち運びやすさを考慮した．

能であること，②作業療法室などで製作可能なものであることの2つの条件を考え，四国プロジェクトで製作した評価スケールを紹介する．

　製作する評価スケールは2つの部品から成る．車両感覚の評価に必要な数値を測定する「評価ガイド」と，計測にあたって位置を示す「目安棒」である（**図1，2**）．この評価スケールの作成に必要なものは，①アルミチャンネル（コの字）角型90cm×1個，②スチールスケール1m×2個，③塩ビパイプ（外径18mm）とソケット1個，④ローラーキャスター1個，⑤反射シール1枚である．なお，①と②は評価ガイドに，③-⑤は目安棒に必要である．

■製作手順
①アルミチャンネルを30cmと60cmに金鋸で分割する．
②アルミチャンネルは短辺の重なり合う部分を切断する．
③スチールスケールを30cmに裁断し，両面テープでアルミチャンネル内側に0cm合わせで貼り付ける．

④塩ビパイプにL型ソケットを専用接着剤で接着する．
⑤L型ソケットにローラーキャスターをネジ止めする
⑥塩ビパイプ上端に反射テープを接着する．

　なお，製作にあたっては金鋸，塩ビパイプ用の接着剤，電動ドリルなどが必要となるので，あらかじめ準備しておく．

❷ 停止車両評価の手順

2-1 ｜停止車両評価の構成

　身体機能評価の項目は，①自力での乗降，②各種操作から成り，ドアの開閉やハンドル操作，アクセルとブレーキ操作などが含まれている．高次脳機能評価の項目として，①前方注視，②視野，③各種感覚（車両感覚，方向感覚，位置感覚，距離感覚）があり，それぞれの項目における尺度は「可，困難，否」としている．なお，車両感覚は目安値を参考に判断する．

2-2 | 開錠から乗降

まずは，車両の外から①「ドアロックを開錠する動作」を確認する．キーレスエントリーシステムなどにより大きく開錠方法が異なるので，本人が使用する車両の開錠方法についてはあらかじめ確認しておくとよい．

次に，②「ドアを開ける動作」であるが，この動作は車種によりドアノブの形状が異なり，フラップタイプであるか，バータイプであるかによって握り方が異なる．右ハンドル車でドアを開ける際には，脳卒中などの運動麻痺により右手もしくは左手のどちらで行うかを確認し，特に左手の場合はドア中央部に身体が位置するため，ドアとの干渉に注意を払い，安定した動作となるか確認する．

③「乗車動作（運転席への移乗）」では，運転席の高さは下肢・体幹の安定性に大きく関連するため，動作手順と着座位置の確認が必要である．

④「ドアを閉める動作」では，麻痺などがある場合のリーチ範囲の確認が重要である．

⑤「ウィンドウ開閉の操作」と⑥「ドアロック閉錠と開錠の操作（オートロックの場合は省略）」では，スムーズな操作性を確認する．

⑦「ドアを開ける動作」では，周囲の安全確認をしてからドアを開けられるかなどの確認を行う．

⑧「降車の動作」では，後傾している運転席からの降車姿勢の安定性を確認する．

⑨「ドアロック閉錠」では，開錠と同様となる．

2-3 | 運転姿勢の保持

運転するためには，適切な運転姿勢を保持することは基本的なことであるにもかかわらず，個人差が大きい．シート位置は着座時にまず確認することとなり，背部をしっかりシートバックにつけてハンドルの12時の位置を右手（左手）で握り，肩が浮かない位置に調整する．また，視野の調整やティルト機構のあるハンドルの調整も併せて行う．

■適切な運転姿勢

①腰部：シートに深く座り隙間を空けない．

②足部：ブレーキペダルを右足で踏み込んだ際は，膝が軽度屈曲位になる位置に調整する（適切な踏み込み位置を見るには真空倍動装置を作動させるためエンジンを始動する必要がある）．

③背部：両手でハンドル上部を握り，肘が軽度屈曲位になるようシートバックの角度を合わせる．

④頭部：耳の中心とヘッドレストの中心の高さが合うようにする．

⑤シートベルト：腰ベルトを腰骨のできるだけ低い位置にかける．肩ベルトはねじれやたるみがないかを確認する．

2-4 | 各種操作スイッチの確認

安全な運転のため，運転時に必要な各種操作スイッチの操作確認を行う．車種によって左右位置や操作方法が異なるが，一連の流れのスムーズさや記憶の把持などが評価可能となる．

なお，この動作確認のためには，パーキング状態でエンジンを始動させる必要がある．

①ヘッドライトの操作：車種によって左右位置や操作方法が異なり，ロービームとハイビームの切り換え操作などを確認する．

②ワイパーおよびウィンカーの操作：左右の指示に従い操作可能か確認する．

③ハザードおよびホーンの操作：実際にはホーンを鳴らさないようにあらかじめ指示する．

④シフトレバーおよびサイドブレーキの操作：シフトレバーの操作においては，安全のため，必ずエンジンを停止した状態で実施する．

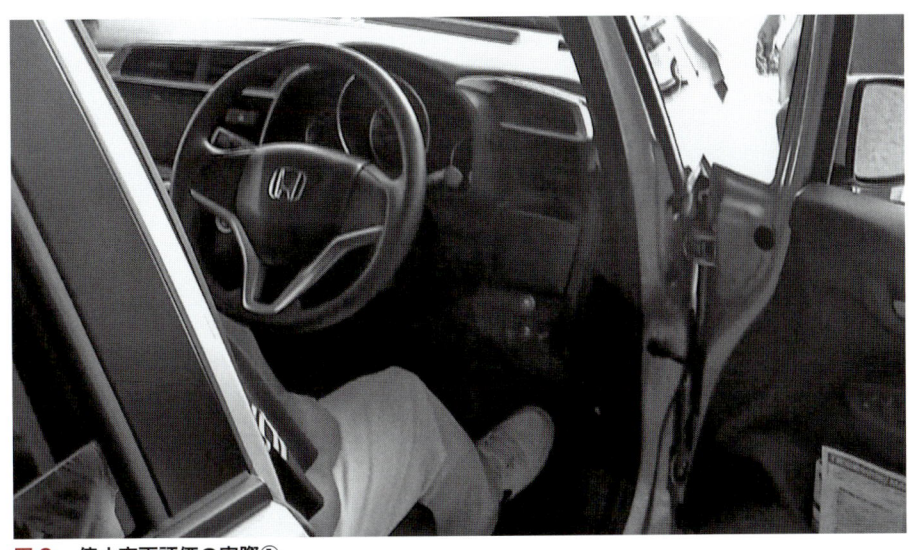

図3　停止車両評価の実際①
アクセルとブレーキ操作の評価場面であり，力の調整や踏み替え速度などを評価する.

2-5 | アクセルとブレーキ，ハンドル操作の確認

　停止車両評価の中で最も慎重に行うべきアクセルとブレーキ操作，およびハンドル操作であるが，まずはエンジンを始動させなければならない．評価者2名は助手席と車外に位置し，アクセルとブレーキの踏み替え時間およびハンドルの据え切り時間を測定する．まずは，ブレーキを最大に踏み込むことができるかを確認する．次に，ゆっくりとした調整が可能であるかを確認し，一定時間持続的に踏み続けることができるかも評価する．アクセルからブレーキへの踏み替え時間の目安は0.6秒程度としており，右麻痺の場合は改造の必要性なども検討しなければならない．ハンドル操作の据え切りには，ハンドル回旋角度は中心位置から左右とも1と3/4回，左右往復は3と1/2回転が必要である．左右いずれかに最大に切り込んだ状態から反対方向へ戻すために必要な標準的時間は5秒以内としている（**図3**）.

2-6 | 前方注視力と視野の確認

　前方注視および視野の確認をするにあたり，各種ミラーの調整から行う．まず，サイドミラーは左右ともサイドミラー枠の内側1/3に車体が映ること，同じく上下1/2に空が映るように調整する．

　なお，ルームミラーは真後ろの景色が中央に映るよう調整するとよい．この後，車外から指示を行うため前ドア左右ウィンドウを全開するように指示をする．

　開始にあたっては，①前方の注視ポイントを決め，三角コーンなど目印となるものを前方に置く．このとき，視点の固定や注意の持続ができているかを前方から確認する．この決められた目印を見ながら②左右の視野確認を行う．方法として，前方注視ポイントを見続け，後輪から前方向へと検査者が前進していく．検査者が見えた位置で手を上げてもらい，地面に目印（ペンでもよい）を置き，左右とも2-3回実施して視野角を測定する．視野角は150度以上あるかを確認することとしているが，半盲や半側空間無視がある場合は，気づきを促すために数回実施すること

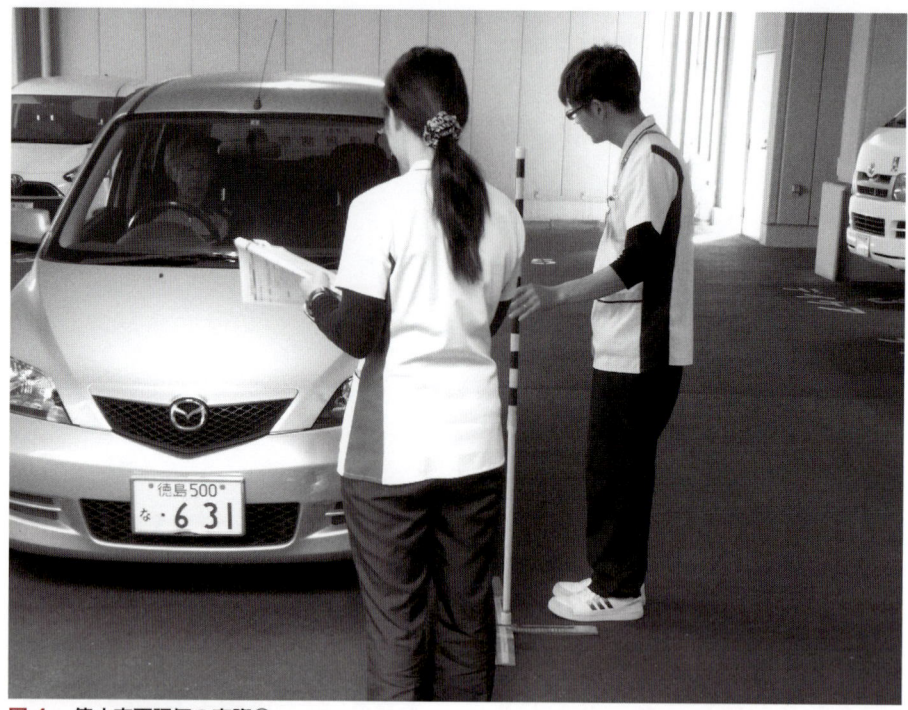

図4　停止車両評価の実際②
左前方よりの車両感覚の評価場面である.

もある. 車種によって異なるが, ③サイドミラーを用いた死角の確認では, ミラーで目視した目安棒が見えなくなったポイントに印を付ける. 左右それぞれ2-3回実施する.

2-7 **車両・方向・距離・位置感覚の確認**

　車両感覚を評価する中で, 方向や距離の確認, 現在の位置的理解などを総合的に評価する. この評価には専用の停止車両評価スケールを用いる. まず, 車両感覚を評価するにあたり, ①運転席に座った状態で車両の四隅の見え方を確認する. 次に, ②停止車両評価スケールを用いて右前方より車両端をあらかじめ示した後, 目安棒を遠ざけ車両端に重なった位置を手上げで示す. 右前側方からも同じ手順で行い, 前方の各方向それぞれ2回ずつ実施する. ③後方の車両感覚においては運転席よりミラーで確認して答えさせるようにしており, 直接目視しないことで, 日頃の車

庫入れなどの工程と異なる部分があることを説明しておく. 車両後方の確認は右後方より開始し, 右後側方, 左後方, 左後側方へと順に進め, 各2回ずつ実施する (図4, 5).

③ まとめ

　今回, 紹介した停止車両評価は, ドライビングシミュレーターが導入されていない病院や施設においても既存の資源を活用してより実践的で体験を通じた評価となる. 評価の手順は実際にレクチャーを受けて実践することが望ましいが, 身体機能検査や高次脳機能検査と合わせて運転再開に向けたリハビリテーションの必須項目として位置付けられることを期待している.

【文献】
1)　林泰史ほか・監修, 武原格ほか・編集: 脳卒中・脳外傷者のための自動車運転, 三輪書店, 東京,

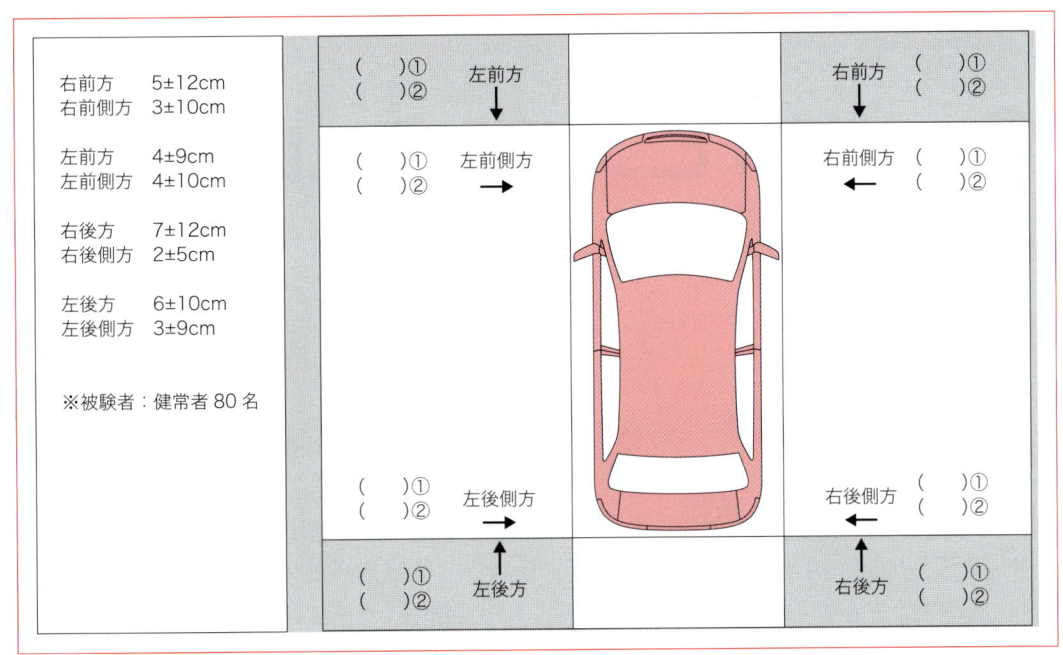

右前方　　5±12cm
右前側方　3±10cm

左前方　　4±9cm
左前側方　4±10cm

右後方　　7±12cm
右後側方　2±5cm

左後方　　6±10cm
左後側方　3±9cm

※被験者：健常者80名

図5　停止車両評価の目安値

車両感覚の右前方・右前側方・左前方・左前側方などの目安値として健常者80名の数値（±標準偏差）を示す．

2013.

2) Schultheis MT ほか・編著，三村將・監訳：医療従事者のための自動車運転評価の手引き，新興医学出版社，東京，2011.

3) 蜂須賀研二ほか・編著：高次脳機能障害者の自動車運転再開とリハビリテーション3，金芳堂，京都，2016.

4) 松原麻子ほか：米国における自動車運転リハビリテーション．作業療法ジャーナル 49: 124-129, 2015．

5) 加納彰ほか：中伊豆リハビリテーションセンターの自動車運転支援の実践について．作業療法ジャーナル 49: 111-116, 2015.

6) 本田技研工業株式会社安全運転普及本部：Honda セーフティトライビングガイド．

8 ドライビングシミュレーターでの評価

外川 佑

❶ ドライビングシミュレーターに備わる評価機能と種類

ドライビングシミュレーターは仮想環境上で運転できることから，衝突などによる衝撃のリスクなく反復して運転技能の評価を実施できる利点がある．ドライビングシミュレーターに実装されている評価としては，刺激提示からアクセル・ブレーキ操作までの反応時間や道路などに対するハンドル操作の正確さを計測する基本操作面の評価，実車運転のように他車両や道路環境へ配慮しながら適宜安全を確保するように仮想環境上の市街地コースを走行する評価に大別される．

基本操作面の検査では，対象者の眼前の画面に信号などの刺激が提示された後すぐにアクセルを離してブレーキを踏むもしくはアクセルを離すまでの反応時間を計測する単純反応時間，ランダムに提示された 3 つの刺激の種類を識別してアクセルを離す，ブレーキを踏む，アクセルを踏んだままなどの各種操作の反応時間を計測する選択反応時間を知ることができる．また，ハンドル操作の検査は各メーカーの機種によって検査方法に差異があるが，仮想空間上の道路を走行中に，道路からはみ出さずに走行する課題（三菱プレシジョン製，日立ケーイーシステムズ製），左右の障害物を回避して走行する課題（新潟通信機製），提示された 2 つのコーンの中央を適切な進入角度で通過する課題（本田技研工業製）のように定量化して計測できるものがある．

仮想環境上の市街地コースを走行する評価では，市街地や郊外の道路を走行中に他車両の飛び出しなど様々な危険イベントが発生する．走行中のデータは，事故回数，走行中の速度超過のデータ，右左折時の速度データ，急ブレーキや不適切な一時停止の回数などが数値データとして出力される．また，走行終了後には，自身の運転車両の様子を後方の第三者的視点で見るリプレイ機能を有するものも存在する．

現時点で，日本国内において販売されているドライビングシミュレーターには，大きく分けて 3 つの形式が存在する．一つ目のドライビングシミュレーターは，単純反応検査・選択反応検査，ハンドル操作検査，複合課題検査など基本操作面の評価に特化し，警察庁方式 CRT 運転適性検査に準拠した運転適性検査器と呼ばれるものである．運転適性検査器は，2017 年 3 月の道路交通法改正に至るまで高齢者講習での使用が義務付けられていたものであり，改正前に高齢者講習を実施していた自動車学校であれば，ほとんどが所有していると推察される．そのため，自動車学校と連携して自動車運転評価を実施している場合には，評価への有効活用が可能な資源となり得る．2 つ目のドライビングシミュレーターは，実車運転に近づけた仮想環境上での市街地コースなどが実装されているもの

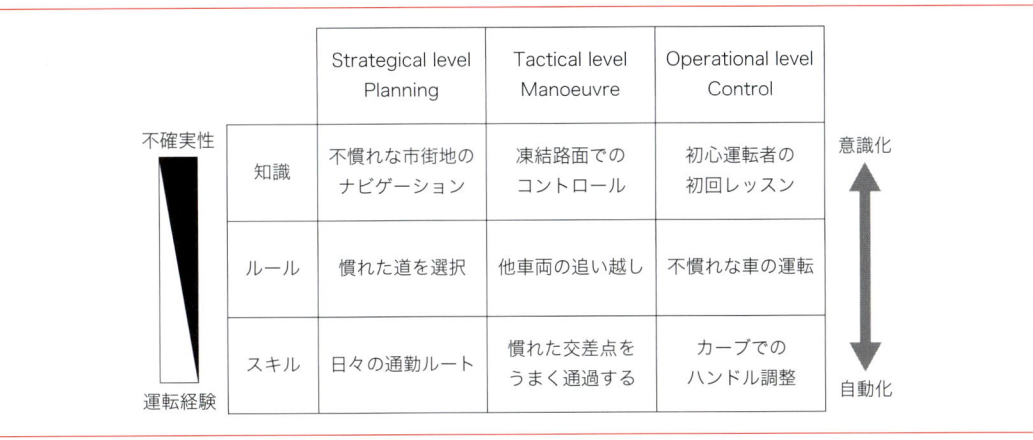

		Strategical level Planning	Tactical level Manoeuvre	Operational level Control
不確実性	知識	不慣れな市街地の ナビゲーション	凍結路面での コントロール	初心運転者の 初回レッスン
	ルール	慣れた道を選択	他車両の追い越し	不慣れな車の運転
運転経験	スキル	日々の通勤ルート	慣れた交差点を うまく通過する	カーブでの ハンドル調整

意識化 ↕ 自動化

図1　Rasmussen と Michon の統合モデル

である．これは，主に工学系の研究目的で使用されることが多いため，作業療法士などの医療スタッフの目に触れる機会は少ない．3つ目のドライビングシミュレーターは，適性検査器と市街地コースの両方の機能を有するものであり，近年，病院などを中心に全国的に普及してきている本田技研工業製のセーフティナビなどがこれに当たる．また，これらのほかにも，高次脳機能障害を有するドライバーの運転再開可否の診断の支援に特化した竹井機器社製の簡易自動車運転シミュレーター（Simple driving simulator: SiDS）も存在し，実車評価を実施すべきかどうかの判断指標として用いられている[1]．

2　運転行動モデルから見たドライビングシミュレーターの位置付けと評価のポイント

2-1　ドライビングシミュレーター使用にあたって考慮しておくべき運転行動モデル

　作業療法士の運転支援において，よく目にすることが多い Michon の運転行動モデルでは，運転行動は Strategical level，Tactical level，Operational level の3つの階層に分類されており，上位の運転行動レベルは下位の運転行動レベルに影響することが報告され

ている[2]．また，Rasmussen と Michon の行動モデルを統合させたモデル（**図1**）では，運転経験の増加に伴い，当初は意識化されていた不確実性を伴う運転行動が次第に無意識的に自動化されていくことが示されている[3]．このことから考えると，ドライビングシミュレーターを使用した評価を行うにあたって，対象者の運転操作が注意判断の問題を評価できるほど十分に習熟・自動化されているかを見ておくことが必要であると言える．

2-2　ドライビングシミュレーターを使用した評価の前に注意すべきこと

　前項で述べたように Michon と Rasmussen の統合モデルを考慮すると，ドライビングシミュレーターを使用した評価を行う場合は，対象者のドライビングシミュレーターの操作の習熟度を十分考慮すべきである．特に，高齢の対象者の場合や右片麻痺者で左上下肢で運転操作を行う場合は，ドライビングシミュレーターの操作（ハンドル操作とアクセル操作）に順応し，自動化された操作を獲得するまでに時間を要する．伊藤ら[4]が行った富士河口湖町での高齢者ドライバーを対象にした研究では，教示を繰り返し行っても操作への順応が困難であり，基本操作獲得に特化した7分間の課題を新たに追加実施する必要があった．このことから，操作が

運転技能の評価

十分に順応・自動化していない状況で反応検査など各種検査を実施すると，操作系の習熟の問題と認知判断系のミスの問題が混在し，検査の信頼性・妥当性の欠如につながる．したがって，ドライビングシミュレーターを用いた評価を行う際には，事前に十分な運転操作面の習熟を図ること（順応と自動化）が望ましい．

失語症の症例など聴覚的理解度が低い対象者の場合は，ドライビングシミュレーターの音声指示・教示を理解できないこともあるため，評価を実施する際には，対象者の指示理解の程度を確認した上で，評価者が実例を示しながら指示・教示を行う必要がある．

また，ドライビングシミュレーターの使用上の注意点として，シミュレーター酔い（Simulator sickness）の問題がある．特にワイド画面などの環境や過去に乗り物酔いの経験がある者ほどリスクが高いことが報告されており，対処方法として，施行時間を短縮すること，十分な空調を確保すること，対象者とモニター間のスペースを十分に空けること，酔った場合はすぐに使用を中止することが推奨されている[5]．

2-3 ドライビングシミュレーターで評価できる Operational level の運転行動

運転行動モデルにおける Operational level の行動は，走行中のアクセル・ブレーキ・ステアリング操作など自動的かつ数ミリ秒単位の無意識下で行われる反射的な操作が関連する．これは前述の運転適性検査器の機能を有するドライビングシミュレーターで評価できる項目であり，反応時間や反応時間のばらつき，操作の誤りの回数を通じて，疾患や症状による操作面への影響を確認することができる．ほとんどの運転適性検査器は，反応時間などの評価結果が出力され，同世代の結果と比較することができる．反応時間は信号提示などの視覚的な情報に対して認知・判断・操作する反応過程の時間であり，事前に収集・評価した神経心理学的検査などの情報と統合させて，反応時間の遅延が全般性注意障害や運動麻痺，感覚障害などのどの構成要素の障害に影響されているかを推察・判断することができる．

単純反応時間については，健常者でも加齢により反応時間の遅延，年齢層内での個人差や個人内のばらつきなど多少の差異が見られる．また，選択反応についても反応時間の遅延や誤反応数の増加が見られるケースが存在することが報告されている[6]．そして，脳卒中患者では健常者よりも単純反応時間の遅延が見られるが，反復試行により遅延が改善することが報告されている[7]．この反復試行による改善は，訓練による向上効果の可能性があることを意味している．また，反応時間については，検査施行の前半部分よりも後半部分の反応時間が遅延する注意の維持が困難なケース，赤・黄・青の個々の信号に応じた反応を誤ってしまうなど保続や短期記憶に問題があるケースが存在する．一方で，反応時間の遅延があるという理由で，必ずしも運転再開が困難となるわけではない．反応の遅れを十分にカバーできる速度での運転を心がけるなどの戦略（Strategical level の行動），いわゆる補償行動によって代償できる可能性もある．

2-4 ドライビングシミュレーターで評価できる Tactical level の運転行動

Tactical level の運転行動は，先行車両を追い越す前に車線変更するなどの一連の行動を示し，数秒単位で行動が完結する．これは，仮想環境上の市街地コースの走行評価・観察から見ることができる．市街地を走行するドライビングシミュレーターは，静的な机上の神経心理学的検査とは異なり，常に状況が変化する中で複数情報を同時処理することが求められる複雑かつ動的な場面設定となる．そ

のため，WAIS-Ⅲなどにおける処理速度やワーキングメモリーの群指数が低下している症例の場合は，認知・判断・操作・予測の流れが滞り，市街地コースでの対応が後手に回る可能性がある．また，Tactical level はOperational level との明確な境界がない．ドライビングシミュレーターで評価を行う際には，作業分析を行うように，「どの過程で問題が生じているか？」といった認知・判断・予測・操作の観点からの一連の過程・工程分析を出発点として，「反応の遅れは，対象者が普段運転する環境で致命的なものになりうるか？」「反応時間の遅れはゆっくり運転するなどの補償行動で代償することができるか？」など，対象者が普段運転する環境因子の側面なども含めて多角的に考慮する必要がある．

　Tactical level において，特に注目すべき運転中のシナリオの一つに交差点右折がある．Hird ら[8] が急性期の軽症例の脳卒中患者を対象にした研究では，シミュレーター上での対向車や歩行者が存在する左折場面（カナダは右側通行のため）でのエラー率が健常者に比べ有意に高いことが報告されている．

2-5 **ドライビングシミュレーターで評価できる Strategical level の運転行動**

　Strategical level は，実際に走行する環境と自身の運転能力に鑑みて運転を計画する，あるいは運転をやめるなど，運転を開始する前の数分から数日など長期的なスパンでの判断を下す過程となる．この Strategical levelでの対応には，運転に関する自己認識が関与すると言われており，運転再開不可となった脳損傷者の自己評価は Driving instructor（教習指導員）による評価と比べて過大傾向であったことも報告されている[9]．筆者らは，この研究で使用された運転に関する自己評価と他者評価の Visual Analogue Scale を日本語に翻訳し，ドライビングシミュレータ

ーでの走行後に自己評価させ，作業療法士による他者評価との乖離の程度を確認するようにしている[10]．

　また，対象者自身が自己評価を踏まえて，「今後どのような点に注意して運転するべきか？」など，自身が今後取るべき運転行動様式を確認することも Strategical level の行動を評価することにつながる．対象者がStrategical level の運転行動様式を意識して変化させているかを確認する方法として，一定期間を空けて異なる市街地コースを走行させて再評価する方法がある．運転に関するメタ認知（自己認識，病識）が十分獲得できていない，あるいは安全に運転するための行動変容・行動化ができていない対象者の場合，再評価においても同様の失敗（例えば，スピードの出しすぎで飛び出した車両への反応が遅れるなど）で事故を繰り返すことがある．このように，一度評価したコースとは違うコースを走行した際に汎化が見られるか着目して評価することで，Strategical level の側面を評価することが可能である．

❸ 軽度の半側空間無視の運転の問題にフォーカスを当てたドライビングシミュレーター

3-1 **明らかな半側空間無視症状を検出できない症例の運転時の問題**

　半側空間無視症例については，中等度から重度では自動車運転が禁忌とされている．その一方で，軽度の症例については，机上の行動性無視検査（Behavioral Inattention Test：BIT）などでカットオフ値以上となることが多く，日常生活もおおむね自立しているために，その後の生活範囲拡大や復職も視野に入れて自動車運転再開支援を考慮することが多い．しかしながら，このような軽度の半側空間無視症例は，実車運転において車庫入れの

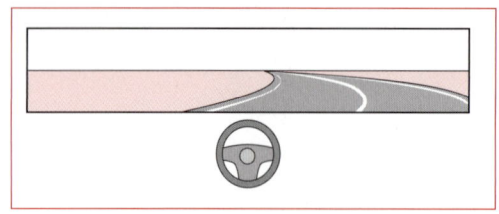

図2 運転操作課題における曲線路課題

失敗や狭路での脱輪など，半側空間無視に関連すると推察される空間認知や空間性注意の問題が観察される．また，中にはメタ認知（病識，運転に関する自己認識）の低下や適正速度への調整（ペーシング）が困難であるなど半側空間無視の関連障害の影響を伺わせるケースも存在する．

3-2 軽度の半側空間無視症例の運転の危険性を事前に把握するためのドライビングシミュレーター

軽度の半側空間無視症例のほとんどに共通して観察される事項として，運転適性検査器におけるハンドル操作検査で車線の左側に大きくはみ出す，左側の障害物を回避できない，コーンの間を左右どちらかに偏位して通過するなど適切な走行位置を保てない問題が挙げられる．これらの空間認知に関する問題は，ドライビングシミュレーターだけでなく，実車運転でも同様に観察されることがある．そこで，筆者は本田技研工業製のセーフティナビをベースにして，軽度の半側空間無視症例の危険運転などの問題を事前に検出できるシステム（運転操作課題ソフト）を開発した．

運転操作課題ソフトは全部で3つのコースから構成されている．すなわち，①曲線路課題：ランダムなカーブの続く道路をはみ出さないように走行する（**図2**），②追尾課題：曲線路課題に加えてブレーキランプの点灯に伴って急停車する先行車と一定の車間距離を維持しながら追突を回避するように走行する（**図3**），③視野課題：曲線路課題に加えて前

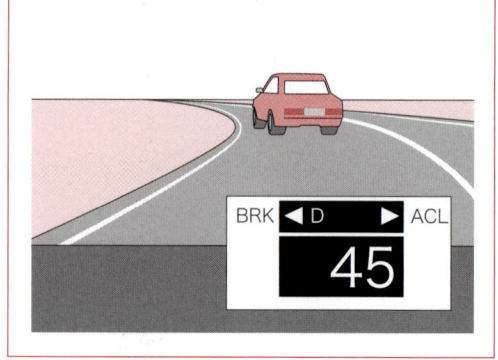

図3 運転操作課題における追尾課題

方に提示された3画面のどこかに信号刺激が表示され，信号の色に応じてできるだけ早くアクセルを離す，ブレーキを踏むなどの反応動作を行う（**図4**）というものである．

上記の運転操作課題をBITがカットオフ値以上となっている軽度半側空間無視が疑われる症例，右半球損傷例（半側空間無視なし），健常例に実施したところ，軽度半側空間無視症例では，全課題で曲線路において明らかな左方向への車線の逸脱が観察された（**図5**）．また，視野課題においては，左画面を中心とした見落としや遅延が見られるタイプ（**図6**）と3画面を全体的に見落とすタイプが存在しており，両タイプどちらにも左方向への明らかな車線の逸脱と課題の後半の反応時間の遅延や見落とし数の増加が観察された．左画面の見落としや遅延のある症例では，ドライビングシミュレーターの市街地コース走行の時点で事故が多発しており，修正をすることができず，運転再開は不可となった．

一方で，3画面を全体的に見落とすタイプは，SiDSで左方向への反応の遅延を認め適正なしと判定され，実車評価では方向転換の際に左後方の脱輪，車庫入れの場面では左側の間隔を空けすぎて右へ寄りすぎてしまう問題が観察された．また，教習指導員からは，左右確認の頻度に左右差がある点を指摘されるなど，実車運転においても危険を疑わせる問題が観察された．3画面を全体的に見落と

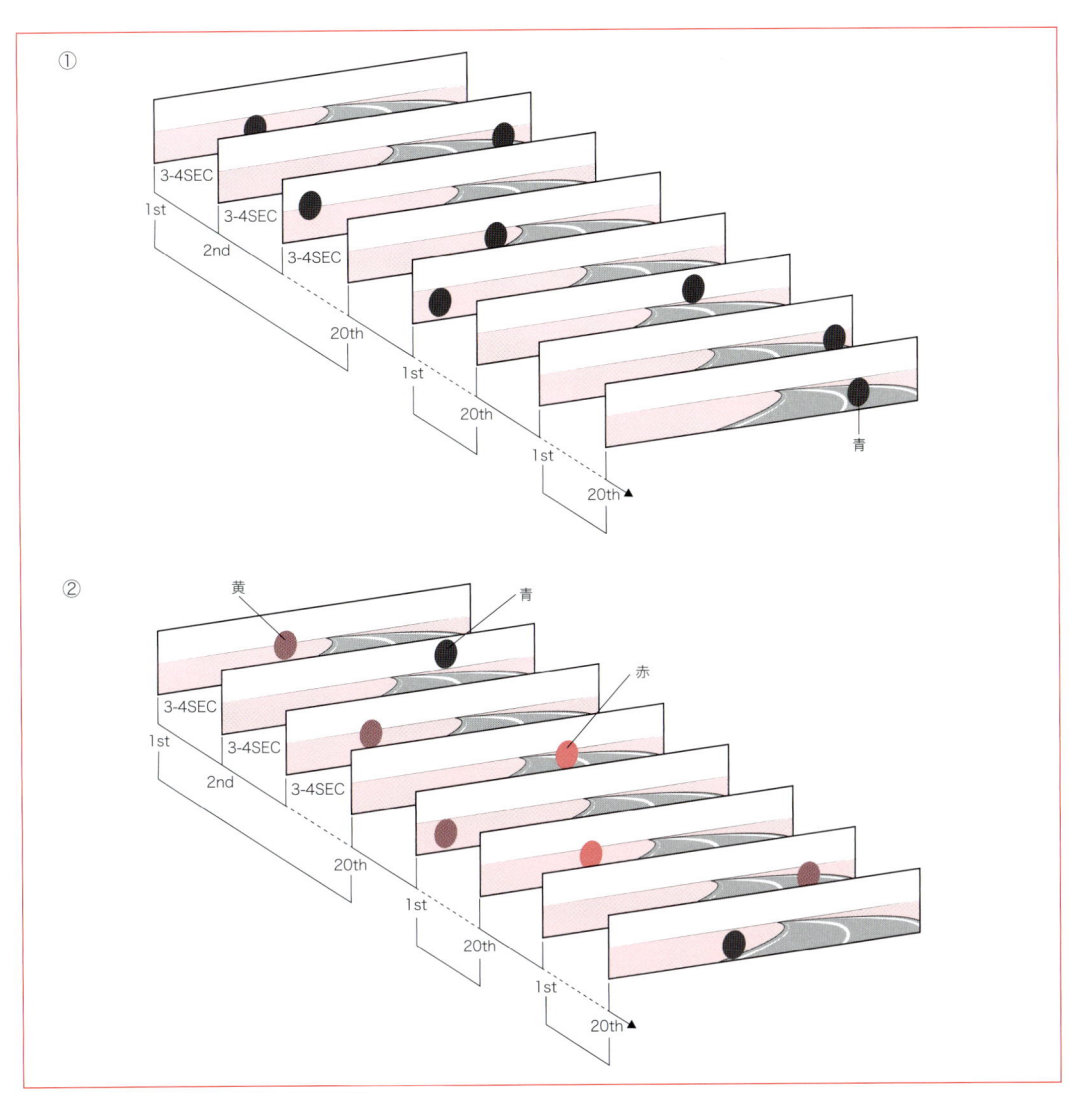

図4　運転操作課題における視野課題

視野課題では，ランダムなカーブを時速40km/hの定速で走行中に，3画面上の20か所のどこかにランダムな順番で信号刺激が提示される．被験者は信号刺激に対して可及的速やかに所定の操作を行う．この課題では信号に対する反応時間およびカーブからの逸脱の程度が計測される．信号刺激は2秒間提示され，各信号刺激の間隔は3-4秒の範囲である．ランダムな20か所への信号刺激を1試行とし，合計4試行反復される．単純反応では青信号のみが提示され，選択反応では青・赤・黄信号が提示される．各信号の色に対する所定の操作は以下の通りである．
①単純反応：アクセルを踏み定速で走行→青信号→アクセルを離す
②選択反応：アクセルを踏み定速で走行→赤信号→アクセルを離し，ブレーキを踏む
　　　　　　　　　　　　　　　　　　→黄信号→アクセルを離す
　　　　　　　　　　　　　　　　　　→青信号→アクセルを踏み続ける

すタイプは，実車評価中にこれらの観察事項の修正・維持ができていたため，運転する環境を制限する条件の下で運転再開となった．

　特に空間性注意機能の側面については，信号刺激によって外発的に惹起されるボトムアップ型の注意機能を自動車運転のように複合的な課題の中で評価することができる．ま

た，意識的に左側に注意を向けるといったトップダウン型の注意機能による代償の効果・影響についても検証できる．

【文献】

1）　合志和晃：自動車運転再開可否診断用検査システム．蜂須賀研二ほか・編著：高次脳機能障害者の

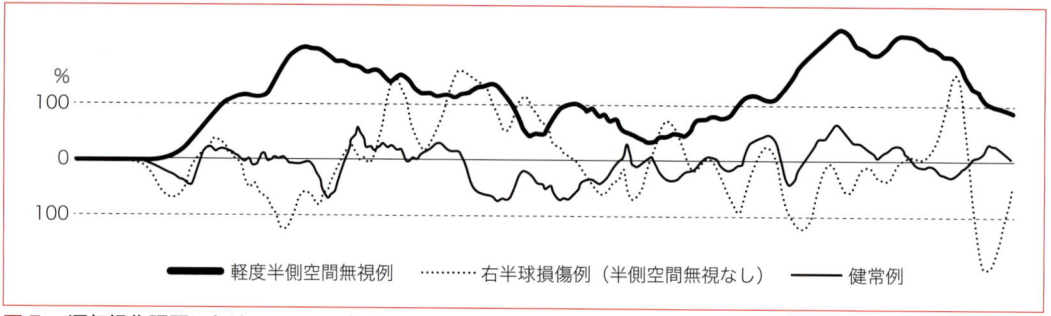

図5　運転操作課題におけるハンドル操作の誤差率の経時的変化

グラフの上は左，下は右の方向を示す．上下100％の位置の点線は，それぞれの方向の白線位置（車道外側線と車道中央線）である．3例を比較すると，軽度半側空間無視例において著明な左方向への逸脱が観察されている．

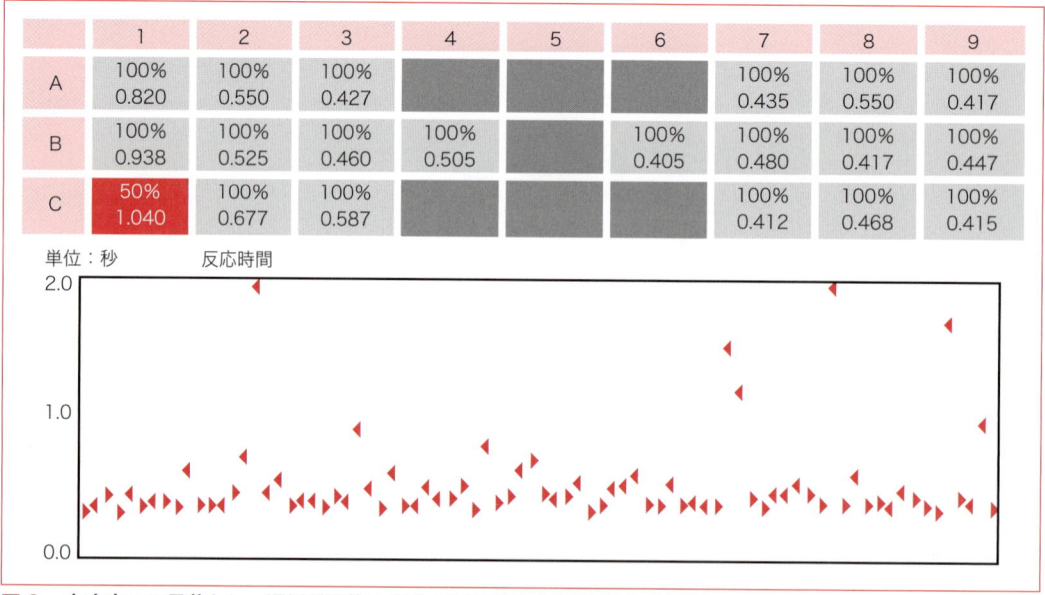

図6　左方向への見落とし・遅延が顕著な症例の視野課題（単純反応）の結果

上段の表は3画面の反応比率（見落とし数／反応数）と平均反応時間を示す．3画面の一番左第1列のC行は4回中2回の見落としがあり，第1列A，B行の反応時間はほかの位置に比べ遅延傾向にあることが分かる．下段の図は反応時間の時間的推移を示す．反応時間の時間的推移を見ていくと課題の後半の見落とし・反応遅延が増加していることが分かる．

自動車運転再開とリハビリテーション1．蜂須賀研二ほか（編著），金芳堂，京都，96-101，2014.

2) Michon JA: A critical view of driver behavior models. What do we know, what should we do? In Evans L, et al（eds）: Human behavior and traffic safety. Plenum Press, New York. 485-520, 1985.

3) Hale AR, et al: Human error models as predictors of accident scenarios for designers in road transport systems. Ergonomics 33: 10-11, 1377-1387, 1990.

4) 伊藤安海：高齢者と自動車運転―高齢者ドライバーの課題と展望．自動車技術 71: 20-25, 2017.

5) Stern EB, et al: Driving simulators. In Pellerito JM（ed）: Driver Rehabilitation and Community Mobility — Principles and Practice. Mosby, St. Louis, 223-235, 2006.

6) 大塚博保：警察庁方式CRT運転適性検査からみた高齢運転者の動作・行動機能．月刊交通 21: 107-112, 1990.

7) Hitosugi M, et al: Support for stroke patients in resumption of driving: patient survey and driving simulator trial. Int J Gen Med 4: 191-5, 2011.

8) Hird MA, et al: Is it safe to drive after acute mild stroke? A preliminary report. J Neurol Sci 354: 46-50, 2015.

9) Lundqvist A, et al: Driving after brain injury: self-awareness and coping at the tactical level of control. Brain Inj 21: 1109-17, 2017.

10) 外川佑ほか：脳損傷者に対するドライビングシミュレータ訓練とリプレイ機能を用いたフィードバックの効果．総合リハビリテーション 46: 465-471，2018.

9 実車評価（構内）

石田 理江子

❶ 実車評価の目的

　身体機能や高次脳機能の運転への影響を実車による運転にて評価することは有用とされている．実際の運転場面で評価を行うことで，「認知・予測・判断・操作」のどの段階でどの程度の影響が出ているのかを明確にし，安全運転についての不安や課題がある場合は指導や練習を重ねることで課題が改善し，運転再開につながっていく．あるいは困難さを自覚する機会にもなる．特に，実車前評価で可否判断が明確にできない当事者や運転可否を受け入れられない当事者，操作練習が必要な当事者には実車評価での支援を行う必要が高い．

❷ 実車評価の基本的な流れ

（1）説明と同意：教習所の立場（免許保有者の運転の可否判断は行えない），費用，時間と回数，個人情報の取り扱い，評価者の同乗と動画撮影，最終判断の種類，臨時適性検査の手続きなどを実施前に紙面にて説明し同意を得るべきである．

（2）実車評価：ペーパードライバー講習あるいは障害者支援用のプログラムとして教習所で実施．構内評価のみと，構内評価と路上評価の組み合わせの2パターンがあり，医療機関によって回数が異なる．

（3）フィードバック：実車直後に内容につ

いての振り返りを行う．

（4）カンファレンス：主治医を含む多職種で安全な運転再開の可否について，実車前評価と実車評価の結果から総合的に検討する．再開が困難な場合，今後の支援も検討を行う．

（5）診察：運転を控えるべきか否かを主治医が公安委員会提出用診断書に記載し，本人・家族に診断理由を説明する．

❸ 実車評価事前準備

（1）関連情報：運転歴や事故歴，運転の目的と範囲（距離・時間），交通環境，家族の意向や免許保有者の家族の有無，車以外の代替手段の有無などを確認する．

（2）予測される課題：実車前評価から予測される課題を整理し，対象者にも共有し実車評価に臨む．例えば配分性注意の低下を認める場合は，狭路での乗り上げや他車への対応の遅れ，会話で行動が崩れることが予測される．なお，片麻痺などによるハンドル・ウィンカー操作，ペダル操作の遅れや不安定さが予測される場合は，可能であれば事前にドライビングシミュレーターにて操作の練習ができると望ましい．

（3）法的手続き：有効な運転免許証の保有が必要．改造車を使用する場合は，あらかじめ運転免許センターに相談し，免許証の条件の書き換えを行う場合が多い（例：左アクセ

	1	2	3	4
1：車線内の適正位置を保てるか	☐	☐	☐	☐
2：前方車と適正な距離を保てるか	☐	☐	☐	☐
3：車線変更は可能か	☐	☐	☐	☐
4：交通量の多い車線に入っていけるか	☐	☐	☐	☐
5：制限速度は守れるか	☐	☐	☐	☐
6：直進運転に問題はないか	☐	☐	☐	☐
7：右折は可能か	☐	☐	☐	☐
8：左折は可能か	☐	☐	☐	☐
9：交差点への進入は可能か	☐	☐	☐	☐
10：信号の予測と遵守は可能か	☐	☐	☐	☐
11：信号停車後の発進に問題はないか	☐	☐	☐	☐
12：操作技術（ウィンカー等）はよいか	☐	☐	☐	☐
13：発進準備（シートベルト等）は可能か	☐	☐	☐	☐
14：駐車は可能か	☐	☐	☐	☐
15：運転の質はよいか	☐	☐	☐	☐
			合計	/60

1点：悪い　事故の危険性高い　　　　　　2点：不十分　運転可能な範囲に達していない
3点：十分　運転可能な範囲だが注意を要する　　4点：良い　運転可能

図1　Road Test
（文献1より引用）

ル）．

（4）教習指導員への情報提供：教習指導員は運転指導の専門職で，障害から運転を評価する作業療法士とは異なる視点を持ち，運転操作面から対象者の状態を評価できる．なお，免許の新規取得者への指導とは異なる実車評価は業務のごく一部であり，障害者支援の経験が少ない場合が多い．事前に対象者の障害特性と対応への配慮，運転歴や事故歴，運転環境などの情報を分かりやすく伝えることが必須である．

❹ 実車評価（構内）

（1）車両：オートマティック車，マニュアル車，運転補助装置を取り付けた改造車があり，対象者に合わせた教習車両を利用する．改造車がない場合は，教習所了解の上，改造

業者に依頼し教習車両に運転補助装置を取り付けることができる．また，講習中は教習所の保険が適用されることになるが，個別に確認が必要となる．

（2）評価体制：教習指導員は1名の固定体制が多い．医療側は患者担当か運転担当の作業療法士1名で評価する場合が多い．

（3）評価手段と方法：施設や教習所により異なる．可能であれば作業療法士が同乗し直接運転場面を評価することが望ましい．同乗作業療法士と指導員による評価の併用や，同乗困難な場合は他車両での追従や指導員に評価を一任する方法，ドライブレコーダーでの確認を行う方法もある．

（4）評価表：Road Test（**図1**）[1]を活用している施設もあるが，オリジナルの評価表を使用している施設が多い．評価表は指導員用と作業療法士用の2種類の併用や，同一書式を

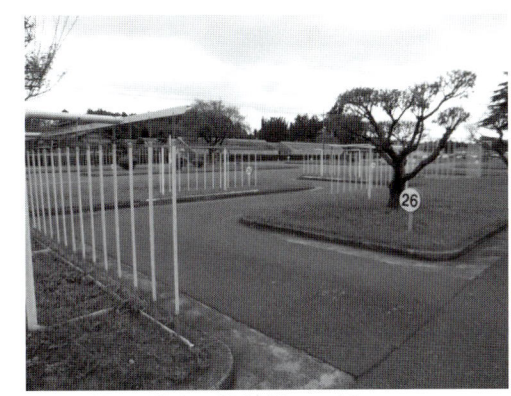

図の構内コース:

- ⑨急ブレーキ
- ②右左折と一時停止
- ①外周
- ⑤ポール停止
- ⑧優先道路
- ⑥
- ④狭路走行（クランク・S字カーブ）
- ⑥駐停車 車庫入れ・縦列 ⑩段差乗り越え
- ④
- ⑧
- ⑦
- ⑥⑩
- ⑦見通しの悪い交差点
- ③障害物

図2　教習所構内コース例

用いるところもある.

（5）コースの評価ポイント：構内では，再現性を生かした評価が可能である．それを利用し，安全確認を含む基本操作を中心に，走行・指導・練習・評価を実施する．**図2**のように構内で可能な評価ポイントを共通コースとして組み込む.

①外周：キープレフト走行の維持（視空間認知）．直線での加速とカーブ手前での減速と円滑なハンドル操作.

②右左折と一時停止：交差点や標識の認知と判断・操作．安全確認行動とハンドル・ペダル・ウィンカー操作と速度調節．停止位置.

③障害物：一定速度での認知・判断・操作の実施．障害物との適切な距離の保持．回避時の安全確認行動.

④狭路走行（S字カーブ・クランク）：視空間認知（左右への連続的な注意配分）と車体感覚．ハンドルとペダルの協調した操作による速度調節．脱輪時の対応方法（気づかず乗り上げる，後退して修正する）（**図3**）.

⑤ポール停止：ポールの認知と距離感（前後・横の同時処理）の判断．安全確認とウィンカー・ハンドル・ペダル操作と速度調節.

⑥駐車（車庫入れ・縦列駐車）：視空間認知（左右前後方向への注意），ハンドル・ペダル

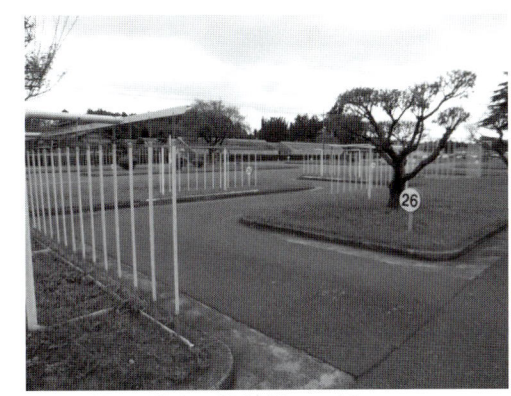

図3　教習所構内：狭路（クランク）

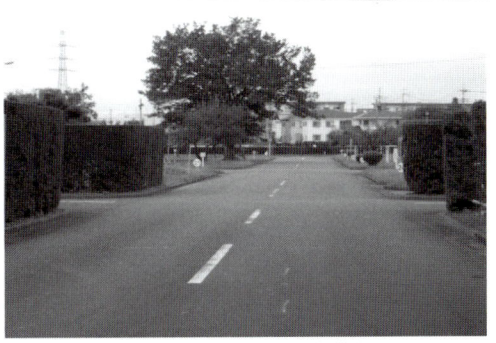

図4　教習所構内：見通しの悪い交差点

操作と速度調節とブレーキへの構えの有無．修正の仕方や後退時の確認行動.

⑦見通しの悪い交差点（**図4**）：認知・危険予測・判断・操作を確認する．特に，1回目

で見落とした場合は，その場で停止し状況説明を行う．2回以降は多方面から走行し，認知の有無と危険予測行動を確認する．

⑧優先道路：交差点とその優先関係の認知．周辺状況の把握と危険予測と判断．速度調節でのペダル操作（ブレーキへの構え）．

⑨急ブレーキ対応：教習所により方法は異なる．ランプがついたときにハンドルを切って急停止し，急制動距離を計測する方法や，指導員が突然「危ない」と言ったときに急ブレーキをかけ，反応スピードと距離を測る方法などがある．

⑩段差乗り越え：駐車時のアクセル・ブレーキペダルの踏み間違いを想定．輪止めの段差を乗り越えて素早いペダルの踏み替えを実施．

⑪その他：複雑な状況の設定として，会話をしながらの運転や道順を覚えてその順序で運転するなど負荷を高めて変化を見る方法などがある．

（6）全体の観察のポイント：作業療法士が同乗する際，あるいは動画での観察ポイントは以下の通りである．家族同乗可能な場合は，以前との違いを確認してもらう．

①行動変容：構内は，同じ状況を繰り返し走行・確認できるため，変化をとらえやすい．指導員の指摘に対して，行動変容が可能か否か，最後まで維持できるかを評価する．例えば「一時停止の標識に気づかず指摘を受け，その直後は修正可能だが，再度一時不停止が見受けられた」などである．行動変容が困難な対象者の運転再開は厳しい場合が多い．

②同時処理：狭路や車庫入れなどの場面をはじめ，目線を左右や遠近など様々な方向に連続的かつ瞬時に動かす場面において，注意の分配が難しくなることで，視野が狭くなり，走行位置のブレや右側走行，交差点の発見の遅れなどが認められる．その対策として，速度を調節し自分が確認できる余裕（時間）を作り対応する方法がある．作業療法士は，そ

のような対象者の行動修正の可否を観察する．

③身体機能：ペダル・ハンドル操作の評価のほかに，下肢・体幹の麻痺を伴う場合，急ブレーキやカーブ走行時などでの動的評価が重要である．例えば，麻痺側下肢がブレーキペダルの下に移動してブレーキが反応しなくなる可能性や体幹の支持性が弱くハンドルやペダル操作に影響が出る場合もある．そのときは，改造業者へ運転補助装置などの具体的な対策の提案を行う．

④疲労：後半に著明な反応速度の低下や，指摘後改善したことが次第に崩れるようになること，指示の聞き逃しなど，突然のパフォーマンス低下が見られることがある．疲労の影響の有無や現れ方，本人の自覚の有無も確認しておきたい．

❺ フィードバック

フィードバックは可能な限り実車評価当日に実施すること，指導員・作業療法士それぞれがフィードバックを行うことが望ましい．

5-1 教習指導員によるフィードバック

（1）対象者：運転指導のプロからの言葉は，対象者の記憶に残りやすい．実車直後，直接対象者に，良好な点とリスクにつながる点，安全な運転のためのアドバイスを具体的に伝える．指導員からのフィードバックを覚えていないときもあるため，作業療法士とのフィードバックにて再確認する．

（2）作業療法士：免許保有者の運転可否の判断を行う立場ではない指導員としては，対象者には直接言いにくい内容もあり，そのことを含めたアドバイスを確認する．例えば，路上運転が可能か否かの境界で判断が難しい時などである．行動変容が難しく課題が山積していた場合に，対象者に伝えきれなかった課題を確認する．

(3) 評価表の活用：指導員用の評価表の記載や口頭コメントを確認し，作業療法士によるフィードバック時に活用する.

できるだけ対象者の家族にも同席を依頼する. 安全な運転再開には行動変容が必要であり，そのためには自身の課題への気づきや障害認識とリスク認知へのアプローチが重要である.

(1) リスクコミュニケーション：対象者と作業療法士で同じ評価表を用いて自己評価を行い，問題点やリスクのとらえ方の差を確認する. その差が大きく，対象者のリスク認知が乏しい場合，課題への気づきが得られるように，リスク場面の振り返りを行う. 傾聴を基本姿勢とし，理由や考えを聞くことが大切である. その中で，指導員から指摘された言葉が聞かれることもある.

(2) リスク共有の工夫点：指摘内容をよく覚えていない場合には，あらためて課題を伝える必要がある. 多くを伝えても内容が残らないことがあるため，優先順位の高い項目からポイントを絞って伝えることが大切である. また，口頭のみの説明は避け，視覚的な説明を用いて理解しやすく工夫する. 動画を利用して客観的な事実を本人・家族にも分かるように説明し，危険の可能性やとらえ方を共有することも大切である. さらに，実車前評価の結果も踏まえて，障害特性やその影響も伝える. これらの介入により対象者は，自身の運転に関する課題や障害認識・リスク認知を深め，より安全な運転への行動変容につながる可能性が期待できる.

5-3 行動変容が不十分な対象者への支援

安全な運転再開にはリスクが残ると予測する対象者と家族には，その理由を理解し納得できるように，丁寧な説明が必要である.

実車評価後に課題が残された場合は，運転再開を控えてリハビリテーションを行うことを勧める. あるいは，運転再開にあたって条件を付け，その範囲内での運転を提案することも支援の一つであるが，その理由を理解できていることが重要である. また，自己判断での運転再開を避けることにもつながる. しかし，対象者本人の理解・納得が得られない場合も多い. その際，家族の理解を得ること，当面の見通し（例：半年後の再評価やリハビリテーションの提案）を提示することが必要となることも多い.

6 まとめ

運転評価のゴールドスタンダードとして実車評価の有用性は高いが，実施可能な施設は限られている. 実車評価が行える場合は，構内のみでの評価も有用であり，取り組むべきと考える. または，可能であれば実際の交通環境の中で，より総合的かつ多角的な評価・支援のために，構内と路上を組み合わせて実車評価を行うことが望ましい.

【文献】

1) 加藤貴志ほか：脳損傷者の高次脳機能障害に対する自動車運転評価の取り組み—自動車学校との連携による評価 CARD について. 総合リハビリテーション 36：1003-1009,2008.

10 実車評価（路上）

末綱 隆史

① 運転支援における路上評価の位置付け

運転支援の流れの中で，路上評価は対象者の運転技能を評価する上で最も実践的な手段であり，流動的に変化していく交通状況の中でのリスクを回避する認知機能と運転技能が必要とされる．

路上評価は，事前の認知機能評価から得られた結果から運転場面で予測される問題点を事前に想定することが重要である．また，対象者の運転目的やルート，時間帯などの運転環境から，運転再開時に求められる運転技能を予測し，可能であれば運転再開時により近い環境下での路上評価を計画することが望ましい．そして，路上評価実施後に得られた情報をもとに対象者に的確なフィードバックを実施し，自己の運転技能の認識を促す必要がある．

このように，路上評価は単独で実施されるのではなく，認知・身体機能の評価なども含めた包括的な運転支援の一部である（図1）．本稿では，路上評価について井野辺病院での実際，評価観察にあたっての要点，注意点を含めた概要を述べる．

② 路上評価の事前準備

路上評価の利点として，実生活での運転環境に近い状況での評価が可能という点がある．そのためには，事前の面接から得られた情報から，対象者の運転環境，必要となる運転技能，それらに対応する認知機能を予測する作業が必要である．手段としてはインターネット上の地図検索サービスを用いると運転コース，距離，予想運転時間などが表示され，必要な運転技能の把握が可能である．

また，教習指導員への情報提供の手段としては，酒井ら[1] が報告している連携シートなどがある．記載される情報としては，「基本情報」「病前運転状況」「病前運転傾向」「障害の要素」「障害と日常生活・運転への影響」などがあり，これらを評価開始前に伝えることで，教習指導員の障害への理解が得られやすい．

③ 路上評価の実際

路上評価にあたり，教習指導員と作業療法士それぞれの専門性を生かした視点があることを理解する必要がある．例えば，教習車両の交差点への進入時，対向車や歩行者への確認不足で危険な場面を観察したとする．そのとき，教習指導員から得られる助言として，「車両の走行位置や停止位置などの操作に関する評価や交通法規を順守できているか」などについて，専門職から見た詳細な評価が得られる．路上評価では，交通状況に適応した運転技能が求められるため，「交通法規や適正な走行位置を守っているか」などについ

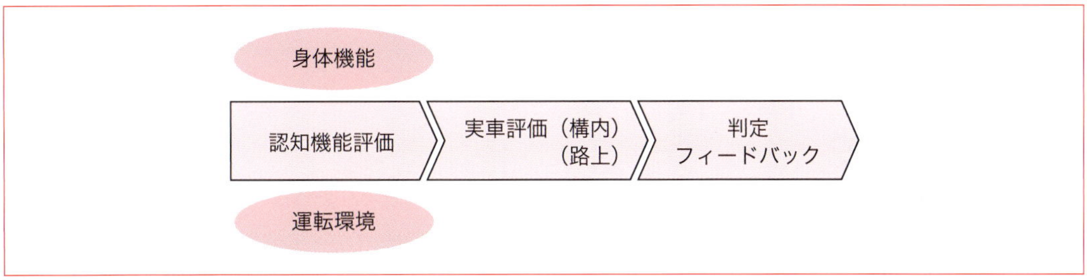

図1 包括的自動車運転評価の流れ

て，教習指導員の視点から得られる助言は重要である．また，同じ場面で作業療法士の視点からは「信号，他車両，通行人など多方面への注意配分が可能であったか」「交通状況に対して判断の遅れはなかったか」といった認知機能の働きに関して注意が向けられる．そして，それらの運転技能低下の観察と神経心理学的検査結果を総合し，問題を引き起こした認知機能について考察を行う．このような両職種の視点からの見解を解釈し，両者の専門性を生かした評価を実施していくことが重要である．評価方法としては，運転技能評価用紙や動画撮影などを用いるとフィードバックの際に有効である．

3-1 | 運転技能評価用紙

運転技能評価にあたって，何らかの紙面評価を用いて運転技能の記録を行う．これらの評価用紙として Road Test [2] や，運転基礎感覚の評価項目が報告されている [3]．評価用紙の一例として Road Test を掲載しておく（**図2**）．

3-2 | 動画撮影

路上評価場面の撮影方法として，ドライブレコーダーを用いる方法や，教習車両を別車両にて追走し，後方から教習車両を撮影する方法がある．それぞれの特徴を記す．

ドライブレコーダーには2台のカメラが搭載され，前方映像に加え，ドライバーの運転状況も確認が可能な機種もある．これによって，交差点への進入時などでドライバーの

視線の動きなどの状況も確認できる．また，後方車両から撮影した映像では運転時の車両の位置，他車両との位置関係といった走行状況を確認することが可能である．これらの動画により得られた情報から運転の質，流動的に変化する交通場面への対応，運転態度などを評価する．対象者の車両を後方から追走する場合は，可能であれば職員は2名同行し，1名は追走車両の運転，もう1名は助手席にて評価を行うなど役割分担する（**図3**）．

❹ 評価上のポイント

交通場面において，認知機能の低下により経験することのある特徴的な問題点が見られる（**表1**）．評価者は事前の認知機能評価から得られた情報をもとに，路上評価実施前に予測される問題点を把握する必要がある．ここでは，代表的な高次脳機能障害によって経験することのある運転技能の低下について述べる．

4-1 | 注意障害

渋滞などの交通状況において，落ち着きがなくソワソワするなどの運転態度となりやすい．交通場面でよく見られる問題場面としては，注意負荷量の多い場面になると信号や標識を見落とし，場合によっては教習指導員に補助ブレーキを踏まれる，実車評価後半になると反応が緩慢になるといった反応が見られる．

【ROAD TEST】

氏名：　　　　　　　　　　　　検査日：　　年　　月　　日　（第　　回）

時間帯：　　　　　　　　天候：

	1	2	3	4
1 ：車線内の適正位置を保てるか	☐	☐	☐	☐
2 ：前方車と適正な距離を保てるか	☐	☐	☐	☐
3 ：車線変更は可能か	☐	☐	☐	☐
4 ：交通量の多い車線に入っていけるか	☐	☐	☐	☐
5 ：制限速度は守られるか	☐	☐	☐	☐
6 ：直進運転に問題はないか	☐	☐	☐	☐
7 ：右折は可能か	☐	☐	☐	☐
8 ：左折は可能か	☐	☐	☐	☐
9 ：交差点への進入は可能か	☐	☐	☐	☐
10：信号の予測と遵守は可能か	☐	☐	☐	☐
11：信号停車後の発進に問題はないか	☐	☐	☐	☐
12：操作技術（ウィンカー等）はよいか	☐	☐	☐	☐
13：発進準備（シートベルト等）は可能か	☐	☐	☐	☐
14：駐車は可能か	☐	☐	☐	☐
15：運転の質はよいか	☐	☐	☐	☐

合計　　　　／60

☐　運転可能なレベル　　　☐　数回の練習が望ましい　　　☐　可能であれば再度評価が望ましい

図2　Road Test 評価用紙

15 項目で構成され，それぞれの運転技能に対し，1 点：悪い（事故の危険性が高い），2 点：不十分（運転可能な範囲に達していない），3 点：十分（運転可能な範囲だが注意を要する），4 点：良い（運転可能）の 4 段階で採点される．合計得点は 60 点である．

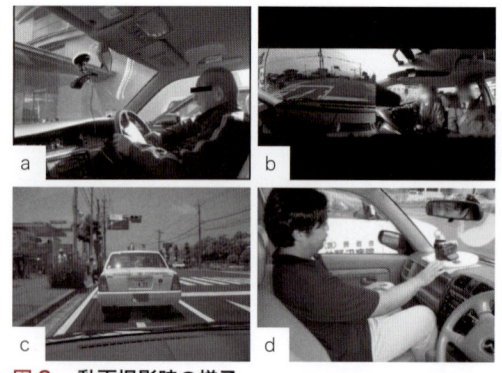

図3　動画撮影時の様子

a：ドライブレコーダー設置状況，b：ドライブレコーダーでの撮影動画，c：後方から教習車両を撮影した動画，d：追走車両助手席での動画撮影の様子

表1　特徴的な運転技能

高次脳機能障害	観察されることのある運転技能
注意障害	落ち着きがない運転態度 信号，標識などの見落とし
遂行機能障害	判断の遅れ 他車両，歩行者への配慮が欠ける 車両の切り返しが要領よくできない
空間認知の障害	前方車両との車間距離が安定しない 駐車がうまくいかない
記憶障害	指導内容を想起することが難しい 同じミスを繰り返す
失語	教習指導員の指示に対して反応が遅れる

代表的な高次脳機能障害によって観察されることのある自動車運転場面での特徴的な運転技能の低下を示している．

4-2 ｜ 遂行機能障害

判断の遅れから，様々な交通状況で問題が生じる例を経験する．交差点への進入時の判断の遅れ，対向車両や横断歩道を渡る歩行者に対しての配慮（進入のタイミング）が欠ける，車両の切り返しが要領よくできない，と

いった反応が見られる．

4-3 ｜ 空間認知の障害

前方車両との車間距離が一定しない，走行時の車両の位置が一定でない，駐車する際に所定の位置に停車することが難しい，停止線でのはみ出しといった反応が見られる．

4-4 | 記憶障害

課題や指導内容を想起することが難しく同じミスを繰り返したり，優先道路への進入や車線変更時に確認した内容を忘れるといった反応が見られる．

5 効果的なフィードバックとは？

評価結果を安全運転再開へつなげるためには，自己の運転技能に対する正しい認識を促す必要がある．そのため，自身の運転状況を客観的にとらえる機会が必要となる．手段としては，運転技能評価用紙，動画などを交えて自己の運転技能の問題点を客観的にとらえ，自己の「気づき」を促す．実車評価の際，対象者自身で運転技能評価用紙への採点を行い，自分の運転技能への認識を評価する．同時に教習指導員，作業療法士も同じ評価用紙を用いて対象者，教習指導員，作業療法士それぞれの視点から運転技能を確認する（三者評価）．対象者の自己評価を分析する際には，対象者の発言に注意しながら三者評価で相違が見られた運転場面の採点結果を対比する必要がある．また，路上再評価が必要であれば，次回の評価までに，今回問題があった運転場面に対する課題を提示し，自己の運転状況の認識を高め修正を図るよう促す必要がある．

6 路上評価を実施する際の注意点

6-1 | 運転場面で見られる問題行動が認知機能の影響か判断が困難なケース

路上評価にて走行位置の偏りが生じるなど安全性に問題が見られたが，認知機能評価では問題がない症例を経験した．このような路上評価と認知機能評価の乖離が生じる事例では，病前の運転傾向や態度，家族の協力体制や性格の影響など，認知機能評価では得ることができない情報を含めた総合的な解釈が必要であり，運転可否の判断に注意が必要である．

6-2 |「怒る」対象者

フィードバック時に作業療法士の説明に納得できず，対象者が立腹し，不穏な空気となる場合がある．われわれは対象者の生活背景や心理的な側面も考慮しながら，フィードバックの内容について考える時間，対象者が家族に相談する機会を設けた後に再介入するなど，臨機応変な対応が必要とされる．また，その怒りの原因が病的なものか注意して観察する必要がある．

7 おわりに

路上評価では次々と変化していく交通場面においてリアルタイムでの判断が要求され，静的な机上での評価を中心とした認知機能評価では得られない情報を得ることが可能である．しかし，注意すべき点として，路上評価は運転再開への支援の一部であり，その結果をもって運転再開可否の判断はできないことの理解を対象者，その家族から得た上で，評価を進めていく必要がある．

【文献】

1) 酒井英顕ほか：対象者・家族に何が提供できるのか？—岡山自動車教習所と岡山リハビリテーション病院の連携．高次脳機能障害者の自動車運転再開とリハビリテーション 2．蜂須賀研二ほか（編著），金芳堂，京都，88-92, 2015.
2) 加藤貴志ほか：脳損傷者の高次脳機能障害に対する自動車運転評価の取り組み—自動車学校との連携による評価 CARD について．総合リハビリテーション 36: 1003-1009, 2008.
3) 熊倉良雄：実車教習評価の判断基準と限界．MB Medical Rehabilitation 207: 33-39, 2017.

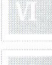

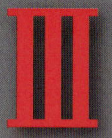

運転の作業療法的支援

ドライブマネジメントの上ではいかに自動車運転を可能にするのかという支援は中核の一つである．一方で，自動車運転がもはや難しいとなったときの代替手段の提供も重要である．作業療法的支援は，人 - 作業 - 環境という関係性の中で，対象者への身体的・認知的・心理的訓練から，自動車運転という作業を実際に行う訓練あるいは他の代替手段を利用した作業へ変換させること，そして車両の改造や家族の教育など多岐にわたる．本章ではそれらの作業療法的支援について紹介する．

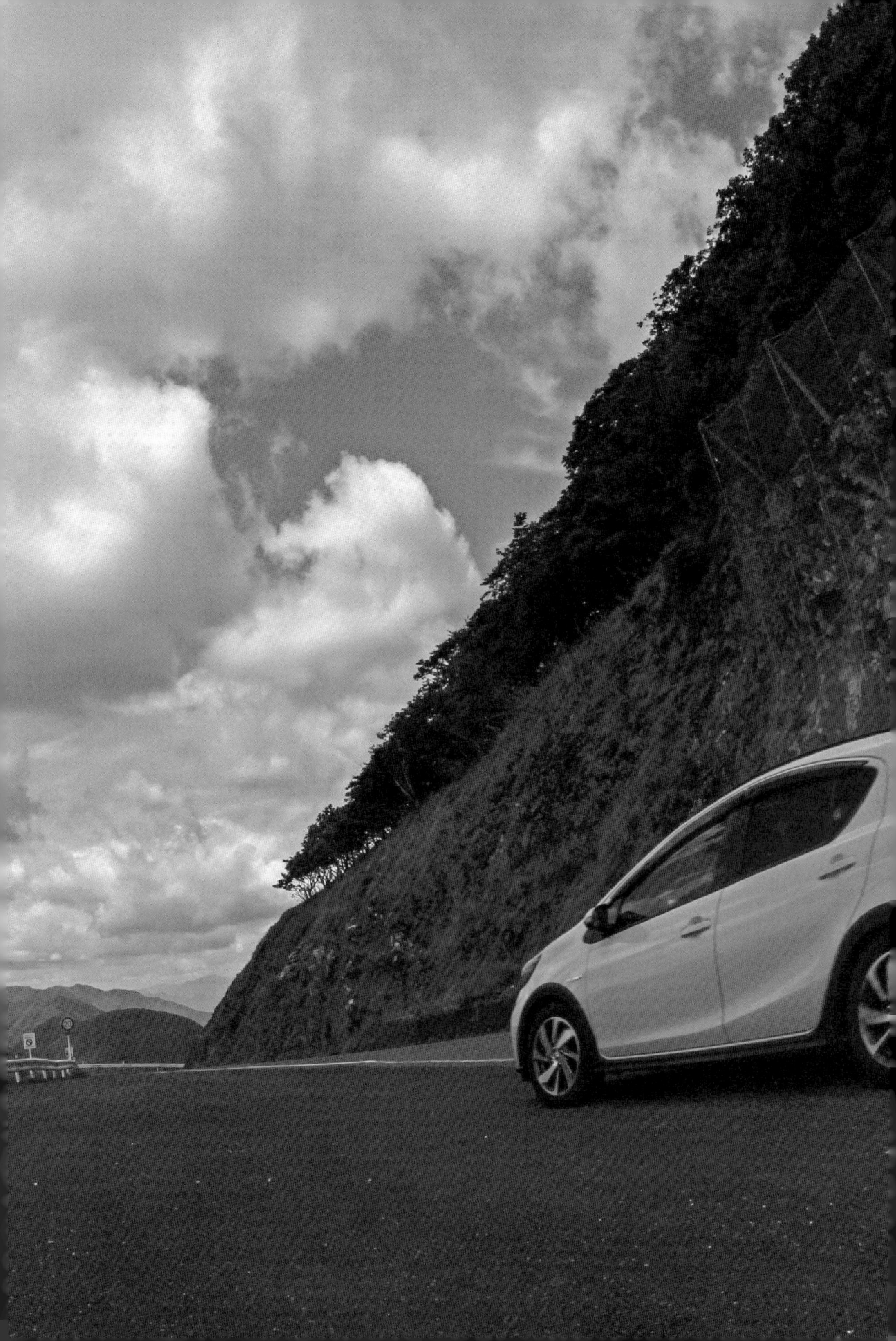

1 身体機能における
自動車運転支援

生田 純一

① 身体障害と自動車運転

身体障害者が自動車運転免許を取得することが可能になったのは，1960年12月に施行された道路交通法以降のことである．現在，身体障害を有した者（「身体障害者用車両」と「義手又は義足の条件」の付されている者も含まれている）の運転免保持者数は1989年の18万2897名から，2016年の19万9693名へと緩やかな増加傾向を示している[1]．

現代社会において，自動車運転は生活における必要性が高く，特に屋外の移動に困難さを伴う身体障害を有した者にとっては必需品と言っても過言ではない．近年，車種の多様化と安全性能の向上，運転補助装置の開発と改良により，身体障害を有していても安全に自動車を運転できるようになる可能性は以前よりも高くなっている．

本稿では，障害を有している人々の自動車運転の獲得とそれによる社会参加の促進を期待しつつ，身体機能を補うための運転環境の調整や自動車運転補助装置について述べる

② 自動車運転と身体機能

運転再開のための判断基準および根拠については数多く報告されている．身体機能に関するこれまでの報告では，運転を再開している脳卒中患者は，杖や装具の有無にかかわらず屋外歩行をしているとの報告がある[2]．また，運転を継続している脳損傷者の特徴として上肢が廃用手であっても独歩が可能であったという報告[3]もある．Smith-Arenaら[4]は，運転評価テストを通過した脳卒中患者は，入院時の上下肢の機能が良好であったと報告している．これらから，重度の身体障害を抱えていても運転再開が可能となっている患者の報告もあるが，身体障害の重症度が運転再開の障壁となっている可能性は否定できない．

ADLと自動車運転の関連に着目した報告は少ない．しかし，Barthel indexやFIMの点数と運転能力は有意な相関があると報告されている．武原ら[5]は，FIMの運動項目の歩行および認知項目5項目のすべてが6以上であれば，運転再開を考慮できると報告している．

これらを総合的に判断すると，脳血管障害と運動機能との関連では，運転再開の基準として①座位保持が可能，②独歩可能などが挙げられる．

脊髄損傷においては若年者でモチベーションが高ければC6Aでも自動車運転ができるまでのADLが可能であるが，一般的にはC6Bの残存機能が必要とされている[6]．

これらの報告にもあるように，認知機能のみならず自動車運転と身体機能の関連性は高い．身体機能に対する直接的介入については紙幅の関係から本稿では言及しないが，自動車運転支援に際して，身体機能に対する介入

表1　障害部位から見た代表的な運転補助装置など

補助装置 ＼ 障害部位	両下肢	右下肢	右上下肢	右上肢	右上肢・左下肢	左上肢・右下肢	左上下肢	左上肢	左下肢	体幹障害	両上肢・両前腕を除く
1. 手動装置	○								既存の車が足踏式のパーキングブレーキの場合は左手押ブレーキが必要	●	
2. 旋回装置	○		○	○	○	○	○	○		●	
3. 左足用アクセル		○				○					
4. 左方向指示器			○	○	○						
5. 足動装置											○
6. 運転用改造座席	●									○	
7. 電動パワーシート	●	●	●	●	●	●	●	●		●	●
8. 各種レバーブランケット										○	
9. インテリジェントキー	●			●				●		○	
10. 左側エンジンキー			●		●		●				

○：必要な装置　●：あれば便利な装置　※障害の程度によって選択する.

は重要となる.

③ 自動車と運転補助装置

3-1 | 運転補助装置から見た条件

　多くの市販車は，障害を有している方を想定して設計されておらず，車種により，運転操作に必要な運動能力（力など）は異なる．これに対して対象者の残存機能は様々であるため，障害の内容と程度によっては運転操作が困難となる場合がある．

　これを補う手段としては，①自動車の一部の部品を交換してハンドル操作力や運転姿勢を変更する方法，②自動車に運転補助装置を取り付けて操作方法の変更または操作の一部を省略する方法，③身体に義肢・装具を装着して直接的・間接的に操作する方法，または①－③を併用する方法がある．どのような補助手段を用いても，ハンドル，ブレーキペダル，アクセルペダルの装置を随意的に操作することが求められる．さらに交通規則に基づき運転することのできる能力が求められている．

3-2 | 自動車選択の視点

　近年の自動車は安全性の向上を目的に，ハンドルやアクセルなどをコンピューターで統合管理している．また，法的な面では一度認可を受けた自動車を大幅に改造すると製造物責任を満たすことが難しくなるため，購入後に改造できる範囲は限られる．そこで，市販されている自動車の特徴について理解し，可能な限り残存機能に適合する自動車をあらかじめ選択しておく必要がある．

　適合のポイントとしては，乗降性，運転姿勢の安定性，ハンドルやブレーキ操作力，運転補助装置の取り付けやすさが挙げられる[7]．自動車の基本性能が身体機能に適合することで，安全性と快適性が確保されるだけでなく，改造箇所が少なくなることで改造費用を抑えることができる．

3-3 | 運転補助装置選択の視点

　市販されている自動車は，四肢を使って運転操作を行うように設計されている．そのため，四肢のいずれかに障害があると運転操作が困難になることがある．この場合に，運転補助装置を自動車に取り付けることで，操作方法の変更，または操作方法の一部を省略す

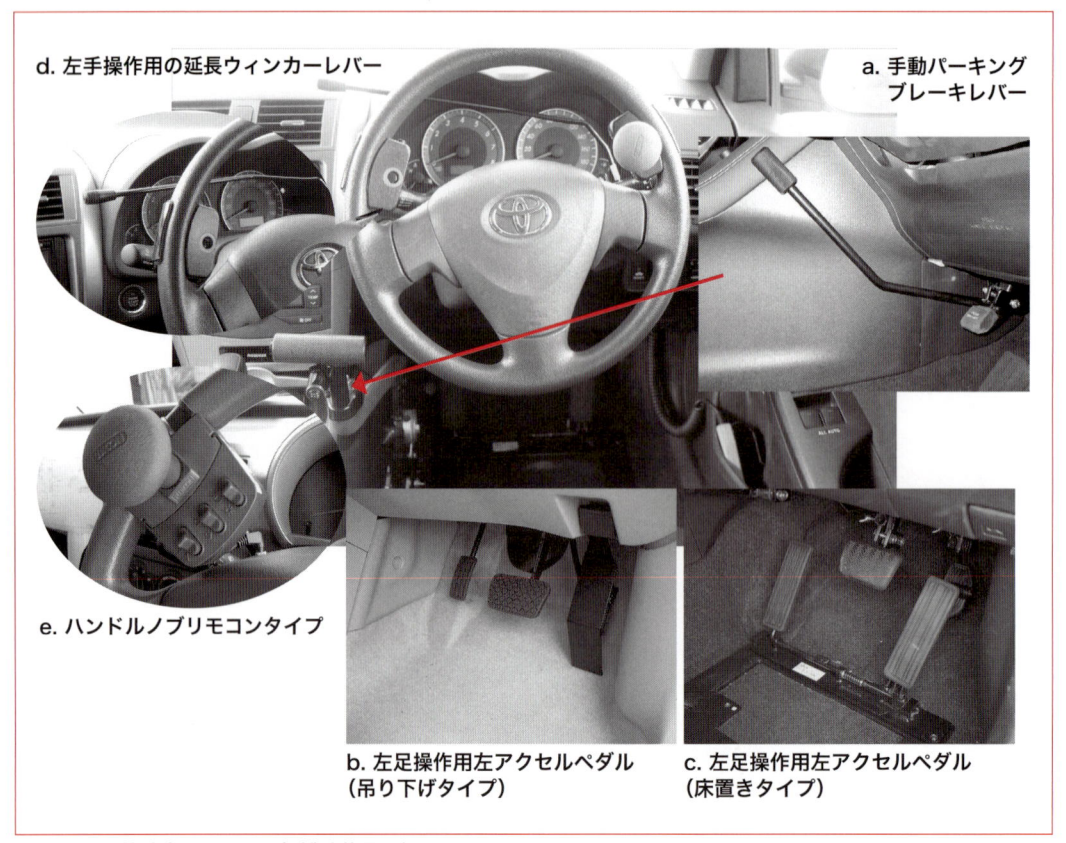

d. 左手操作用の延長ウィンカーレバー

a. 手動パーキング
ブレーキレバー

e. ハンドルノブリモコンタイプ

b. 左足操作用左アクセルペダル
（吊り下げタイプ）

c. 左足操作用左アクセルペダル
（床置きタイプ）

図1 脳血管障害における運転補助装置の例

ることができる．身体障害を有した者が運転に用いる機能や動作は様々で，それに応じた運転補助装置が開発されている．そのため，身体状況に応じた運転補助装置を適切に選択する必要がある．運転補助装置は**表1**に示すようにおおよその障害部位別に分けられている．また，障害程度に合わせた機能部品も用意されている．

❹ 脳血管障害者に対する自動車運転支援

4-1 | 左片麻痺

脳血管障害や頭部外傷などによって片麻痺となった場合，左片麻痺者で認知機能が保たれており運転操作に問題を認めない場合は，右ハンドルのオートマティック車であれば右上下肢で運転をすることができる．足踏み式のパーキングブレーキについては手動で操作できるように改造することが望ましい（**図1a**）．また，運転席横のパーキングブレーキについては右側への移設も可能である．

4-2 | 右片麻痺

右片麻痺者では，アクセルの位置をブレーキの左側に移設する改造（左足操作用アクセルペダル）などが必要となる（左ハンドルは，この限りではない）．左足操作用アクセルペダルは吊り下げタイプと床置きタイプの2種類がある（**図1b, c**）．前者は，既存のアクセルペダルとの切り替え操作が容易で，足元に装置がないことで異物が付着することが少ない．後者は，取り付け可能な車種は多いが，装置が床に設置されるため，切り替え操作部分に異物がたまることがある．いずれ

にせよ，家族などが運転する場合，既存のアクセルペダルへの切り替えが可能である．

右片麻痺者は，運転中に既存の方向指示器を操作する際に困難さを伴うことが多いため，左手で操作ができる装置への改造が望まれる．この装置には，既存の方向指示器を利用した左手操作用の延長ウィンカーレバー（図1d）とリモコンタイプ（図1e）がある．リモコンタイプは高価であるが，ライト，ホーン，非常点滅などのスイッチも備えられている．操作方法が従来の運転操作と異なるため，導入する際は習熟を図っていく．

4-3 | 片麻痺者のハンドル操作

片麻痺者は一側上肢でハンドル操作する必要がある．狭路や急カーブ，後退操作時に円滑な操作を可能にするためのノブ型旋回装置（ハンドルノブ）の使用が望ましい．旋回装置の握り部の大きさと形状には様々なタイプがあるため，握りやすいものを選択する．家族と自動車を共有する対象者は簡単に着脱できる装置にする．片麻痺患者と健常者でハンドルノブ使用の際の筋活動を比較したところ，片麻痺患者がハンドルノブを利用すると，ハンドルを直接操作するよりもはるかに少ない筋肉活動で済むという報告もある[8]．

後退操作において身体を回旋して操作をしていた者に対しては，ミラーを使用した後退操作，バックモニターを利用した後退操作に慣れておく必要がある．

右片麻痺者の運転操作は，非利き手側である左半身による操作になることが多い．また，現在販売されている自動車の95％以上がオートマティック（AT）車であり，マニュアル（MT）免許保有者であっても左下肢を運転操作に使う習慣はほとんどないと考えられる．そのため，運転補助装置を装備した環境で運転習熟が求められる．バーカートの運転行動モデルでは，運転行動には習慣となって自動化されている心的過程と，意識してそのつど判断している心的過程があることが示されている．操作が未習熟な状況では意識的な過程が多くなり，安全配慮などに十分な認知資源を割けないことが考えられる．可能な限り操作習熟訓練を実施した中での実車評価や運転再開が求められる．

4-4 | その他

ライトや雨天時のワイパー操作についても困難をきたす場合がある．自動点灯モードの車両を選択するのが望ましいが，経済的に困難な場合は停車時に計画的な操作の必要性を助言する．必要に応じて改造を行い，困難感を軽減していく必要もある．また，行動範囲の拡大に伴って，有料道路や駐車場などのチケット操作など関連動作の必要性が生じてくる．電子料金収受システム（ETC）やリーチャーの導入を助言することがある（Ⅶ-1「脳血管障害による片麻痺」参照）．

❺ 頸髄損傷者に対する自動車運転支援

5-1 | 自動車への乗降

四肢・体幹に障害を有する頸髄損傷者では，まず車への移乗が課題となる（図2）．通常の訓練で側方移乗能力を獲得している必要があり，場合によっては車種の選択や環境調整が必要となってくる．座面や運転席ドアステップの高さや座面が高すぎると殿部を持ち上げることができずに，乗車が困難になる場合がある．このような場合，乗降を補助するものとしては，トランスファーボード，クッション，可倒式サイドサポート付きシート（図3）などの考慮が必要となる．車種は限定されるが，運転座席と電動車椅子の機能を兼ね備えている自動車では電動で乗降ができる．

訓練の初期段階や上腕三頭筋が不十分な場合は，身体の支持が不安定であるため頭部を

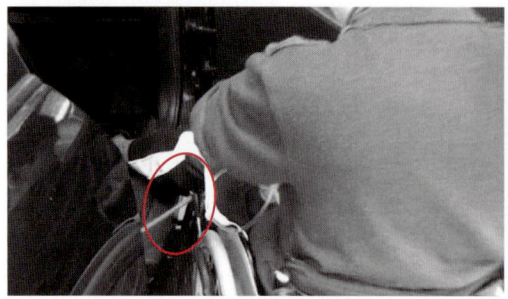

a）車椅子を安定させるためにロープを車椅子に装着する．

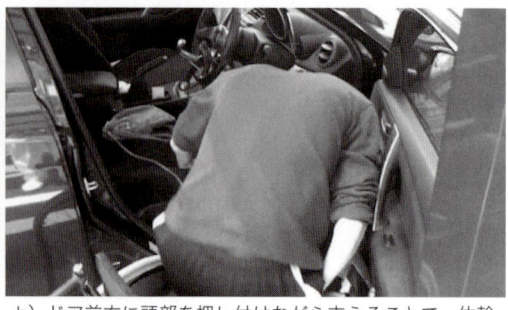

b）ドア前方に頭部を押し付けながら支えることで，体幹の支持性やバランスを保っている．

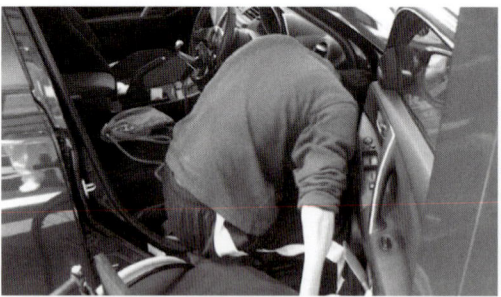

c）移乗する．

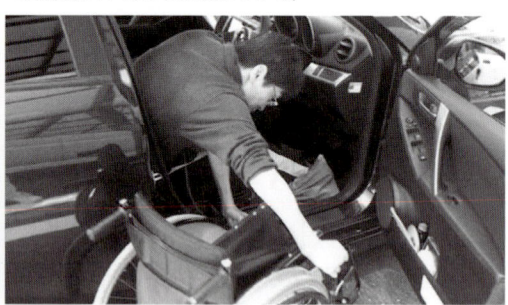

d）車椅子を折りたたむ．

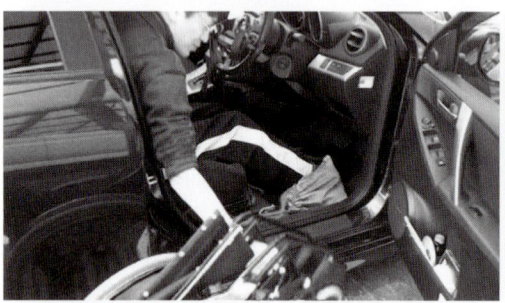

e）右腕で車椅子を抱え上げるところ．運転席の背もたれは後ろへ倒し，助手席は前方へスライドしておき，車椅子を左後部座席へ積み込めるようにしておく．

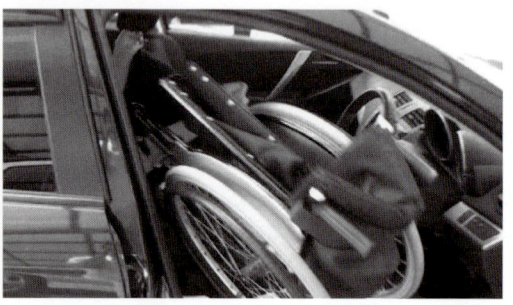

f）持ち上げた車椅子を自分自身の胸腹部を通して後部座席へ収納する．

事例：50歳代男性，交通事故にて受傷．
Zancolli C6B/C7A, 改良 Frankel　A
通勤，趣味活動の際に自動車で移動し，活動の場を広げている．

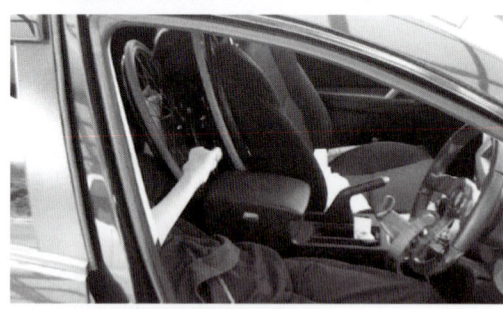

g）車椅子を後部座席へ収納する．

図2　頸髄損傷者の自動車への移乗

自動車の窓枠などに押し付けることで身体の安定性を保つ工夫をする．

5-2 | 車椅子の積み込み（降ろし）

　頸髄損傷者にとって車椅子の積み降ろしは難関となる動作である．そのため，可能な限

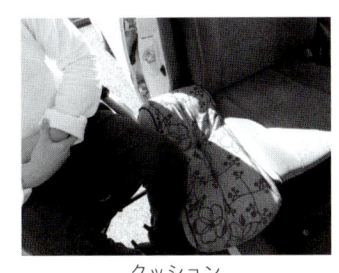
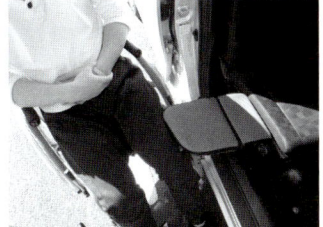
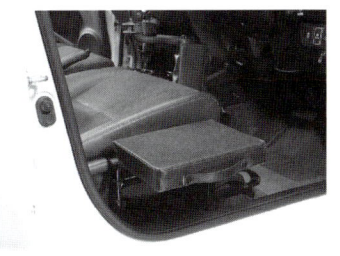

クッション 　　　　　　　　　　　　可倒式サイドサポート付きシート

図3　自動車乗降を補助する工夫
運転座面からロッカアウタパネルの距離を埋めて乗降を補助する.

り積み降ろしに適した車種の選択が望まれる. まず, 運転座席の座面の高さが高くなるほど, 上半身を大きく傾けないと車椅子に手が届かなくなるため, 積み降ろしの際に身体バランスを崩しやすくなる. また, 車椅子を持ち上げる高さも高くなるので, より大きな力が必要になる.

　車椅子を積む際は, 車椅子のタイプにもよるが車椅子を上肢で抱え, 体重移動をすることで車椅子を地面から大腿部まで引き上げ, その状態で車椅子を持ち替えて, 左後部座席へ収納することが多い (図4). そのため, 積む空間を確保するために自動車のルーフやハンドルの旋回装置, センターコールボックスに干渉しないように背もたれの高さなどを調整する必要がある. また, 助手席の背もたれを前へ調節し, 積み込んだ後は, 車椅子を固定するために助手席の背もたれを後ろに倒す調節が必要となる. 背もたれを倒すレバーを運転席へ座った状態で調節できるか確認し, 困難である場合はレバーを右側に増設する工夫が必要である. 積み込む際には, シートのリクライニングを調整するため, レバーへの改良, 起き上がる際にループが必要となる場合がある (図5).

　移乗後に車椅子が動いてしまうことも多い. 車椅子が離れてしまうと, 積み込み動作はさらに困難となる. 車椅子と車両をフックなどで固定する工夫も行う場合がある (図6).

　自力での車椅子積み込みが困難な場合に は, 車椅子積み込み装置を利用して積み込むことも考慮する必要がある (図7, 8).

5-3 | 運転姿勢

　運転座席のレールは水平ではなく後傾しているため, 前方への姿勢調節が難しい場合がある. 運転座席へ座った後にハンドル, 手動装置が操作できる位置へ座席を調節できるか確認が必要となる. 運転姿勢により手動運転操作およびハンドルの旋回力は大きく変動するため注意が必要である. 場合によっては, 電動調節機能 (図9) が付いた運転座席を選択する. 運転姿勢を保つためには, シートバックのサイドサポートの張り出し具合や座席の大きさに配慮する必要がある. いわゆるベンチシートタイプの運転座席では, 安定性に問題が生じる可能性がある.

5-4 | ハンドル操作

　頸髄損傷者の場合, 損傷レベルに応じてハンドル旋回装置の工夫が必要となる. 車種は限定されるが, 通常のパワーステアリング操作に必要な力より, さらに 40-60 % 軽減化したパワーステアリングを装備した自動車が販売されているので, 障害の状態に合わせて選択する. 旋回装置は残存機能が C6 の場合は大胸筋による水平内転力が不足するために 2 時→ 11 時および 5 時→ 7 時までの旋回力が弱くなる. そのため, 肘屈曲位で旋回装置を押し上げるように旋回動作を行う縦型ノブ

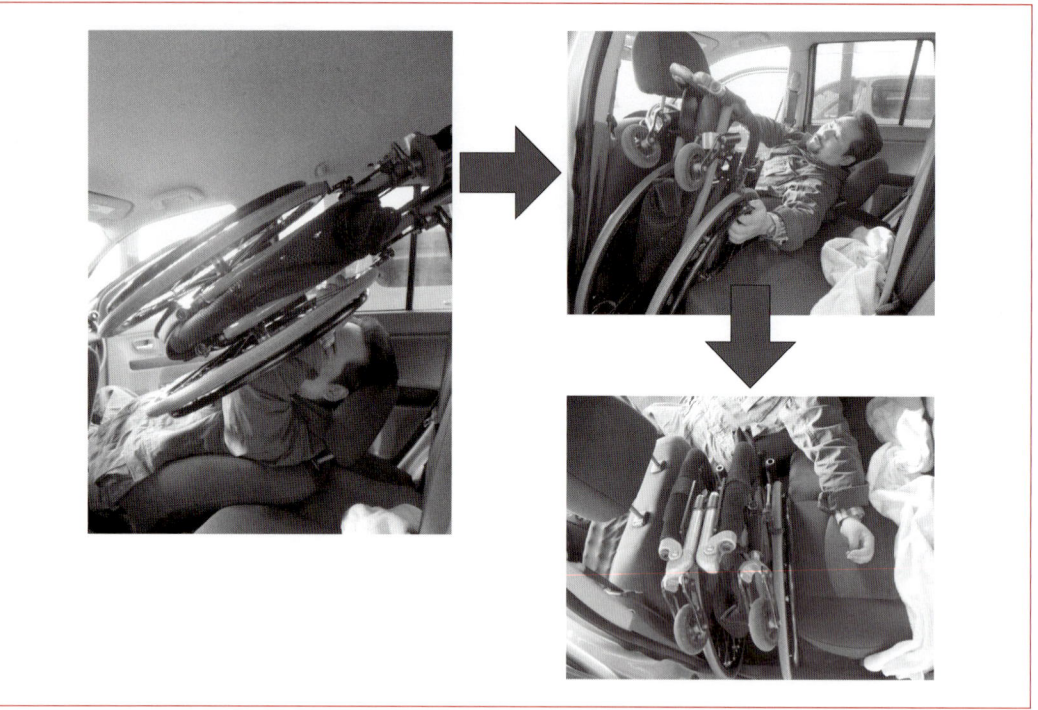

図4　車椅子の積み込み

事例は胸髄損傷者．持ち上げた車椅子を自身の胸腹部の上を通して，後部座席へ収納する．リジットタイプ（固定式）の車椅子は，タイヤを外して，助手席へ収納する場合が多い．

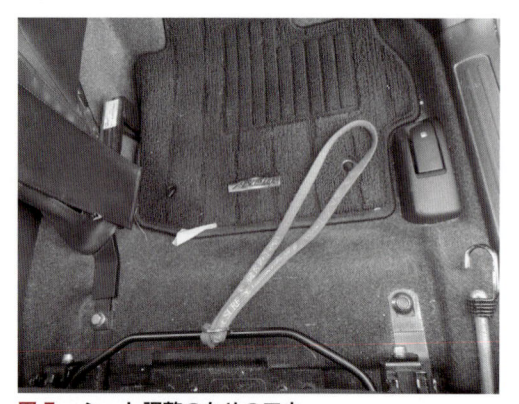

図5　シート調整のための工夫

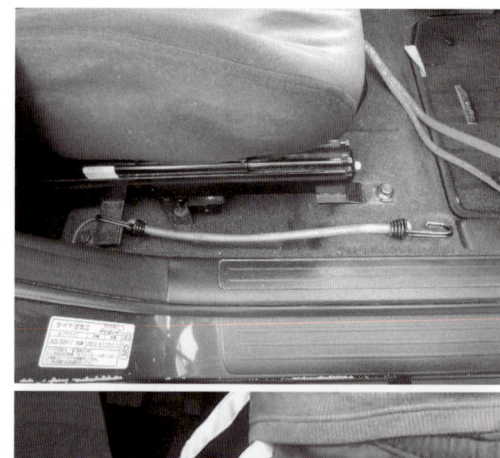

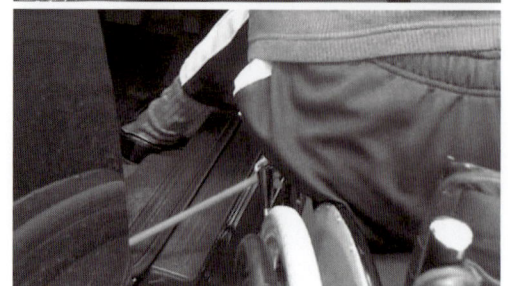

図6　車椅子を固定するフック

■ウェルライド

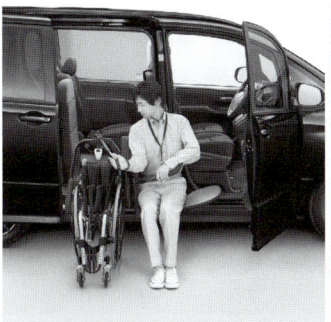 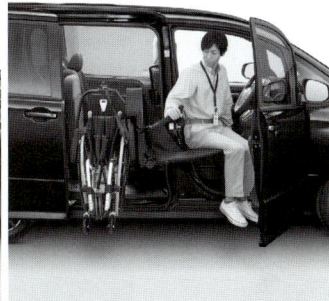 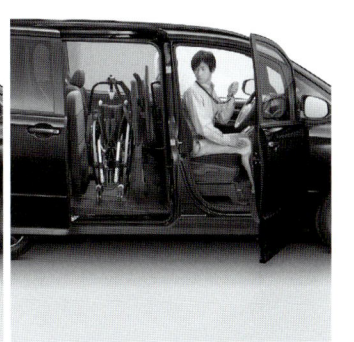

a) ドアを全開にしてウェルライドを最下端（適正な位置）まで下降させ, 移乗シートを開きストラップを固定する.

b) 車椅子から移乗ボードに移り, ハンドレールを降ろす.

c) 車椅子を折りたたみ, 車椅子の座面のベルトに吊り上げフックを掛け, 吊り上げベルトを巻き上げる.

d) 移乗シートを運転席の高さまで上昇させて運転席に乗り移る.

e) ハンドレール, 移乗シートを跳ね上げ, ウェルライドを格納する.

■オートボックス

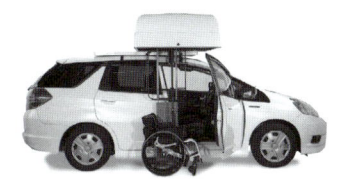 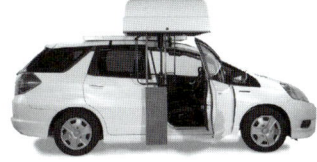 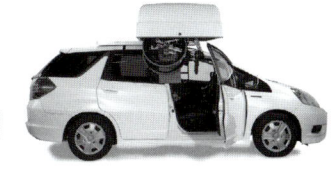

オートボックスは運転席に座ったまま屋根上のボックスへ車椅子を電動収納できる.

a) ボックスを展開する.
b) スライド式カーゴを一番下まで降ろす.

c) 車椅子の座面に取り付けたベルトに吊り上げフックを掛ける.
d) 車椅子を吊り上げる.

e) 車椅子が収納された後, ボックスを格納する.

図7　車椅子積み込み装置
（資料提供：ニッシン自動車湘南サービス）

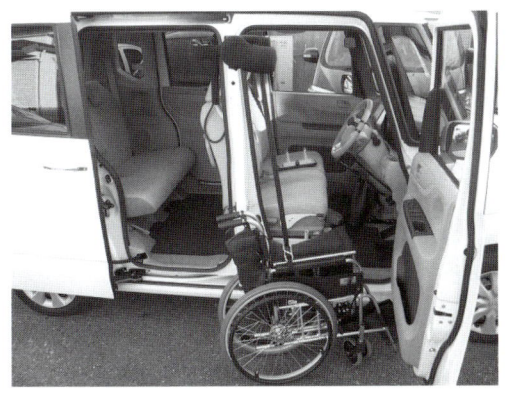

図8　室内収納装置
（資料提供：フジオート）

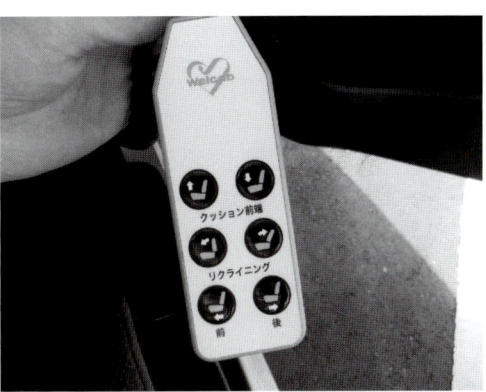

図9　運転座席の電動調節機能

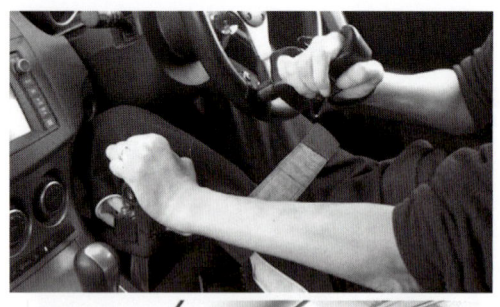

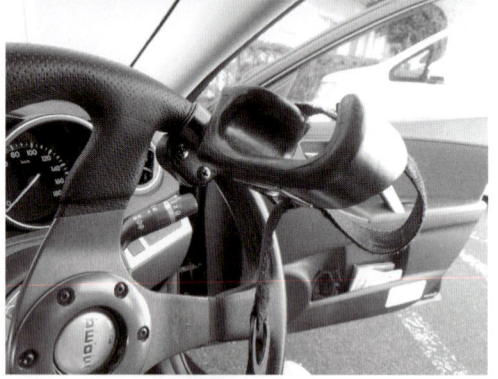

図10　ハンドルの縦型ノブ

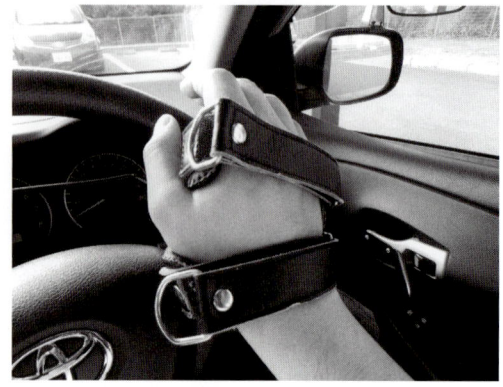

図11　ハンドルの横型ノブ

が向いている（図10）．C7の場合は肘伸展位で上肢をハンドルに押し付けるような状態での旋回操作が可能なので横型（図11）の，C8では把持能力があるのでノブ型の選択が可能となる．ノブタイプの台座はステアリングホイールの外側取り付けは危険を伴うため，内側へ装着する．ノブのオフセットタイプは，センタータイプと比較して，ノブの位置がハンドル上に寄るためステアリングホイールの操作の軽減が可能である（図12）．

5-5 | 手動運転装置

フロアタイプの手動アクセル・ブレーキ装置で，握り部の形状は操作性の向上のためT型が望ましい（図13）．ブレーキは「操作力」と「ストローク量」を重視する必要がある．そのため，フルブレーキをかけたときに，装置のグリップはインパネぎりぎりまで押し込め，グリップを握る手はどこにも干渉しないという点の確認が必要となる．また，方向指示器，ブレーキロックなどの補機スイッチが自在に操作できる形状を選択する．左

手操作用の延長ウィンカーは，操作するごとに手動アクセル・ブレーキ操作から手が離れてしまい操作が不安定となるため使用しない．

5-6 | その他

頸髄損傷者は上肢・手指の運動障害を伴うことから，運転操作のみならず関連操作にも支障をきたすことが多い．ドアの開閉やレバー操作についても図14のような改造が必要となる場合がある．また，跳ね上げ式の後部ドアについては上方での操作が困難となるためループを付ける必要がある（図15）．

5-7 | 運転時の注意点

一定時間，運転をする場合，褥瘡防止のための除圧動作が必要となる．また，手動運転装置のカバーと下肢が接触していないか確認が必要である．開排位などによって足底面でなく足部側面が接触している場合も同様である．場合によっては大腿部をベルトで固定する必要がある（図16）．

痙縮によって下肢が伸展してアクセルペダルを力強く踏み込んでしまうことや，下肢が屈曲してハンドルを押さえつけるなどの誤操作につながることがある．痙縮の状況に応じてアクセル・ブレーキペダル誤操作防止装置など（図17）を使用する．

頸髄損傷者では体温調節の困難さを認める．夏季にはエアコンを使用し，車内温度を

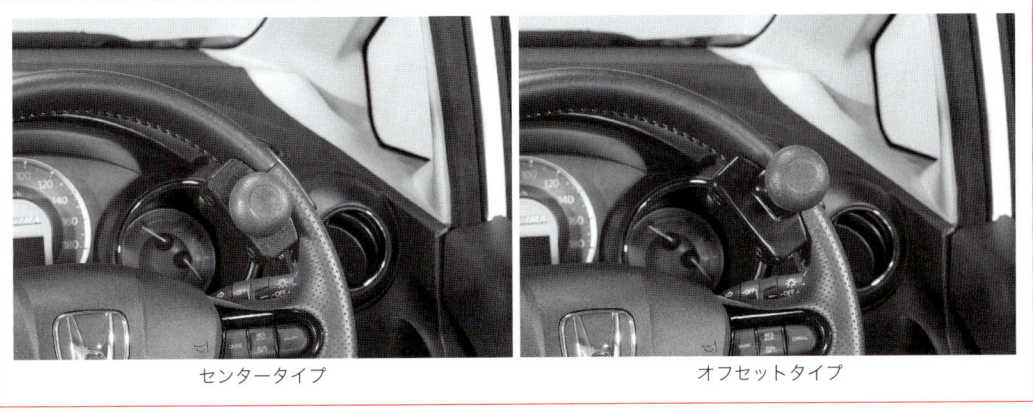

センタータイプ　　　　　　　　　　　　オフセットタイプ

図12　旋回ノブのオフセットとセンタータイプの違い
（資料提供：ニッシン自動車湘南サービス）

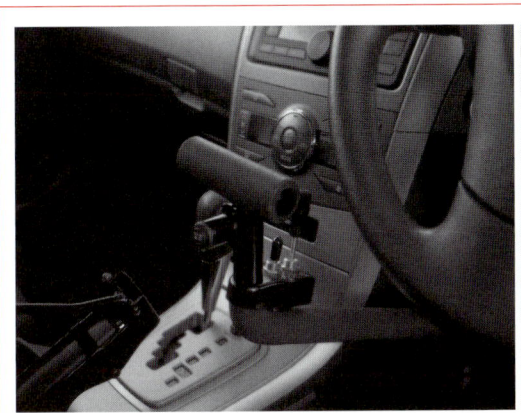 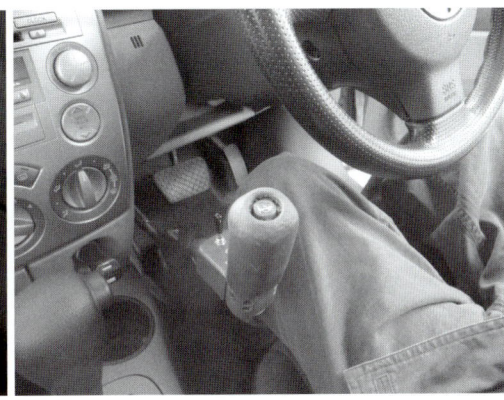

手動運転装置（T型）
把持が困難であっても，グリップ上に手を乗せることで操作が可能．

手動運転装置（円筒型）
把持が可能な場合，手掌にフィットする円筒型を選択することが多い．

図13　手動運転装置

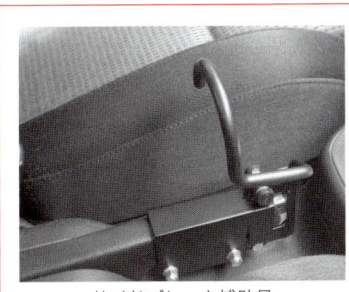 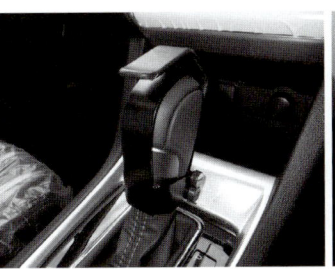 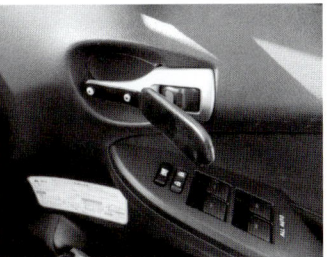

サイドブレーキ補助具　　　　チェンジレバー補助具　　　　ドアステー

図14　手指運動障害のための工夫

制御しておく必要がある．近年ではボタンタイプが多いが，つまみタイプである場合は操作に困難さを伴う．必要に応じて改良を行う

ことが望ましい．

　排泄コントロールが確立されていても，長時間の移動により失禁が認められる場合があ

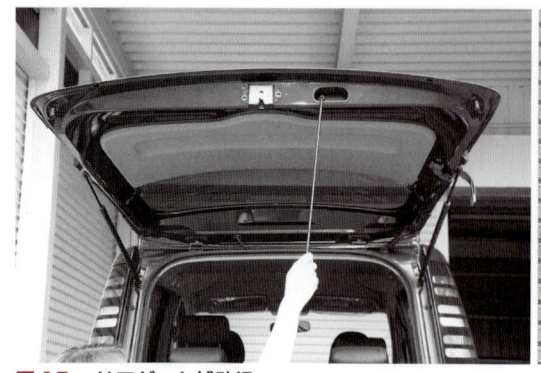
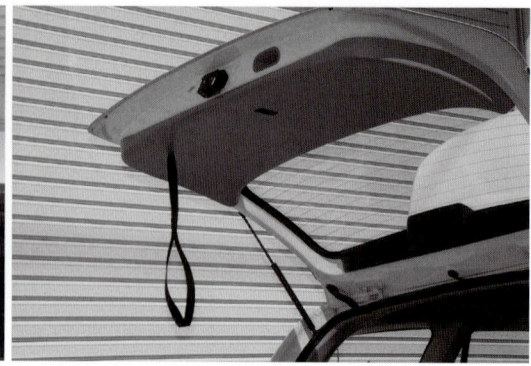

図 15　リアゲート補助紐

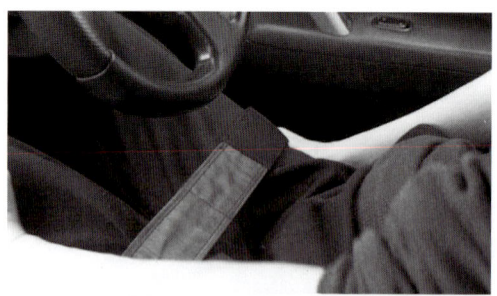

図 16　大腿部をベルトで固定

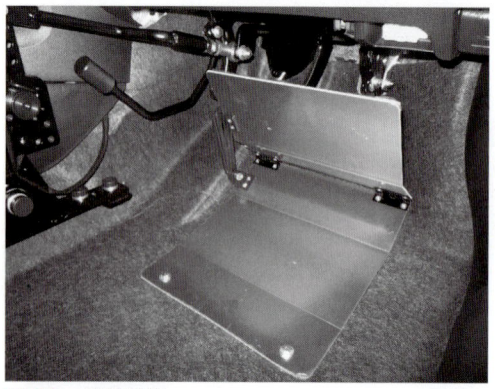

図 17　痙性対策

る．車内で失禁し，シートを汚してしまうことは精神的ショックが大きい．状況に応じて防水シートや吸水パッドの紹介を行う．

❻ 胸・腰髄損傷者に対する自動車運転支援

6-1 ┃ 自動車の選択方法

基本的に乗降と車椅子の積み込みが可能で

あれば，自動車の選択制限はない．ハンドル・ブレーキ操作が弱い者，座位バランスが不安定な者については頸髄損傷者の項と同様の基準で選択する．

上肢の筋力が保たれている胸・腰髄損傷者では，運転席上部のアシストグリップを利用して移乗する方法を取る場合がある（**図18**）．アシストグリップは乗降の際に有効となるが，耐久性の問題から，あくまで補助として使用することが望ましい．

6-2 ┃ 運転補助装置

手動運転装置を使用する．形状について大きな条件が必要となることは少ない．座席がベンチシートであり運転席から助手席の移動を多く行う場合，下肢が開排してしまうため足元の空間を広く取りたい場合などは，フロアタイプのみならずコラムタイプ（**図19**）の検討を行う．しかし，古くからあるコラムタイプは近年の車の構造に適さない場合があるので注意が必要である．国外車の場合は手動装置を右側に装置を取り付けた方が，乗り降りが比較的スムーズとなる．

近年，携帯型手動運転装置「ハンドコントロール」（**図20**）が販売されている．脱着可能で持ち運びも可能な運転補助装置であり，自動車本体への加工や構造変更を施す必要がなく，一般的なオートマティック車であれば，ほぼ車種を選ばず装着可能（足踏み式

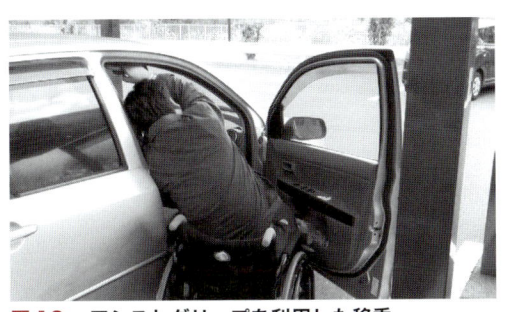
図18　アシストグリップを利用した移乗

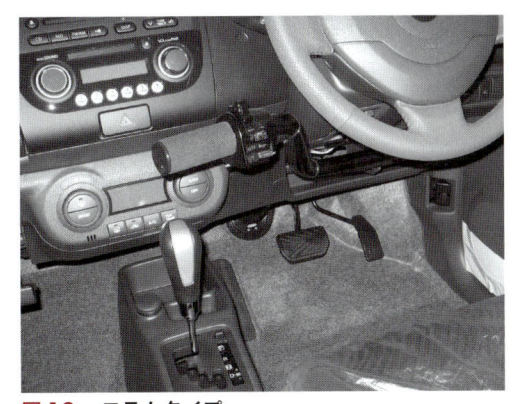
図19　コラムタイプ

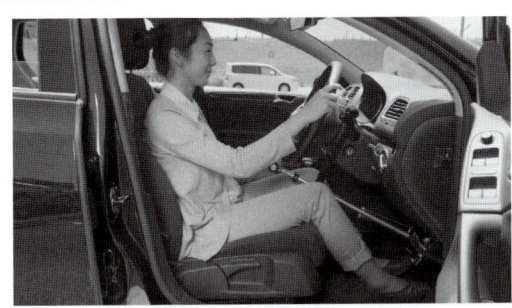

アクセル・ブレーキ操作を行うグリップを身体の中心に配置.
右左折時の体幹維持が容易となる.あくまでも把持が可能な
方が対象となる.

ハンドコントロールは900gと軽量な手動運転装置.飛行機
や新幹線で遠くに行く場合も荷物にならず,どこへでも持ち
運ぶことが可能.

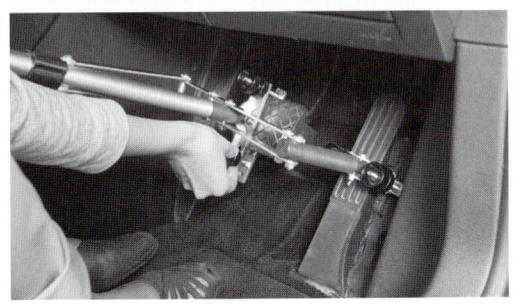
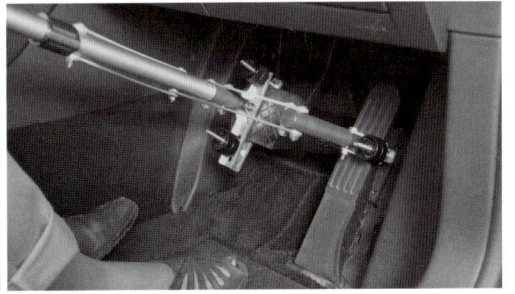

自動車への取り付け取り外しに,工具は一切必要ない.また,自動車のペダルへの固定は,確実な挟み込み方式を採用.
固定にはノブを2つ使いダブルナット効果によってゆるみを防止している.

図20　ハンドコントロール
（資料提供：ニコドライブ）

パーキングブレーキ搭載車は別売補助器具が
必要）である.持ち運び可能であるため,故
障時や車検時の代車,旅行時のレンタカーな
どにも使用することができる.また,新たに
運転免許を取得するにあたって,手動装置を
配備している教習所が近隣にない場合,自家
用車の改造など多大な出費が必要となるが,
装置持ち込みで通うことができる.海外製品
では両上肢でハンドルに触れながら,アクセ
ル・ブレーキ操作を可能にするリング＆レバ
ータイプの手動運転装置（アクセルリング）
があり,日本でも輸入販売されている.

　近年は,様々な種類の手動運転装置が販売
されており,対象者の生活スタイルや価値観
に合わせて改造に対する助言を行うことが求
められる.

6-3 | その他

　胸髄・腰髄損傷者の場合も頸髄損傷者と同
様,褥瘡や痙縮に対する注意は必要である.

車椅子から自動車へ乗り移る際に，自動車の下部に傷が付きやすい．必要な動作だからこそカバーを装着するなど接触キズを防ぐための工夫が望まれる．

❼ おわりに

自動車運転は対象者の生活に大きな影響を与える手段的日常生活動作（IADL）である．自動車が運転できるようになることで，生活範囲の拡大や就労，就学の可能性が高まるなどの恩恵は大きい．しかし，同時に社会的な責任を伴う作業である．より安全な運転を支援するためにも身体機能に適した環境が重要となる．場合によっては改造業者との連携を図り，対象者に適した運転環境について助言を行う必要もある．

近年，車種の多様化と安全性能の向上，運転補助装置の開発と改良により「運転できる」までの支援は行いやすくなっており，情報収集を積極的に行っていくことが求められる．これからは，「運転ができる」にとどま

ることなく，「なぜ運転したいのか」をとらえた上で，対象者の生活に即した自動車運転支援により QOL 向上を目指していく必要がある．

【文献】
1) 警察庁交通局運転免許課：運転免許統計（平成 28 年版），2017.
2) 万歳登茂子：社会生活に関連した動作―自動車運転．総合リハビリテーション 20: 907-910, 1992.
3) 進藤伸一：脳卒中後遺症者の自動車運転の実態．理学療法研究 7: 54-64, 1990.
4) Smith-Arena L, et al: Predictors of a successful driver evaluation in stroke patients after discharge based on an acute rehabilitation hospital evaluation. Am J Phys Med Rehabil 85: 44-52, 2006.
5) 武原格ほか：脳卒中患者の自動車運転再開についての実態調査．日本交通科学協議会誌 9: 51-55, 2009.
6) 芝啓一郎・編：脊椎脊髄損傷アドバンス―総合せき損センターの診断と治療の最前線，南江堂，東京，2006.
7) 熊倉良雄：脳卒中患者の運転補助装置．Jpn J Rehabil Med 50: 113-117, 2013.
8) Jung NH, et al: Muscle activation of drivers with hemiplegia caused by stroke while driving using a steering wheel or knob. J Phys Ther Sci 27: 1009-11, 2015.

認知機能を介して安全運転に働きかける方略として，認知リハビリテーションやドライビングシミュレーター（DS）を用いることで，運転技能向上を図る研究が報告されている．一方でメタ認知に注目し，自分の運転技能を正しく知る（運転技能への自己認識を高める）ことで安全性が高まることも知られており，具体的な方略についても報告がなされている．本稿では，これら認知機能への介入により運転技能向上を試みた先行研究を紹介する．そしてこれらの知見を臨床場面で生かす上での注意点や臨床経験を提示する．

❶ 認知リハビリテーションによる支援

認知リハビリテーションを用いて運転技能改善を図る介入としては，視覚的注意や空間知覚，情報処理速度や問題解決能力など，運転技能に関与すると思われる多領域の認知機能への介入が試みられている．認知リハビリテーションによる運転技能改善を報告した初期の研究として Sivak ら[1] の報告がある．Sivak らは脳損傷者 8 名に対し視覚的注意や空間認知など 6 種の課題を 5-9 セッション（8-10 時間）行い，前後の実車評価技能を比較している．課題の具体的内容としてはウェクスラー成人知能検査の絵画完成・配列，ブロックデザイン，キャンセレーション課題などであった．訓練の結果，8 例中 7 例の運転技能が改善したと報告している．また，運転技能の改善度と認知機能の改善度に相関が見られたことも報告されており，認知機能の改善により運転技能が改善される可能性を示唆している．

Mazer ら[2] は運転に関連する認知機能の中で視覚的注意に注目し，Useful fieled of view（UFOV）を用いた視覚的注意訓練が実車運転技能を改善しうるかランダム化比較試験による検討を行っている．一点を注視した際に注視点周辺で情報を処理できる範囲を有効視野（Functional vision）といい，UFOV はこの有効視野を測るソフトウェアである．UFOV には 3 つのサブテストがあり，それぞれ視覚情報処理時間，注意分配，選択性注意を測ることが可能である．この UFOV を用いた視覚的注意訓練により，運転技能が改善するかどうか検討された．対象は発症から 6 か月以内の脳卒中患者 84 名であり，対象者を無作為に UFOV 群と対照群に分け，20 セッション前後の訓練効果を比較した．対照群ではコンピューターソフトウェアを用いた認知リハビリテーションを実施した．その結果，両群において訓練後の実車評価の合格率（安全運転可能とされる割合）に有意差はなかった．しかし，対象者を右半球損傷者に限定した場合，UFOV 群の合格率 52.4% に対し，対照群では 28.6% と UFOV 群の合格率が高かったことを報告しており，右半球損傷者に対し UFOV を用いた視覚的注意訓練が

有効である可能性を示している.

② DSによる運転技能への支援

DSを用いて実際の運転に近い訓練を行うことで, 運転技能の向上を報告した研究もある. Akinwuntanら[3] は脳卒中患者をDS群（37名）と認知リハビリテーション群（36名）に分け, 両群の実車運転技能の改善を比較している. DS群では1回1時間, 週3回×5週のDS訓練を行い, 対照群では記憶訓練や道路標識カードを用いた認知訓練を実施した. その結果, 訓練直後の実車評価ではDS群において合格率が高かったものの, 両群間で有意差は見られなかった. しかし, 訓練終了後6か月経過を追った結果, 最終的に運転再開可能とされた者は, DS群では19/26名（73%）, 対照群11/26名（42%）であり, DS群の合格率が有意に高いという結果を報告している. また, DSによる訓練効果について, 左半球損傷者において効果が得られにくいとも述べられている.

同様にMazerら[4] も脳損傷者を対象にDS訓練の効果を検討している. 対象者は事前に運転技能評価を受け, その結果運転再開可能とされなかった脳損傷者45名. 対象者を無作為にDS訓練群23名と介入を行わなかった対照群22名に振り分け, 訓練前後の実車評価合格率を比較している. その結果, 両群において実車評価合格率に有意差は見られなかったが, 対象者を初期の運転技能によって軽度・中等度・重度に分類した場合, 中等度群ではDS訓練の効果が得られやすかったと述べている. しかし, 症例数が少ないために今後の検討が必要であることを報告している.

認知機能への介入により運転技能が向上する機序として, 視覚的注意や情報処理速度など運転技能に関連する認知機能の改善により, 危険な交通状況への対処能力が向上する

ことが一因ではないかと考えられる. しかし, 今のところ研究数が十分とは言えないことから, 運転技能向上に有効な訓練方略は確立されていないのが現状である. その一方で, 損傷半球別や重症度ごとに訓練方略を選択することで運転技能が向上する可能性も示唆されており, 今後の研究の蓄積が待たれている. 表1[1-6] に運転技能向上に有効な訓練について検討を行った研究を記す.

③ 運転技能への自己認識向上による支援

一方, 運転技能への自己認識向上によって, 自身の運転技能を正しく知ることで安全性が向上することも知られている[7]. その背景としては, 自己認識向上により, 無理のない運転計画の策定や自分にとって危険な交通状況への注意喚起を図ることで, 危険な状況そのものを避けるなど運転行動が変化し, 安全性が向上すると考えられる. 実生活場面において脳損傷者では過剰な自信を持つ者ほど事故を起こしやすい[8] との研究もあり, 自己認識の重要性が示唆されている.

このような運転技能への自己認識を高める方法として, 外川ら[9] はDSを用いた取り組みを報告している. 外川らは脳損傷者20名に対しDSを用いた訓練を3-6回実施し, その際の危険場面の映像や注意点をDSのリプレイ機能を用いてフィードバックすることで, 運転技能の自己認識が高まることを報告している.

④ 臨床場面への応用の実際

臨床場面において認知機能への介入により運転技能向上を図るには, 対象者個々に応じて先行研究の知見を応用することが必要となる. 当院での経験を紹介する.

表1　運転技能向上に有効な訓練に関する先行研究

原著者（年）	疾患	対象者数	介入内容	介入頻度	結果
Sivak[1] (1984)	脳卒中，頭部外傷	8	知覚訓練 視覚走査，空間知覚，注意訓練など	5-9セッション (8-10時間)	・訓練後に運転技能改善. ・認知機能の改善と運転技能の改善に有意な相関が見られた.
Kewman[5] (1985)	脳損傷	24 実験群13 対照群11 健常者11	小型電動車による走行訓練に併せた，視覚運動追跡課題注意分離課題など	8セッション (16時間)	・対照群と比較して実験群において運転技能が有意に改善.
Klavora[6] (1995)	脳卒中	10	視覚的注意訓練 (Dynavision)	18セッション (6時間) 3回/週×6週間	・同時期に実車評価を受けた脳卒中患者の合格率24%と比較して，対照群では60%と高い合格率が示された.
Mazer[2] (2003)	脳卒中	84 実験群41 対照群43	視覚的注意訓練 (UFOV)	20セッション (10-20時間) 2-4回/4週	・実験群と対照群で実車評価の合格率に有意差はなかった. ・右半球損傷者に注目した場合，実験群の合格率(52.4%)に対し，対照群(28.6%)と約2倍の差が見られた.
Akinwuntan[3] (2005)	脳卒中	73 実験群36 対照群37	DS訓練	15セッション 3回/週×5週間	・DS訓練群において実車評価の合格率が高い傾向を示したが，有意差はなかった. ・訓練終了6か月後の運転技能判定は，実験群の合格率73%に対し，対照群42%であり，実験群の合格率が有意に高いという結果であった.
Mazer[4] (2015)	脳卒中，頭部外傷	45 実験群23 対照群22	DS訓練	16セッション (8時間) 2回/週×8週間	・訓練後の実車評価の運転可否判定に両群で有意差は見られなかった. ・中等度群（訓練前の運転技能が要練習とされていた者）は，実験群において有意に運転可否判定が改善した. ・重度群（訓練前の運転技能が運転不可とされた者）では有意な改善が見られなかった.

実車評価を基準として運転技能向上の有無を検討した研究を紹介する.

4-1 | 運転技能への自己認識向上

運転技能への自己認識向上を図る場合，実体験から気づきを促せるかどうかと，対象者の認識と比較する基準の存在が重要となる. 実車評価が可能な場合では，場内教習においてS字クランクでの脱輪や急ブレーキ制動訓練での反応の遅れは運転技能への過信を軽減する効果がある例を経験する. また，ドライブレコーダーなどで運転場面を撮影し，自身の危険場面を動画で提示することも有効である.

一方，神経心理学的検査では運転技能との関連がイメージしにくいことから，得点の低下と運転技能低下の可能性を関連付けて説明することは難しい場合がある. このため，年齢別の基準値や運転可否群間の検査数値を比較した研究を示しながら，根拠をもって対象者の成績では運転技能低下を生じる可能性のあることを説明する必要がある. その際，レーダーチャートなどのグラフで対象者の成績と基準値を比較することや，同様の得点の事例の運転場面の映像を提示することで，理解を深められる例がある（図1）.

また，説明者によっても自己認識の修正度合いが異なることを経験する. 教習指導員，医師，担当作業療法士または作業療法部署の責任者，家族など，対象者の自己認識向上に最も効果的な説明者を考慮することも重要である（表2）.

4-2 | 認知リハビリテーション

まず評価により，運転技能向上のために改善が必要な認知機能を明らかにする. その

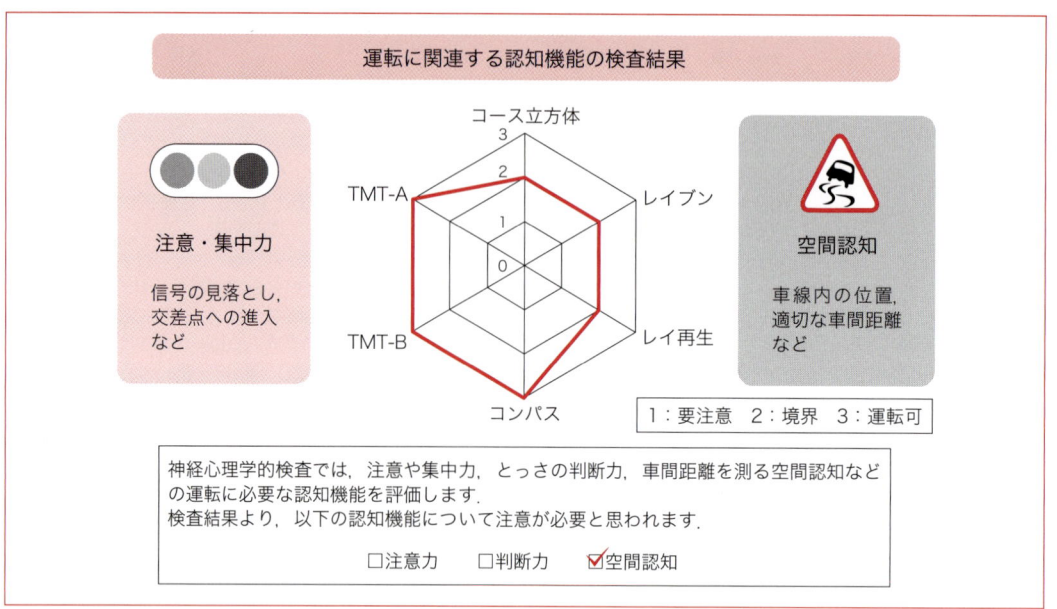

図1　説明の例

井野辺病院で用いている説明用パンフレットを紹介する.

表2　自己認識向上を促す方法の具体例

項目	具体例	注意点
神経心理学的検査	・年齢別基準値との比較 ・実車評価を行った研究における運転不可群数値との比較 ・数値の近い対象者の運転場面動画の視聴	運転との関連がイメージしにくい
実車評価	・S字クランクなどでの脱輪 ・教習指導員よる補助ブレーキによる制動 ・障害物への接触 ・ドライブレコーダーなどで撮影した動画による自身の危険場面の視聴	実際に車を運転することで,過剰な自信を持つ例を経験する
説明者	・作業療法士,言語聴覚士,臨床心理士,医師,教習指導員,公安委員会,家族など,対象者にとって効果的な説明者を確認する	必要に応じて,説明者を交代し複数回説明を行う

際,運転技能との関連が報告されている神経心理学的検査を用いた評価が必要となる. それによって,視覚的注意や空間認知など,運転技能低下を生じうるどの認知機能が低下しているのか,そしてその程度について把握を行う. 視覚的注意,空間認知,遂行機能,視覚性短期記憶などが運転技能と関連すると言われており[10],この領域の認知機能低下には特に注意を払う.

視覚的注意に関して UFOV による運転技能改善の可能性が報告されているが,わが国では入手が難しく一般的な方法とはなり得ていない. しかし,運転技能との関連が知られている TMT-B に対して標準注意検査法 CAT を用いた訓練により改善が見られたとの報告があり参考になる[11]. 一方,空間認知に関しては視空間注意に対する認知リハビリテーションと比較して研究数が少なく,運転技能向上に向けて応用可能な認知リハビリテーションは限られているのが現状である. このため,ビデオゲーム型 DS を用いて右左折や車線内適正位置など,視空間認知が求められる運転技能に対して模擬運転を用いることで訓練を行っている[12].

❺　認知機能支援における注意点

認知機能介入による運転の安全性向上にあ

たっては，対象者の運転環境と介入を結び付けて考えることも重要である．事前に対象者の運転環境を聴取し，実生活で必要とされる運転技能や交通状況を把握する．これらの情報をもとに，対象者にとって重要となる運転技能を推測し，神経心理学的検査の結果から問題が見込まれる交通状況を予測する．このように，認知機能への介入単独で働きかけるのではなく，対象者の実生活との関連を意識しながら介入を行うことが重要である．

【文献】

1) Sivak M, et al: Improved driving performance following perceptual training in persons with brain damage. Arch Phys Med Rehabil 65: 163-167, 1984.
2) Mazer BL, et al: Effectiveness of a visual attention retraining program on the driving performance of clients with stroke. Arch Phys Med Rehabil 84: 541-550, 2003.
3) Akinwuntan AE, et al: Effect of simulator training on driving after stroke: a randomized controlled trial. Neurology 65: 843-850, 2005.
4) Mazer BL, et al: A randomized clinical trial to determine effectiveness of driving simulator retraining on the driving performance of clients with neurological impairment. British Journal of Occupational Therapy 78: 369-376, 2015.
5) Kewman DG, et al: Simulation training of psychomotor skills: Teaching the brain-injured to drive. Rehabilitation Psychology 30: 11-27, 1985.
6) Klavora P, et al: The effects of Dynavision rehabilitation on behind-the-wheel driving ability and selected psychomotor abilities of persons after stroke. Am J Occup Ther 49: 534-542, 1995.
7) Soliman AM, et al: Metacognitive Strategy Training Improves Driving Situation Awareness. Social Behavior and Personality: an international journal 37: 1161-1170, 2009.
8) Schanke AK, et al: Driving behaviour after brain injury: a follow-up of accident rate and driving patterns 6-9 years post-injury. J Rehabil Med 40: 733-736, 2008.
9) 外川佑ほか：脳損傷者に対するドライビングシミュレータ訓練とリプレイ機能を用いたフィードバックの効果．総合リハビリテーション 46: 465-471, 2018.
10) 加藤貴志ほか：脳損傷者の実車運転技能に関連する神経心理学的検査について―システマティックレビューとメタ分析．総合リハビリテーション 44: 1087-1095, 2016.
11) 窪田正大：注意障害を伴った脳血管障害患者の認知リハビリテーション―Computer-assisted Attention Training の試み．高次脳機能研究 29: 256-267, 2009.
12) 久保田直文ほか：運転支援におけるビデオゲーム型ドライビングシミュレータの紹介．作業療法ジャーナル 51: 1242-1243, 2017.

3 心理・家族教育

酒井 英顕・山本 昌和

❶ 道路交通法と社会的背景

道路交通法第90条・103条に該当する一定の疾病を抱えた人は，自動車運転免許を取得・更新する際には，運転適性相談後，必要に応じて臨時適性検査が行われ，運転の可否について判断される．臨時適性検査は，主に対象者の自主申告により行われるため，対象者の疾病・障害に対する理解は重要である．しかし，認知機能に関する障害は自覚を伴いにくく，自主申告がされづらい．また，自主申告がされたとしても，障害を正しく申告できるのかという懸念がある．また，マスメディアによる高齢者や疾病の影響による事故の情報発信により，対象者の状態が理解されないまま，運転を中止させたいという家族の意向を聞くことが増えている．

そのため，家族の理解向上は，対象者が運転の再開を希望する場合は自主申告を正しく行うこと，さらには運転再開後の長期的な支援につながる．また，再開を希望しない場合には，日常生活の移動手段について共に考えることにつながるため重要である．

❷ 対象者・家族に対する 心理教育の流れ（図1）

2-1 主治医の意向と介入の可否

主治医に，道路交通法に該当する疾病，既往歴，合併症，後遺症がないか確認する．運転再開が困難と判断された場合は，主治医より対象者・家族に説明を行う．また，作業療法士より日常生活の移動に関する代償手段の提案をする．

2-2 対象者・家族の意向の確認

主治医の指示があった場合，対象者・家族の意向を確認する．家族の意向が運転再開に対して消極的または否定的である場合には，対象者に積極的な発言を行わないように配慮する．また，意向には変化が見られることがあるため，経過の中で再評価を視野に入れておく．

2-3 対象者・家族の理解の確認

対象者・家族が，疾病罹患後の運転獲得・再開までの手順，疾病に関連する留意事項，身体・認知・精神機能などの障害に対して，どのように理解をしているのか確認する．

2-4 対象者・家族への説明

対象者だけでなく，家族同席の下，医師，薬剤師，作業療法士，理学療法士，言語聴覚士，臨床心理士，看護師などの関係職種が説明する（表1）．同席する家族は，普段から自動車運転を行い，対象者が意見を聞くことができる，また長期的にフォローができることが望ましい．説明する際には，対象者・家族だけでなく，医療従事者においても周知さ

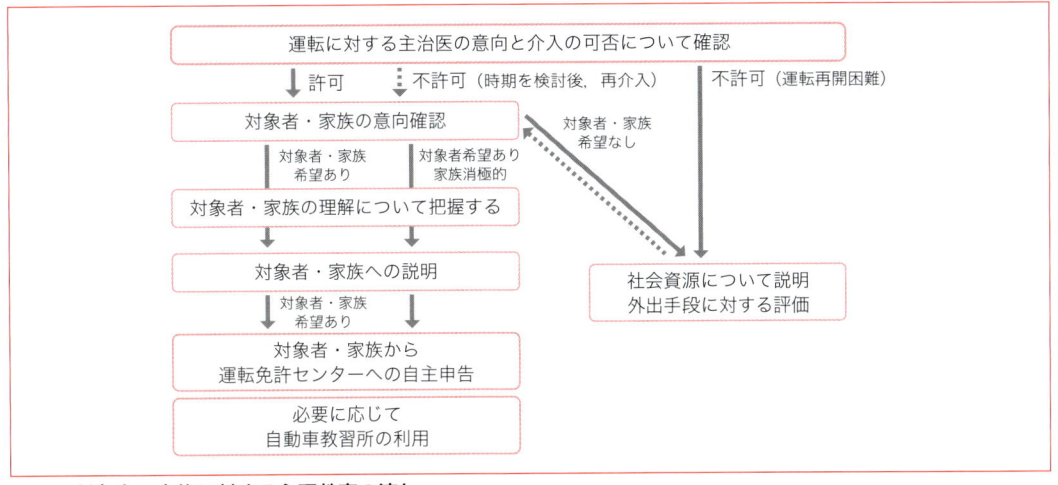

図1　対象者・家族に対する心理教育の流れ

れていない内容があるため，パンフレットなどを作成し，説明漏れなどの防止を図る（**図2**）.

1）疾病・障害

　認知症，てんかん，糖尿病などは，道路交通法の記載に準じて説明する．明確な基準のない脳卒中，統合失調症，うつ病などの疾病は，日常生活の状況，神経心理学的検査の結果などから，安全な運転に必要な認知・予測・判断・操作への影響について説明する．また，服薬管理の重要性，薬剤の副作用についても説明する．

2）自主申告の必要性

　運転開始・再開時には，臨時適性検査を受けるよう勧める．臨時適性検査を拒まれる場合には，自動車任意保険の加入資格や事故を起こした際の保険金支払い減額の可能性について説明する．また，自主申告する際に，取り消し処分となることが予測される場合は，取り消し処分となった日から3年以内に病状が快復すると，試験の一部が免除され，運転免許を再取得できることを説明しておく.

3）運転獲得・再開の手順と各関係機関の役割

　医療機関は，疾病や障害に関する評価を行い，診断書を作成する機関であり，運転免許センターは，診断書を参考に，運転に関する可否判定を行う機関であることを説明する.

表1　対象者・家族への説明における関係職種の役割

情報の内容	役割
疾病，再発リスク	医師
障害の種類 障害の程度	医師，作業療法士，理学療法士 言語聴覚士，臨床心理士，看護師 など
服薬管理の重要性 薬剤の運転への影響	医師，薬剤師など
服薬管理方法	薬剤師，看護師，作業療法士など
自主申告の必要性 再開の手順 各関係機関の役割 その他，道路交通法	医師，作業療法士

　また，自動車教習所は，疾病や障害に関して道路交通法上定められた役割はない．しかし，時間・内容に制限はあるものの，現在の運転能力を安全に評価できる機関であることを説明し，障害の影響が少なからず予想される場合には，運転開始・再開前に利用することを勧める.

　各都道府県により，運転獲得・再開の手順や他関係機関の対応は異なる部分もあるため，情報を整理して，一律に説明できる環境作りが必要となる.

4）その他，道路交通法

　入院中などのやむを得ない状況によって運転免許の更新ができない場合には，失効後6か月以内であれば，通常の適性検査と講習の受講によって更新が可能であることを説明す

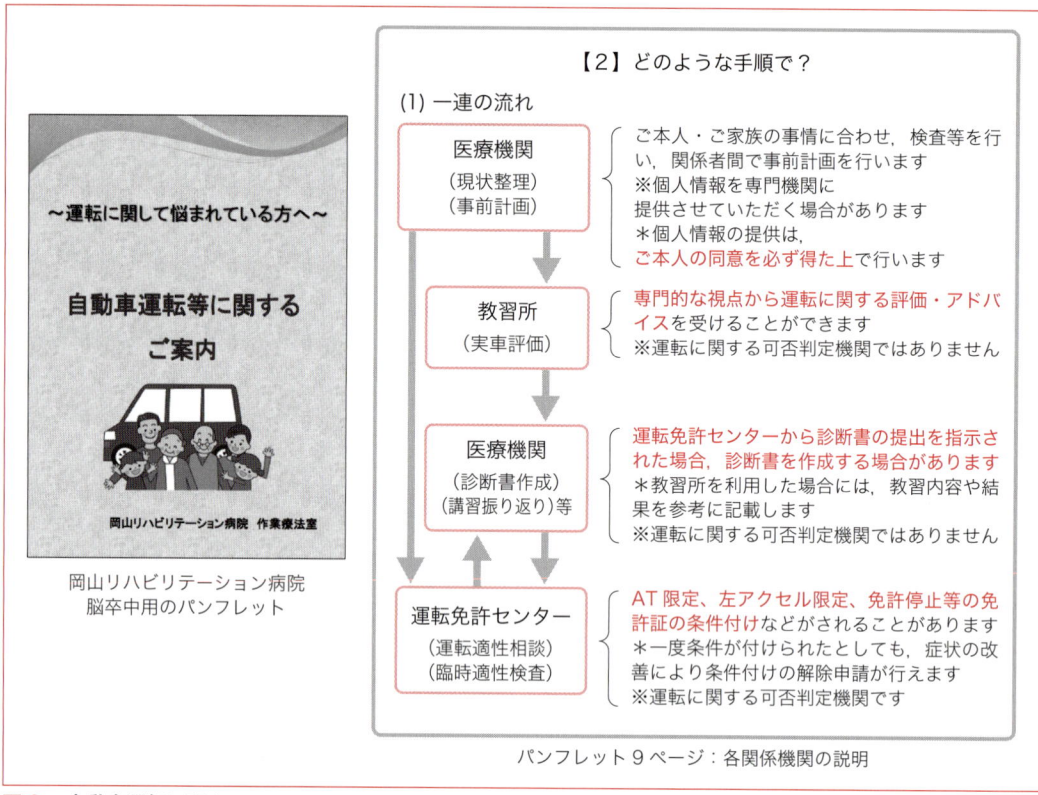

岡山リハビリテーション病院
脳卒中用のパンフレット

パンフレット9ページ：各関係機関の説明

図2　自動車運転に関するパンフレット

る．また，それ以上の期間が空く場合には，最大3年間の猶予（治療や療養が終わって1か月以内に申請が必要）があることを説明する．しかし，入院していたことを証明する書類，手数料なども別途必要になるため，各都道府県の運転免許センターに問い合わせ，手順や必要書類などの整理をしておく．

5）社会資源

　対象者・家族が運転獲得・再開をあきらめる決断をした際には，移動に関する代償手段の提案をする．近年，岡山リハビリテーション病院では，運転再開をあきらめる対象者の数が増加している．2015年6月1日-2018年5月31日の期間に運転介入を実施した対象者124名のうち，51名は運転を中止・停止した．そのため，作業療法士は，今後運転ができない可能性を介入初期より考慮し，対象者のライフスタイルに合わせた情報提供ができるように準備をしておく必要がある．

　また，全日本指定教習所協会連合会のホームページ（http://www.zensiren.or.jp/kourei/）では，運転免許証を自主返納することによる特典を各都道府県別に閲覧することができる．

❸ 対象者・家族に対する心理教育に必要な視点

　対象者・家族の理解について把握すること，また説明をする際に必要な視点について説明する．

3-1 ｜ リスク認知

　人々は目前のリスクについて，リスクの主観的なとらえ方（リスク認知）を通じ行動を決定する．しかし，専門的な領域では，何が安全で危険なのか，情報なしには判断できない[1]．また，一般の人々が専門家と同様のリ

スクに対する評価基準を用いない場合，専門家のリスクに対する評価をリスクマネジメントに生かそうとしても，対象者に受け入れてもらえない[2].

そのため，対象者・家族に対してリスクマネジメントをするには，対象者のリスク認知を評価し，リスクに対してどのような情報や基準を用いて判断・行動したのか，コミュニケーションを展開していく必要がある.

3-2 | リスクコミュニケーション

対象者のリスク認知を主体としてコミュニケーションを展開する手法に，リスクコミュニケーションがある．以下に，リスクコミュニケーションについて説明する.

リスクコミュニケーションとは，「個人，機関，集団間でのリスク情報や意見のやりとりの相互作用過程」[2]と定義されている．特徴としては，①リスクについての意思決定の主体はリスクに曝される人々にあること，②送り手と受け手の相互作用過程であること，③リスクに曝される人々に十分に情報を提供し，理解を深めてもらうこと[2]などがある．リスクコミュニケーションにおいて大切なことは，お互いの認識に差異があることを認め，差異が生じる理由に目を向け[3]，気づきを与えることである（情報を強要し，思わせることでない）[4]．また，リスク認知の共有には実際場面を介することが重要な要素であり[3]，リスクコミュニケーションの成功は，利用可能な知識の範囲内で対象者が十分に情報を与えられたと納得でき，関連した問題あるいは行為について当該関係者の理解のレベルを上げる[2]と言われている.

④ 対象者・家族に対する心理教育

4-1 | 自動車運転に関するリスク認知の評価

対象者の病前自動車運転能力を基準に，現在の運転能力について，対象者・家族に質問をする（図3質問①）．次に，どのような情報や経験，基準を通じて判断をしたのか質問をする（図3質問②，③）．質問①，②を見ると，医師・作業療法士と対象者・家族のリスク認知は，部分的に共有できていることが把握できる．また，今後の運転に対する注意点について質問をする（図3質問④）．質問③，④を見ると，家族は，訓練場面の見学という情報（経験）によって，右足の不安定性・注意力の低下に気づき，自動車運転への影響について考えていることが把握できる．対象者は，家の周りの散歩・長距離の歩行という情報（経験）から，右足の不安定性・耐久性低下を感じ，自動車運転への影響を考えていることが把握できる.

対象者・家族のリスク認知を主体にしたコミュニケーションを展開することにより，どのような情報（経験）がリスク認知に変容を与えるのか，送り手が把握できる．この段階では，医療従事者（疾病・障害の専門家）と対象者・家族（一般の人々）の間には，情報（経験）不足によってリスク認知に差異が生じていることがほとんどである．そのため，様々な情報（経験）を通じて障害に対する気づきを促し，対象者・家族と同様の基準を設ける作業が必要になる.

4-2 | 気づきを促す情報（経験）の提供

対象者は，病前に行っていた作業を通じて，障害に対する気づきが促されることがある．作業を提供する際には，結果を視覚的に確認できる，また基準がある作業を用い，環境に留意することにより，対象者にとって意味のある作業となりやすい．例えば，図3の症例は，近所の友人4人で，週1回将棋をすることが日課であり，成績は常に1位か2位．この場合，作業療法士と将棋をするより，友人4人と将棋をすることによって，自身の変化に気づきが生じやすい．また，この

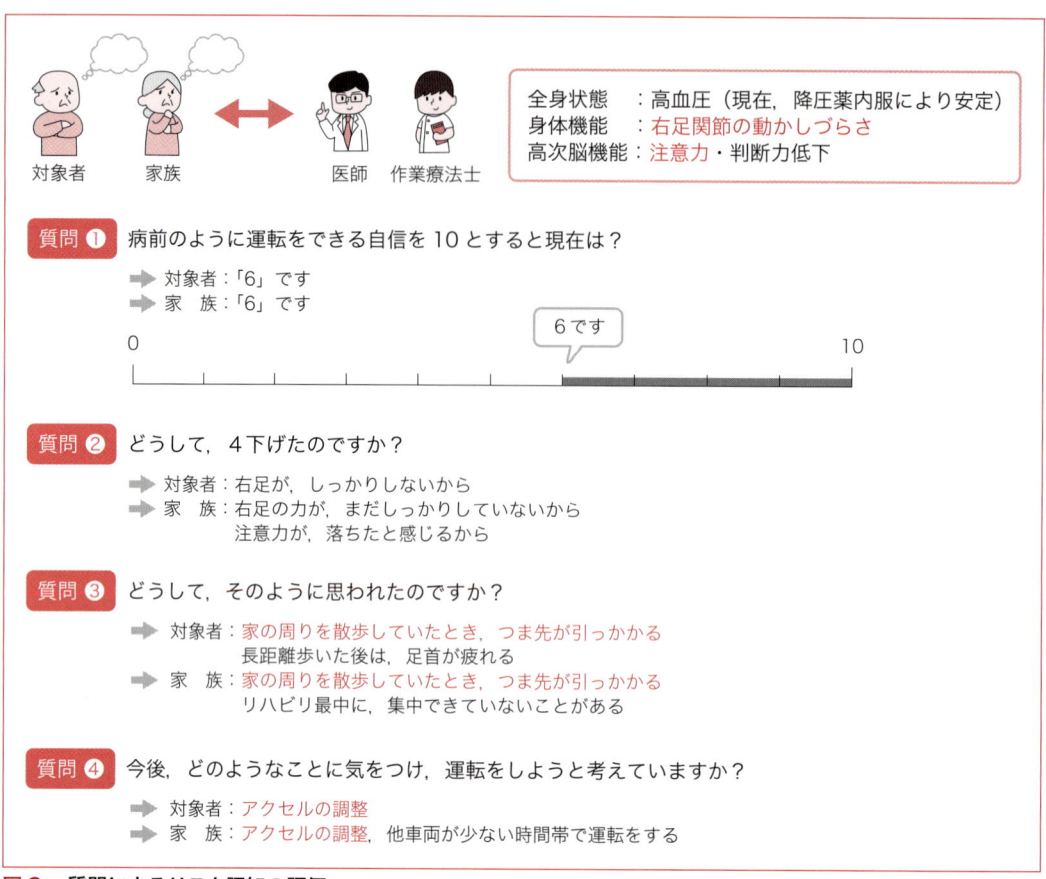

図3　質問によるリスク認知の評価

症例は，趣味が料理で，ハンバーグとスープを手際よく，いつも 20 分で作っていた．この場合，訓練室で調理をするより，自分で材料から準備を行い，自宅の使い慣れた道具・環境で調理をする方が気づきが生じやすい．

　このような作業を提供する際には，対象者の心理的ストレスに最大限配慮した上で，内容・方法を検討する．作業の経験後は，再度**図3**のようにコミュニケーションを展開し，自覚が乏しい障害について気づきを確認する．この過程の中では，可能な範囲で家族の参加を促し，対象者の行動・発言などについて共有しておく．

4-3 | 基準の提供

　神経心理学的検査などの結果について説明する．障害の有無だけではなく，対象者の年代と比較して，どの程度低下が認められるのか提示する．各々の神経心理学的検査結果と，運転の可否予測については，表を作成し（Ⅳ-2「自動車教習所との連携」参照），視覚的に理解しやすいように提示する．また，日常生活場面のエピソードを含めながら，机上検査の限界についても説明をする．

4-4 | 実車評価（実際場面）の提供

1）事前準備

　障害の影響が予測される運転内容について，表を作成し，対象者・家族・作業療法士各々が，能力評価とリスク評価の点数をつける．点数の差異が見られた項目に関しては，点数の理由について順番に聴取する．

　前出の症例について，表を作成した（**表2**）．交差点を右折する項目では，対象者と

表2 自動車運転に関する能力評価・リスク評価

対象者　家族　　作業療法士

注意項目	自動車運転内容	能力評価			リスク評価		
		本人	家族	OT	本人	家族	OT
	アクセルの調整	2	3	2	1	1	1
○	交差点を右折する	4	2	2	1	1	1
○	左折時，左のミラーを確認する	4	2	2	3	3	1
	右のミラーを確認する	3	3	3	3	3	3

能力評価	1：まったくできない	2：あまりできない
	3：少しできる	4：とてもよくできる
リスク評価	1：非常に危険	2：やや危険
	3：あまり危険でない	4：まったく危険でない

家族，作業療法士間で，能力評価において差異が生じている．対象者は自身の能力を高く見積もり，家族と作業療法士は対象者より能力を低く見積もり，問題が生じるであろうと予測している．そのため，対象者と家族に「なぜ，このような点数をつけたのですか」と理由を聴取し，その後，作業療法士からは「私は〜という理由で2点をつけた」と，日常生活や訓練場面（情報や経験の提供），神経心理学的検査の結果（基準の提供）などを用いて，認識の差異についてコミュニケーションを図る．能力評価の差異が生じている項目に関しては，教習指導員と相談し，実車評価において重点的に確認する．また，左折時のミラーを確認する項目では，能力評価・リスク評価に差異が生じている．リスク評価が低くなる傾向の人は，実車評価において能力低下を自覚し（症例＝左折時，ミラーを確認していないことに気づく），代償しようと考えていても（症例＝スピードを落とし，ミラーを確認する意識を高める），課題に対するリスクを軽視して（症例＝ミラーを確認しなくても危なくないだろう），代償行動が促通されないことがある（症例＝スピードは落とさない，特別にミラーを確認する意識を高めない）．そのため，リスク評価が低下している項目に関しては，対象者・家族とリスクの

種類・程度についてコミュニケーションを展開し，運転再開後は家族によるフォローアップを重点的に行う．

実車評価前に，対象者と家族の能力評価・リスク評価についてとらえることにより，実車評価を通してどのような気づきを促したいのか，また実車評価後にどのようなフォローアップが必要になるのか，作業療法士がイメージすることができる．

2）実車評価

教習所と教習指導員の協力が得られるようであれば，ドライブレコーダーなどを用いて録画する．また，構内講習では，障害の影響が確認できる場面を教習指導員と設定し（**図4**），エラーが生じた際には，安全を確保した上で確認する．路上講習は，対象者の運転する目的に合わせ，普段より運転していた場所・ルートで行う．

構内・路上評価，それぞれの特性に合わせ環境設定を行うことにより，対象者・家族の気づきが促され，代償行動の必要性を自覚しやすい．また，通常運転していた場所・ルートでのエラーは，代償行動がより具体的になりやすい特徴がある．

3）フィードバック

表2のツールなどを用いて，実車評価後の能力評価とリスク評価を行う．実車評価

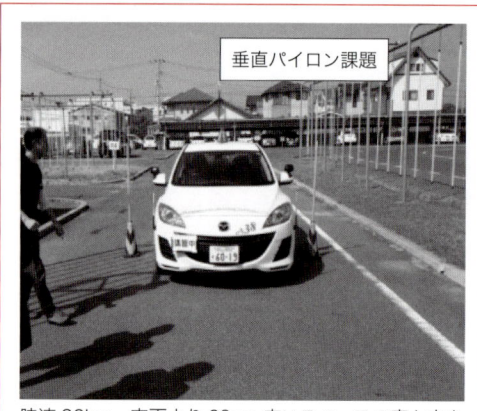
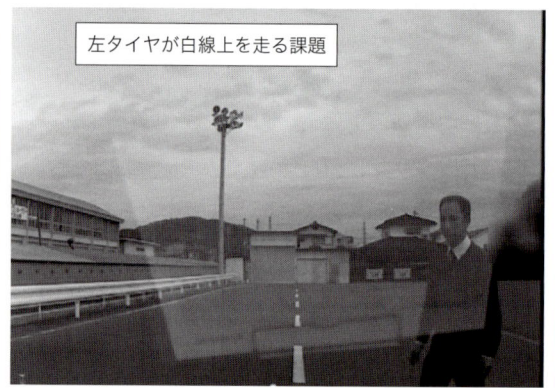

垂直パイロン課題　　　　左タイヤが白線上を走る課題

時速30km，車両より60cm広いスペースの真ん中を通過する課題　　時速30km，左のタイヤを白線上に乗せて走る課題

図4　実車評価（構内講習場面）
課題実施後，対象者・家族・教習指導員・作業療法士で確認をしている場面（株式会社岡山自動車教習所協力の下で実施）.

後，差異のある項目に関しては，なぜ，その点数をつけたのか，理由を聴取していく．その後，ドライブレコーダーなどの録画機能の付いたツールを用いて，問題のあった場面を再度確認する．

❺　まとめ

リスク認知は，差異が生じるものである．そのため，対象者・家族が，なぜ，そのように感じているのか，考えているのかという理由に着目して，情報を提供する必要がある．しかし，情報は対象者に心理的ストレスをかけること，また，家族に対しては運転はあきらめた方がよいという決断につながる可能性

があるため，与える情報の量や頻度には配慮が必要である．そのため，介入初期より，家族の認識や対象者との関係性，性格をとらえ，コミュニケーションを展開していく必要がある．

【文献】
1) 重村淳：リスクコミュニケーション．トラウマティック・ストレス 8: 182-183, 2010.
2) 宮口英樹：リスク認知とリスク・コミュニケーション．作業療法ジャーナル 40: 65-72, 2006.
3) 宮口英樹ほか：作業療法場面におけるリスク・コミュニケーション．作業療法ジャーナル 40: 165-177, 2006.
4) 岸田直樹：医師-薬剤師間のリスクコミュニケーション─現場で使える？具体例とそのコツ．月刊薬事 53: 75-80, 2011.

4 代替手段の提案

澤田 辰徳

　自動車運転は行動範囲を劇的に広げ，人生の質を上げる大切な作業である．一方で，自動車は「走る凶器」ともなるため，安全に運転できない状態で運転すべきではない．したがって，作業療法士を含む医療チームは，様々な疾患により運転が困難な場合は，その旨を対象者に助言せねばならない．しかし，自動車運転が不可能になれば，生活上重大な作業機能障害をきたす可能性がある．ゆえに，医療チームが運転を控えるように助言をしても，その受け入れに難渋することがある．これは非常に悩ましい事実ではあるが，対象者の生活を維持するために一般市民を危険に巻き込むことはできない．

　そのため，対象者の運転の継続が不可の場合でも，作業療法士は代替案を提示し，対象者の作業が遂行されるようにマネジメントせねばならない．適切に代替手段が習慣化されれば，運転に固執するケースは少なくなると言える．運転免許返納者に対しては運転経歴証明書を発行できるだけでなく，各都道府県が優遇サービスなどを提供している[1]．それらは飲食店の割引やタクシー券の配布など様々であるが，対象者の生活が維持できるものでないと対象者にとって魅力的なものとはならない．移動に関する代替手段には電動車椅子や自転車などのいわゆる自分で操作する自操手段と，近親者や友人などの車に同乗する，あるいは公共交通機関の利用による輸送手段がある．本稿では，自操手段と公共交通機関の利用について述べる．

① 自操手段

1-1 電動車椅子，ハンドル型電動車椅子

　長距離歩行が難しい者の代償手段としてよくあるものは電動車椅子やハンドル型電動車椅子などである．また，介護保険などでレンタルも可能であることが多く，その場合は事故を起こした場合の保険が付帯されていることが多い．

　ハンドル型電動車椅子は4輪のものが多く，座位が安定していれば扱いやすい（**図1**）．レバーを握れば走行し，握ったレバーを離せば自動でブレーキがかかる．しかし，脳血管障害による片麻痺者の運転は片手となり，操作が不安定になるため注意が必要である．また，体幹機能の不安定性は安全な操作に影響するため，心身機能の状況に合わせて適切に選択した上で，練習を重ねた方がよい．一方，電動車椅子は標準型車椅子を電動にしたものもある（**図2**）．それらの多くがジョイスティックによる操作で，スティックの傾きにより進行方向や速度が変わる．よって片側上肢が使用可能であれば，運動機能的には操作できる．また，ハンドル型電動車椅子などと比較して小型のため，公共交通機関との併用もしやすい．しかし，通常車椅子を

運転の作業療法的支援

4　代替手段の提案　**119**

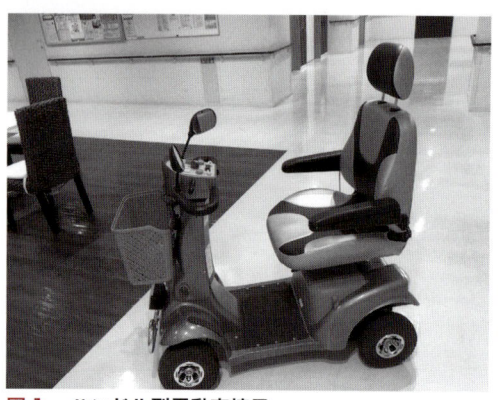

図1　ハンドル型電動車椅子
電動4輪，セニアカーなど様々呼称があり，3輪タイプなどもある．

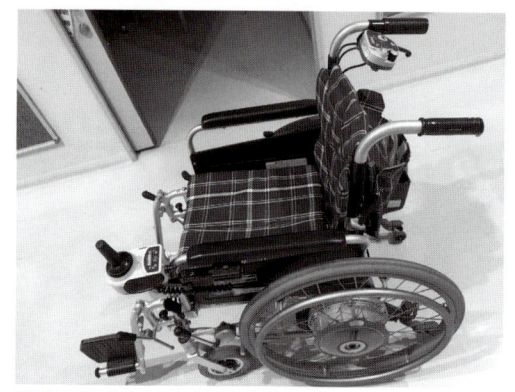

図2　電動車椅子（標準車椅子タイプ）

電動にしたタイプのものは，転倒防止ストッパーが歩道の微妙な段差に引っかかった場合，タイヤが空転し身動きできなくなるおそれもあるため，環境を想定した習熟が必要である（なお，転倒防止バーを上げると低い段差でも前輪が持ち上がり，転倒してしまうことがあるので危険である）．

　電動車椅子はバッテリー駆動であり，長時間運転するには充電の問題などが出てくる．しかし，近隣への外出は比較的容易であり，都市部であれば電動車椅子による公共交通機関の利用も容易に可能となるため，一つの有用な代替手段である．金銭的補助に関しては，各種手帳により受けられる場合もあるので，事前に確認すべきである．また，電動車椅子はすべて最大時速が6km以内であり，法律上歩行者となる（道路交通法施行規則第1条の4）．まれに利用者が勘違いをして車道を走行したり，さらに危険なことには陸橋などの自動車専用道路を走行している姿を見かけるため，使用にあたっては事前に注意喚起をすべきである．

　電動車椅子やハンドル型電動車椅子に関しては事故の報告もされている．日本テクノエイド協会が静止時，実地時，環境などの網羅的なチェックリストを作成している[2]．これを基盤として評価することは有用かもしれない．

1-2 ｜ 自転車

　自転車は日本の生活になじみが深いため，安易にアプローチをしたくなるが，自転車運転は身体バランスが必要とされる高難易度の作業である．実際，木下ら[3]は，自転車転倒歴がある者は重心動揺計の外周面積が有意に増大していることを明らかにし，立位バランスの低下と自転車転倒との関連性を示唆した．ゆえに，基本的に運動障害が軽度であるなど後遺障害の影響が少ない対象者にのみ提案する方がよい．筆者の個人的な考えでは，自転車は自動車よりも難易度が高く危険である可能性が高い．自動車運転と同様に，自転車運転にも認知・判断・操作が必要となる．自転車は常にバランスを保ちながらペダルを漕ぐという操作をせねばならず，操作に意識や注意が向けば必然的に認知と判断が遅れる．また，自動車と異なり身体を保護する外装がない上，ヘルメットなどの着用率も低く，転倒など事故を起こした場合の外傷も重篤になる可能性がある．さらに，自転車は道路交通法上軽車両扱いとなるため（道路交通法第2条第1項第11号の1），加害者になったときの責任も歩行者同士と比較して重くなる可能性がある．しかし，自転車には自賠責保険などがない上，任意保険の加入率も上昇しているものの自動車保険と比べて低い（一部の自治体では条例で任意保険の加入が

義務付けられている）．自転車運転事故の任意保険に関してはその補償についても確認すべきである．

これらを踏まえた上で，自転車の実際の適用に関しては運動障害などによるバランス不良者に三輪自転車などを紹介する場合がある．これには前方側（前二輪），後方側（後二輪）のタイプがある．前二輪はハンドルのふらつきを少なくしているが，スピードは歩行者レベルと同様に抑えられていることが多い．後二輪は通常よく見かけるタイプであるが，スイング機能（ハンドルの傾斜）が付いているか否かで操作性が異なる．自転車操作では曲がる際にハンドルや自転車が傾斜する．スイング機能がない後二輪の三輪車はその傾斜が起きず，非常に操作しづらいため事前に操作練習をした方がよい．

運動障害がほぼない対象者へ二輪車の介入を行う場合は，ヘルメットや肘・膝プロテクターなどを用意した上で，転倒を未然に防ぐために複数人数で対応した方がよい．認知機能障害者に対しては，なるべく二輪車は避けた方がよいが，自転車運転シミュレーターなるものも存在するため，本格的な評価介入を行う場合は導入を検討してもよいかもしれない（**図3**）．自転車評価については，罹患後の自転車の評価法を作成している報告もあるため，一つの視点としては有用であると言える[4]．しかし，標準化はされていないため，手順に則った評価の開発が望まれる．

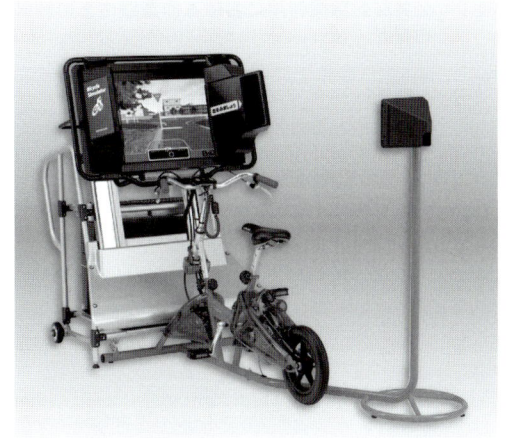

図3 自転車運転シミュレーター（Honda 自転車シミュレーター）

自転車エルゴメーター的駆動のためバランス能力は必要としないが，駆動しながら注意配分などのハザード認知をチェックすることが可能である．

が多いと答えた作業療法士が3割以上存在したにもかかわらず，そのうち3割は介入が行えていないことが明らかになった[5]．このことからも作業療法において公共交通機関利用への介入がまだ少ないことが分かる．

公共交通手段を利用した練習においては，標準化された評価がない．よく知られているものは老健式活動能力指標であるが，この評価では11項目の質問のうち1項目で公共交通機関が利用できるかについて「はい」か「いいえ」で答えるのみである[6]．また，Loganら[7]は，公共交通機関の利用練習の成果判定に Nottingham Extended ADL Scale を用いたが，これも老健式の評価同様公共交通機関の利用に特化したものではない．ゆえに明確な評価の作成が期待される．

一方で，公共交通機関利用の評価でどのような点を見るかのポイントが分かれば介入がしやすい．われわれの調査では，作業療法士は主観的な評価であるものの，患者の自己評価や目的地までの移動，公共交通機関の実際の利用に関する項目を評価していることを明らかにしている（**表1**）[8]．公共交通機関の利用への介入は，単にバスや電車に乗ることにとどまらない．バス停や駅まで，あるいは

❷ 公共交通手段（鉄道・バス）

公共交通機関で最も利用されるのが鉄道・バスである．過疎部では利用できないという問題があるが，大都市部では利用さえできれば外出に困ることはほぼないと言ってもよい．しかし，公共交通機関利用にアプローチする作業療法士は多いとは言えない．われわれの調査では，公共交通機関の利用のニーズ

表1　公共交通機関利用における作業療法士の評価の視点

患者の自己評価	・不安の評価 ・自信の評価 ・事前のイメージとのギャップ
目的地までの移動	・階段昇降 ・周囲への配慮 ・エレベーター，エスカレーター ・人込み移動 ・環境適応
公共交通機関の利用	・運賃支払い ・乗り物乗降 ・駅・停留所探索 ・トラブル ・運転手との交流 ・車内安全確保 ・駅内移動

公共交通機関そのものの利用のみならず，駅までの移動や患者自身の評価も含んでいる．
（文献8より一部改変）

そこから目的地までの外的環境（人込み，道路状況，階段の有無など）や移動能力があるかどうかは重要なポイントである．

　過疎地では電車やバスの本数が少なく，その時間に合わせて動けるかどうかも重要である．都市部では網の目のように張り巡らされた様々な路線に適切に乗車できるかは重要なポイントとなる．これについては，携帯端末やPCの路線検索サイトやアプリを利用する．路線検索の練習であれば入院中でも可能である．一方，実際の乗車となると通勤利用であれば人込みの中で適切な路線に乗ることはかなり難易度が高い．1回で習得は難しいため，複数回練習する必要がある．状況によっては路線の選択を変えることも重要となる．金銭管理では，認知機能障害者にとって目的地まで適切に運賃を支払うことのハードルは高い．しかし，現在はICカードの会社を超えた利用が全国的に拡大し，チャージさえできれば細かい料金計算などをする必要がない．したがって，チャージの方法やオートチャージ機能などによる代償が可能であるため，状況に応じて利用すべきである．多くの交通機関には身体障害者手帳などの提示による割引制度があるが，会社により割引率や対象が異なる場合があるため，利用するものを確認しておく．

　乗車については，車椅子の場合は適切に乗務員などにスロープ設置などの助けを求めることができるかについても評価・介入すべきである．ノンステップバスでもスロープを出すのは車椅子のみで，杖歩行の場合は段差を越えなくてはならない．さらに，車内で適切に安全を確保できるかも重要である．バスでは着座を待ってくれる場合が多いが，電車に乗車する場合は着座を待たずに出発するため，特に乗車時の移動速度は重要となる．また，混雑する場面では満席となっており席に座れない場合もある．つり革より縦の手すり（棒）の方が安定性は増すであろう．残念ながらわが国の現状では，すべての市民が常に優先席を譲る状況とは言えない．したがって，優先席を譲ってもらえるような声かけも重要である．東京都など自治体によっては希望者にヘルプカードやヘルプマークなどを配布し，一般市民が障害者と認識しやすくすることにより優先席への着座をしやすくしている[9]．

　いずれにせよ，公共交通機関では，自動車運転のように操作をする必要がないため，自身が加害者となる危険性はない．したがって，インフラ整備さえされていれば積極的に利用を勧めたい．

❸ 代替手段における問題

　上記の手段が使えなくなった場合はタクシー利用も考えられる．自治体によっては免許返納の高齢者に対してタクシー券などを配布しているが，上限金額や年数を設けている場合が多い．毎回タクシーともなると金銭的負荷が高くなり，万人が利用できなくなる．

　公共交通機関の利用に関しては，過疎地では高齢化に伴いコミュニティーバスを運行する場所が増えてきた．コミュニティーバスは

通常よく見かけるような幹線道路ではなく、地域住民の暮らす住宅街を縫って運行する場合が多い。しかし、その整備はいまだ不十分と言える。最低限の買い物などは宅配サービスやネットショッピングの利用もできるであろうが、地域が限定されることもある。交通などインフラの問題は、個人の作業療法士が解決するには非常に大きすぎる壁である。

　筆者がロサンゼルスに1か月滞在したときはUber[10]を利用した。これは、スマートフォンのアプリで目的地を登録すると、近くで運転しているUberの運転手として登録した民間人が迎えに来て、安価で目的地まで送り届けてくれる。電話をかける必要もなく、運賃計算方式は統一されており、自動的に計算された上にカード決済なので運転手に運賃を高額にされる心配もない。また、ユーザー評価によりランキングもされており、評価の低い運転手は登録することができない。Uberは日本でも存在するが、空港からの高級リムジンタクシー的サービスとなっている。一時期、国家戦略特区として白タクを解禁するという構想が話題となったが、このようなサービスは問題解決策の一つとなる。

❹ 新しい作業への従事

　やむを得ず運転が不可能となった場合、生活スタイルが激変する場合がある。Shimadaら[11]は、運転ができなくなった者は身体機能が有意に低くなることを明らかにしている。また、Chifuriら[12]は、運転中断した者に抑うつ症状が多くなることを示している。このように、運転ができなくなることは行動範囲の狭小化だけではなく心身機能の低下を招く。対象者がもはや安全に運転を継続することが難しい状況となったとき、作業療法士は単に運転を中止させるのではなく、その他の作業により対象者が引き続き心身共に健康

でいられる代替手段を考慮すべきである。そのためにも、対象者の運転目的が何であり、何に価値を置き、どのような役割を持っているかを知らなければならない。その対象者の価値観や思いを共有し、新たな作業を提案し、遂行できるように支援した上で、運転をあきらめても主体的で幸福な生活が送れるようにする必要がある。

【文献】

1) 全日本指定自動車教習所協会連合会：運転免許証の自主返納をお考えの方へ。
http://www.zensiren.or.jp/kourei/return/relist.html（2018年6月21日閲覧）
2) テクノエイド協会：電動三輪車四輪車 使い方手引き。
http://www.techno-aids.or.jp/research/vol13.pdf（2018年6月21日閲覧）
3) 木下めぐみほか：高齢者の自転車転倒の実態とその身体特性に関する研究。運動器リハビリテーション 27: 64-71, 2016.
4) 近藤健：自転車評価表の紹介―安全に自転車に乗るために。ぐんま作業療法研究 12: 40-44, 2010.
5) 小川真寛ほか：回復期リハビリテーション病棟における公共交通機関の利用練習の実態調査。作業療法 33: 292-303, 2014.
6) 古谷野亘ほか：地域老人における活動能力の測定―老研式活動能力指標の開発。日本公衆衛生雑誌 34: 109-114, 1987.
7) Logan PA, et al: Randomised controlled trial of an occupational therapy intervention to increase outdoor mobility after stroke. BMJ 329: 1372-1375, 2004.
8) 澤田辰徳ほか：公共交通機関の利用練習の効果とその判定方法に関する作業療法士の認識―自由記載式アンケートの分析。作業療法 33: 508-516, 2014.
9) 東京都福祉保健局：ヘルプマーク。
http://www.fukushihoken.metro.tokyo.jp/shougai/shougai_shisaku/helpmark.html（2018年6月21日閲覧）
10) Uber Technologies: Uberの仕組み―初めて乗車する方のためのガイド。
https://www.uber.com/ja-JP/ride/how-uber-works/（2018年6月21日閲覧）
11) Shimada H, et al; Driving and Incidence of Functional Limitation in Older People: A Prospective Population-Based Study. Gerontology 62: 636-643, 2016.
12) Chihuri S, et al: Driving Cessation and Health Outcomes in Older Adults. J Am Geriatr Soc 64: 332-341, 2016.

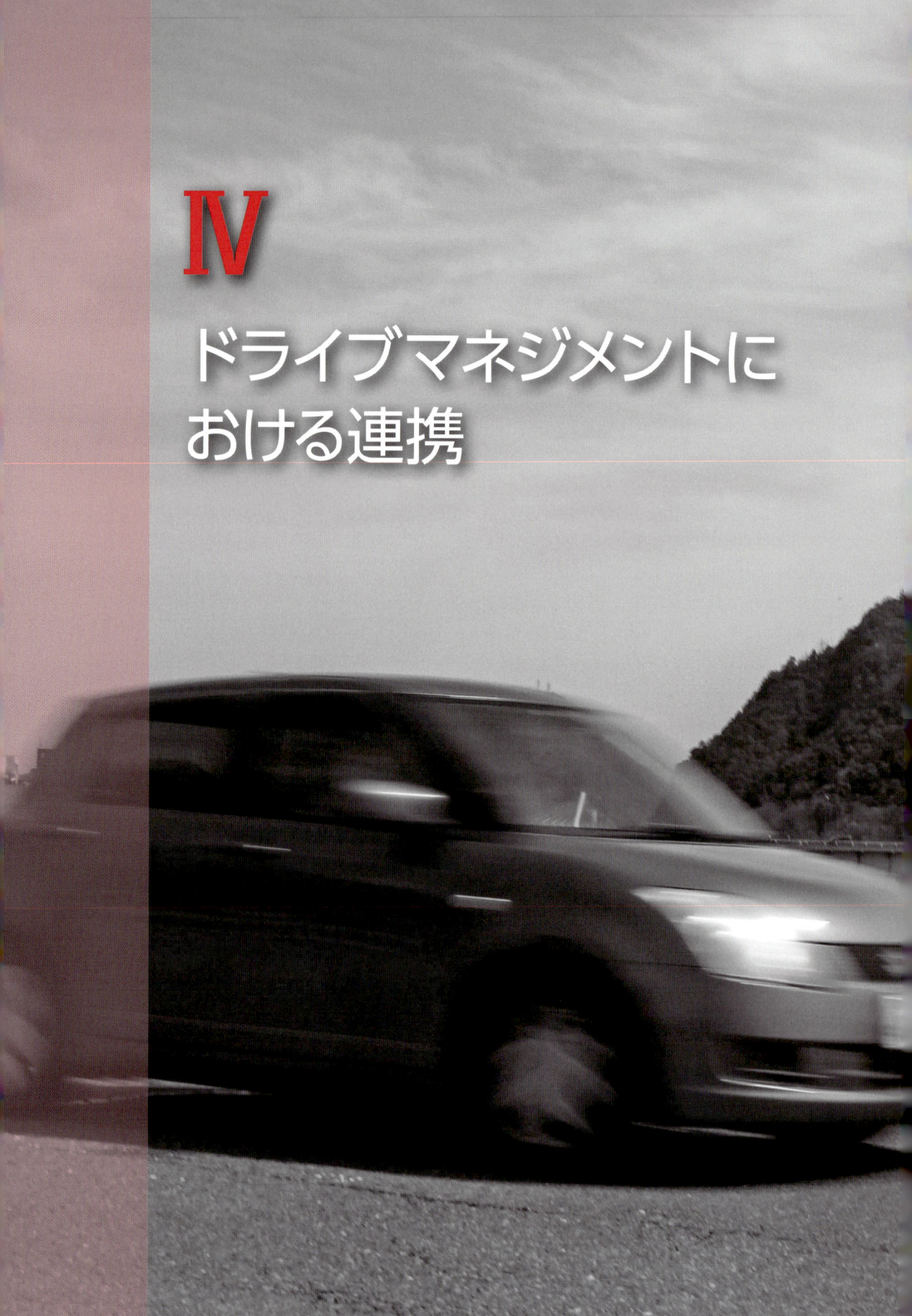

IV
ドライブマネジメントにおける連携

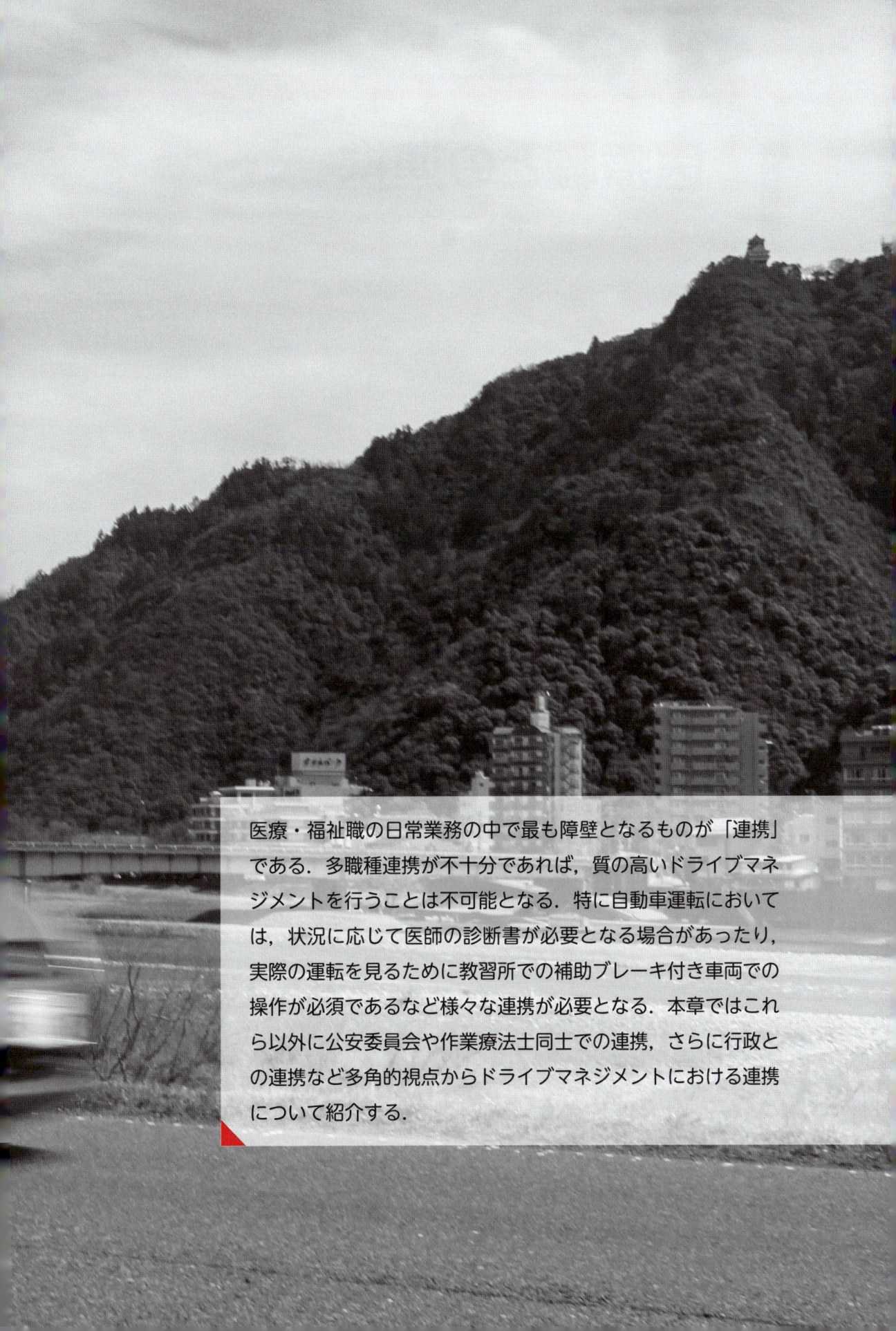

医療・福祉職の日常業務の中で最も障壁となるものが「連携」である．多職種連携が不十分であれば，質の高いドライブマネジメントを行うことは不可能となる．特に自動車運転においては，状況に応じて医師の診断書が必要となる場合があったり，実際の運転を見るために教習所での補助ブレーキ付き車両での操作が必須であるなど様々な連携が必要となる．本章ではこれら以外に公安委員会や作業療法士同士での連携，さらに行政との連携など多角的視点からドライブマネジメントにおける連携について紹介する．

1 医療職との連携

村山 拓也

❶ 連携の意義

ドライブマネジメントの実施は，対象者の疾患や障害の種類，その領域により開始時期や介入期間が異なる．各領域では多くの医療職が関与しているが，ドライブマネジメントに関与している医療職は限られていることが多い．限られた医療職の中でも作業療法士の関わりを多く聞く．自動車運転に必要な作業について作業分析すると，その要素は多種多様であり，多角的な視点からの介入が必要である．多職種で介入すると多角的な視点を得やすく，得た情報を共有することがよりよいマネジメントを展開することにつながる．そのため多職種で連携することは重要な要素と言える[1].

❷ 連携における作業療法士の役割

ドライブマネジメントは対象者ごとに介入時期や期間が異なるが，医師，作業療法士，言語聴覚士，医療ソーシャルワーカー，理学療法士，看護師など多くの医療職が関係する（図1）．これら関係職種は，関わり方の比重には違いがあるものの，何かしらの関わりと役割がある．また，介入時期によっては，複数施設や医療・介護領域での連携が必要となってくる．医療連携においては医師が中心となることが望ましいが，医師は非常に多くの業務を行っているため，連携は医師の指示の

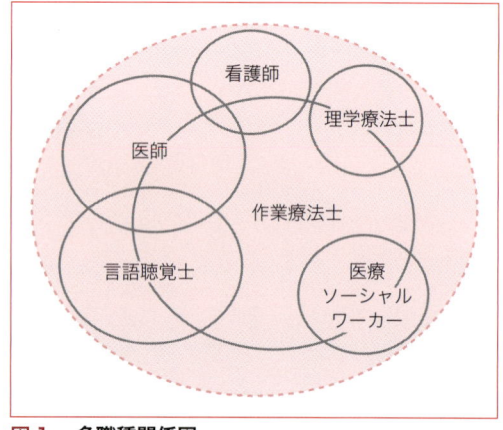

図1　多職種関係図
点線の丸がドライブマネジメント全体．多職種関与によりマネジメントの隙間が埋まる．

下に作業療法士が各職種のつなぎ役となり調整を図ることが望ましく，必要に応じて中心的な役割を担う必要がある．

❸ 作業療法士が行う連携の考え方

作業療法士は作業を対象とした専門職であり，その作業の工程分析や，各工程に合わせた必要な支援を実施することを得意とする．ドライブマネジメントにおいても，その工程に応じた介入時期や支援方法，自動車運転という作業を獲得する目的や目標，この作業を行うことで元気になれる，といった点について多職種を含めた支援方法を提案できるため，連携において重要な役割を占める．このような支援方法の提案に用いるツールとして

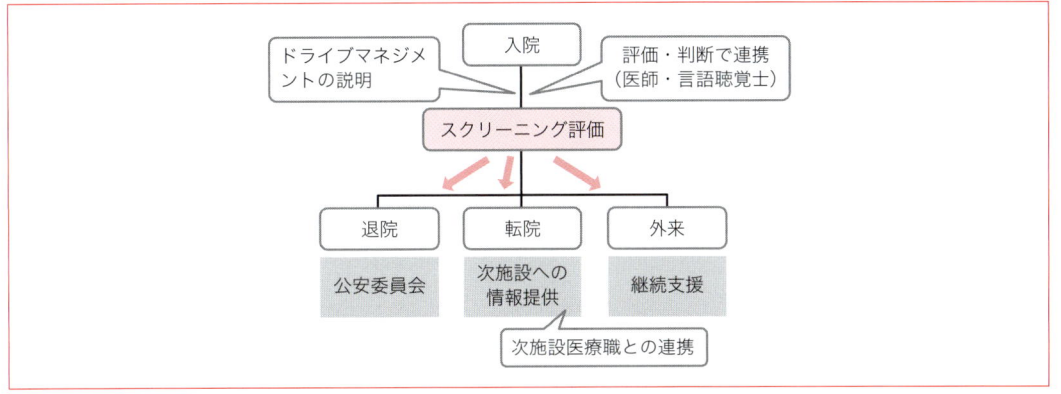

図2　急性期での連携（脳血管疾患など）

は，日本作業療法士協会が推奨している生活行為向上マネジメント（Management Tool for Daily Life Performance：MTDLP）[2]の活用が有効である．

❹ 各領域での医療職連携

4-1 | 医療保険領域（急性期）

急性期の医療保険領域では，ドライブマネジメントが始まることが多い．主に脳血管疾患における関わりが中心となるが，非常に多くの症例が対象となり，その重症度に応じても対応は異なる．軽度者については，急性期での判断により公安委員会へつなげる必要があり，その評価・判断期間は短く，医師や言語聴覚士との連携が必要である．また，院内における判断基準を設けている医療機関も多い．軽度者以外には，次施設への連携や今後のため，ドライブマネジメントの必要性について医師や作業療法士から説明することが望ましい（**図2**）．

4-2 | 医療保険領域（回復期・外来期）

対象疾患は，脳血管疾患，脊髄疾患などが挙げられる．心身の機能回復に伴い，生活の拡大が図られ，外出・復職の支援と並行で，自動車運転再開支援が実施されることが多い．

脊髄疾患の場合は，身体機能面で理学療法士と，自動車の改造や社会資源の利用などで医療ソーシャルワーカーとの連携が必要になる．対象者は入院期間中にドライブマネジメントの大部分を実施できる．

脳血管疾患の場合には，回復状況に応じて入院中や外来通院で実施される．入院中は施設内での連携が主となり，高次脳機能面で言語聴覚士と，前述の事項や復職，家庭状況の調整などで医療ソーシャルワーカーとの連携が必要となる．また，外来通院や他施設へ引き継ぐ場合は引き継ぎ先で入手しにくい情報を中心に適切な情報提供での連携が望ましい（**図3**）．

4-3 | 介護保険領域

維持期ではドライブマネジメントの考えが浸透していない場合もある．対象疾患は脳血管疾患や進行性疾患などが挙げられる．脳血管疾患では，医療保険領域の環境と違い時間や評価ツールなどに制限があり，関連する医療職が少ない特徴がある．主治医の判断によっては他医療機関へ紹介される場合もあり，主治医との連携が重要となる．主治医との連携は，文章や介護支援専門員などを通じて情報提供が実施されるため，ドライブマネジメントの流れも含め，分かりやすい情報提供で連携を図る必要がある．認知症などの進行性疾患でも同様の連携が必要である．安全に運

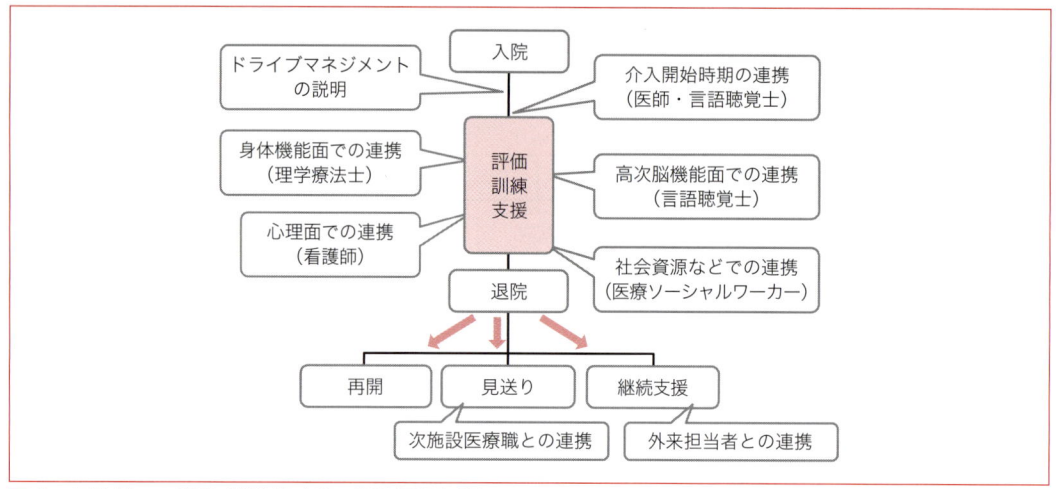

図3　回復期での連携（脳血管疾患，脊髄損傷など）

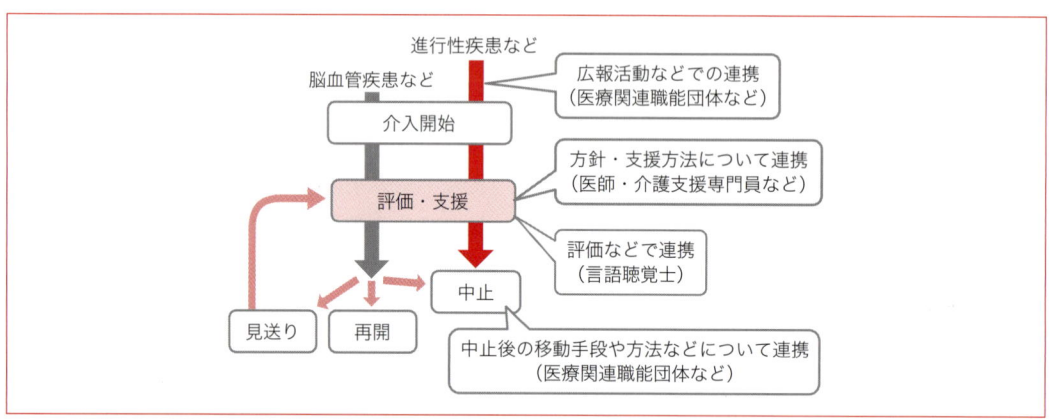

図4　介護保険領域での連携（脳血管疾患，進行性疾患など）

転を継続するための段階付けや支援方法についての情報提供を行う一方，スムーズに運転を中止できるよう，関連多職種や職能団体間で連携した発症前からの広報活動が必要である（**図4**）.

❺ 医療関係職種との連携

5-1 | 医師との連携

　作業療法におけるドライブマネジメントを考える上で，最も重要な職種である．作業療法士が自動車運転再開支援を実施するためには，医師の指示を受けることが原則である．医師の指示により症例に対しての支援方針，

期間，介入方法などが決まる．その際，作業療法士は症例ごとに自動車運転再開の必要性を検討し，その回復過程に合わせ適宜医師に提案し，医師の方針決定の一助を担う必要がある．医師への提案は，入院期間中であればカンファレンスや回診時，外来通院中であれば診察前後などのタイミングで行い，介護保険領域であれば主治医への報告などが適切である．

5-2 | 言語聴覚士との連携

　言語聴覚士は失語症のドライブマネジメントには欠かせない職種であり，高次脳機能の机上検査に長けている職種である．一方，作業療法士は対象者の活動場面における評価を

得意としている．自動車運転に必要な高次脳機能は多種多様であり，その評価ツールも多い．加えて，机上検査のみならず活動場面における評価も重要であり，両側面から検討することが望ましい．そのため，両者で連携した評価を実施し，両者の情報を共有し，対象者の中で起きている高次脳機能の現象を理解・解釈し，自動車運転時に起こりうる可能性を予測することが重要である．

5-3 | 医療ソーシャルワーカーとの連携

医療ソーシャルワーカーは社会資源の活用や外部連携に長けている職種である．ドライブマネジメントを実施する上で，自動車運転再開自体が目的ではなく，再開することで復職や買い物に行くなどの作業の広がりを見据えた支援を実施することが重要であり，そのためには医療ソーシャルワーカーが持っている家族や家庭状況，地域の実情などの情報は有効である．また，自動車改造などにおいて社会資源の情報を持っている職種でもある．

5-4 | 理学療法士との連携

理学療法士は身体機能の改善に特化した職種である．自動車を運転するための身体機能改善はもとより，自動車の乗り降りや外出先での移動に必要な身体機能改善と予後予測の面で連携を図る必要がある．また，移動能力の予後予測に応じて，自動車への道具の積み込みなどの検討も必要である．

5-5 | 看護師との連携

看護師は入院中の対象者との関わりが長く，家族と面会する機会も多い．対象者や家族は，看護師に厚い信頼を寄せている場合がある．そのため，ドライブマネジメントの必要性や支援方法を伝え，対象者の自動車運転に関する悩みや不安の軽減を図り，心理面の情報を提供してもらえるような関係作りと連携が必要である．

❻ 連携によるスキルアップ

通常，対象者のドライブマネジメントに関わるのは各職種の担当者であるため，同一施設においても他の症例について知る機会は少ない．同一施設内であれば，定期的なミーティングを多職種で実施し，全対象者について進捗状況の確認や運用されているシステムの見直しなど様々な関連事項を協議することが望ましい．ミーティングを通して経験豊富な関連職種が経験の浅い担当者にアドバイスを送ることは，ドライブマネジメントの質の向上につながる[3]．同一施設内に関連職種が少ないのであれば，小さな地域で集まり，上記のような連携を図ることで，お互いに研鑽を積むことが必要である．

【文献】

1) 蜂須賀研二：現状と課題．総合リハビリテーション 45: 291-296, 2017.
2) 日本作業療法士協会・編著：生活行為向上マネジメント，改訂2版．日本作業療法士協会，東京，8-35, 2016.
3) 佐藤卓也ほか：自動車教習所との連携の実際．MB Medical Rehabilitation 207: 41-53, 2017.

2 自動車教習所との連携

酒井 英顕・横山 喜孝

① 教習所との連携における注意事項

道路交通法上，障害者の運転に関する教習所の役割は明記されておらず，教習所を利用する際の方法・手順なども決められていない．そのため，教習所と連携を開始する際には，様々な注意点を押さえておく必要がある．

1-1 | 対象者・家族への説明

教習所は，可否判定機関ではないことを説明する．また，実車評価を行うことが決まった際には教習所へ個人情報を提供すること，実車評価中の事故については主治医・作業療法士などの所属機関では責任が取れないことを説明し，同意を得る．

1-2 | 教習所・教習指導員の状況

教習所の繁忙期（高校生や大学生が集中して，免許を取りにくる時期）を把握した上で，実車評価を依頼する．また，ほとんどの教習指導員は，障害の症状について詳しく知らない．そのため，連携開始当初は無理な要望はせず，連携を繰り返しながら，徐々に実車評価の内容について相談をすることが望ましい．

1-3 | 実車評価

限られた時間・場所で行われる評価であることを念頭に利用する．構内評価は，歩行者・自転車が存在しない環境であり，注意障害の影響を評価するには限界がある．路上評価においては，私有地であるスーパーなどの駐車場へ進入ができない，左折時にタイミングよくバイクが存在しないなど，対象者の障害特性に合わせた評価ができないことがある．また，注意障害，半側空間無視など認知過程に障害のある対象者は，自らのエラーを自覚しづらく，自信を深めてしまうことがあるため，教習所を利用する際には注意が必要である．

1-4 | 作業療法士などの同乗

事故などが起きた際の同乗者の保険について，確認しておく．

1-5 | 転倒などのリスク

教習所の段差・階段，待合室の椅子，トイレの環境，教習車までの道のりなどを把握し，転倒に注意する．また，血圧の上昇，脱水，低血糖症状，実車評価後の疲労によるふらつきの増強など，対象者の全身状態を考えた上で，実車評価を行うタイミング，手順を考える．

② 教習所との連携の流れ (図1)

2-1 | 実車評価の事前準備

対象者・家族から実車評価の要望が聞かれた場合，医師へ確認を行う．医師の許可が下

りた場合のみ，教習所利用の準備を開始する．教習所・教習指導員の空き状況を確認してから，日程の調整を行い，情報提供書を送付する．その後，電話にて，教習指導員と実車評価の内容について相談する．最後に，対象者・家族に当日の内容と流れを伝え，講習料金，運転免許証，眼鏡などの必要物品の準備を依頼する．

2-2 | 実車評価当日

　教習所に作業療法士などが同行可能であれば，実車評価開始前，対象者の体調について簡単な問診・血圧測定を行う．また，実車評価に，作業療法士などが同乗可能であれば，助手席後部の座席に座り，対象者の目線・仕草について評価を行う．その際，ドライブレコーダー，i-Pad などの録画機能が付いたツールの使用が可能であれば，積極的に使用をする．実車評価終了後は，対象者・家族の感想を聴取し，教習指導員・作業療法士のフィードバックを行う．その際，実車評価の結果を客観的に評価できるツールの使用が可能であれば，利用をする．また，実車評価が良好な結果であったとしても，後日行われる医師との面談までは運転を再開しないように，対象者・家族に声をかけておく．

2-3 | 実車評価後日

　ドライブレコーダー，実車評価の結果を客観的に評価できるツールなどを用いて，対象者・家族が感じた問題点と感じることのできなかった問題点を整理する．その後，医師と面談を行い，方向性を決定する．

❸ 岡山リハビリテーション病院における教習所との連携

3-1 | 連携の流れ

　当院では，2010 年より，「運転リハビリ

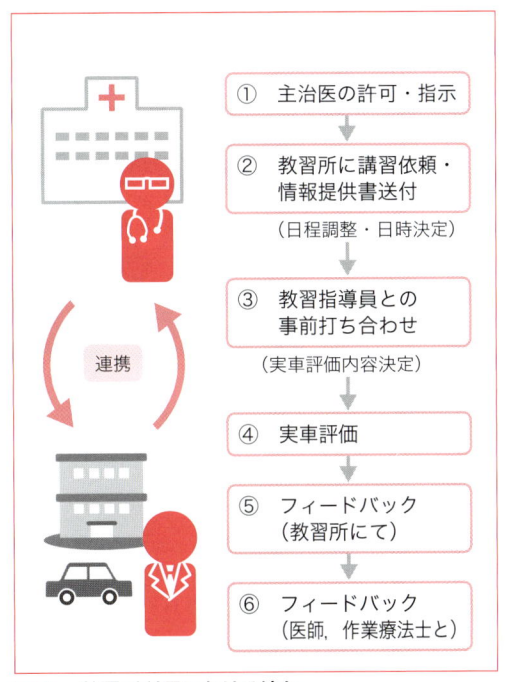

図1　教習所利用における流れ

サポートコース」という名称で実車評価を行っている．教習所において実車評価をする際には，5 枚綴りの情報提供書（以下，連携シート）を FAX で送付，電話にて教習指導員と実車評価内容などの事前打ち合わせを行う．また，実車評価当日は，双方向性のドライブレコーダーを設置し，作業療法士が同乗する（図2）．実車評価直後には，対象者・家族・教習指導員・作業療法士それぞれが Road Test[1] を採点，その後フィードバックを行う．後日，当院において，ドライブレコーダー，Road Test を用いて再度フィードバックを行い，その後，医師と面談を行う．以下に，当院で使用している連携シートについて説明をする．

3-2 | 連携シートの内容

1）基本情報シート（1 枚目）

　対象者に関する基本情報と病前の運転状況について評価する．基本情報として，年代，性別，診断名，損傷部位，次回免許更新日，家族構成とキーパーソン，対象者・家族・主

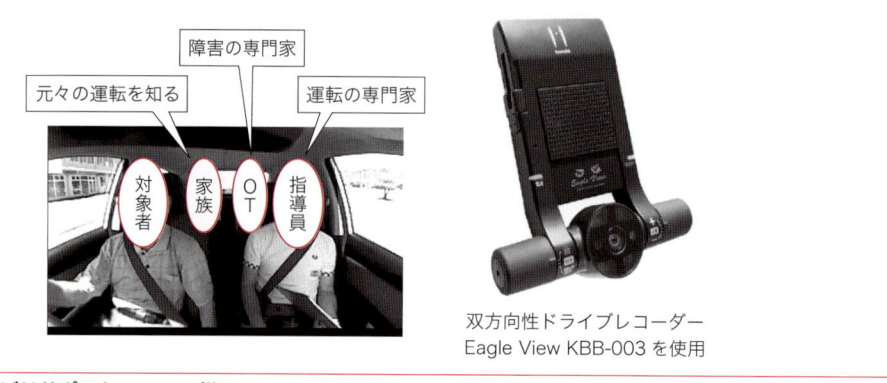

双方向性ドライブレコーダー
Eagle View KBB-003 を使用

図2　運転リハビリサポートコースの様子

対象者と家族・教習指導員・作業療法士が同乗し，異なった視点で運転を評価をしている．

（資料提供：INBYTE）

治医の意向，運転に関するニードなどの項目がある．また，病前運転状況として，運転する時間帯・頻度・目的，運転歴，車種，事故・違反の有無と回数などの項目がある．次回免許更新日は，教習所における路上評価の実施時期を検討する際に必要な情報である．また，運転を1週間毎日行う，160km以上走行する脳卒中患者は，事故率が向上するという報告もあり[2]，対象者の環境因子は多角的にとらえる必要がある．

　このシートは，作業療法士が対象者の運転について個別性を持ちながらイメージできるように，個人・環境因子を記載していることが特徴である．また，対象者が，より安全に配慮した運転を再開するための代償行動（まずは，1日 /1週間から再開するなど）について，アドバイスする際にも利用ができる．

2）障害詳細シート（2枚目）（図3）

　対象者の身体機能と高次脳機能の障害について評価する．身体機能に関しては，上肢・手指・下肢，頸部・体幹，視力，聴力，視野の障害についての項目がある．また，予測される自動車運転への具体的影響を記載し，道路交通法に該当する項目について確認ができる．高次脳機能に関しては，生活への影響と予測される自動車運転への影響について，具体的なエピソードを含め記載する項目があ

る．また，対象者・家族の認識に関する項目もある（Ⅲ-3「心理家族教育」参照）．

　このシートでは，教習指導員が高次脳機能障害と運転を関連付けてイメージしやすいように，生活場面のエピソードを具体的に記載し，その障害が運転にどのように影響するのかを対比しながら記載していることが特徴である．

3）運転に関するシート（3枚目）

　対象者の病前運転傾向と障害の影響が予測される運転箇所について記載する．病前の運転傾向に関しては，制限速度への意識，車線に対する車体位置，左折時の目視の遵守と深さの程度などの項目がある．また，障害の影響が予測される運転箇所については，構内と路上に分けて項目がある．

　このシートは，作業療法士と教習指導員が，実車評価の際，エラーの見られた運転箇所について，病前の運転傾向の影響であるのか，障害の影響であるのかを考察するために使用する．例えば，軽度の注意障害がある対象者の場合，一時停止は必ず止まると発言していたにもかかわらず，実車評価の際に止まらなかった．この場面では，停止線や標識を見落とした可能性が高く，障害の影響があったと考える．

身体機能	上肢 障害 □有 □無 □麻痺「左・右・両側」 □感覚障害「左・右・両側」	□ハンドルを握る □ハンドルを回す □ハンドルを送る □ギア操作 □鍵を握る □鍵を回す □サイドブレーキを握る □サイドブレーキ操作 □ウィンカーをつまむ □ウィンカーを操作 □ワイパーをつまむ □ワイパー操作 □ホーンを押す □ヘッドライトをつまむ □ヘッドライト操作 □車内機器操作
	手指 障害 □有 □無 □麻痺「左・右・両側」 □感覚障害「左・右・両側」	
	下肢 障害 □有 □無 □麻痺「左・右・両側」 □感覚障害「左・右・両側」	□ブレーキを踏む □急ブレーキ □アクセルを踏む □アクセル調整 □スムーズに踏み替える □クラッチを踏む □クラッチ調整
	体幹・頚部 障害 □有 □無	□座位の耐久性 □座位のバランス □後方確認 □ミラー確認
	その他 障害 □有 □無 □視力（左・右・両側） □聴力（左・右・両側） □視野（左・右・両側）	□両眼 0.7・片目 0.3 未満 □単眼視 □10M で 90 デシベル判別不可 □半盲 □1/4 半盲 □視野 150°未満

高次脳機能	注意力低下 □疑いあり	生活への影響 □無 □有「 　　　」 運転への影響の可能性 □無 □判断困難 □疑い有「 　　」	《特記事項や総合コメント 等》
	記憶力低下 □疑いあり	生活への影響 □無 □有「 　　　」 運転への影響の可能性 □無 □判断困難 □疑い有「 　　」	
	言語能力低下 □疑いあり	生活への影響 □無 □有「 　　　」 運転への影響の可能性 □無 □判断困難 □疑い有「 　　」	
	判断力低下 □疑いあり	生活への影響 □無 □有「 　　　」 運転への影響の可能性 □無 □判断困難 □疑い有「 　　」	
	計画能力低下 □疑いあり	生活への影響 □無 □有「 　　　」 運転への影響の可能性 □無 □判断困難 □疑い有「 　　」	
	空間認識低下 □疑いあり	生活への影響 □無 □有「 　　　」 運転への影響の可能性 □無 □判断困難 □疑い有「 　　」	
	身体認識低下 □疑いあり	生活への影響 □無 □有「 　　　」 運転への影響の可能性 □無 □判断困難 □疑い有「 　　」	
	失効 □疑いあり	生活への影響 □無 □有「 　　　」 運転への影響の可能性 □無 □判断困難 □疑い有「 　　」	

図 3 連携シート 2 枚目：身体機能と高次脳機能についての評価（一部抜粋）

4）検査結果シート（4 枚目）（図 4）

対象者の神経心理学的検査などの結果について記載する．Trail Making Test-A・B，コース立方体組み合わせテスト，かな拾いテスト，日本語版 Stroke Drivers Screening Assessment（J-SDSA）などのカットオフ値，特徴的な課題遂行場面・結果など，対象者の高次脳機能障害の程度・様相についての項目がある．また，半側空間無視については，日常生活や Behavioral Inattention Test（BIT）などの机上検査課題において，問題が見られないほど改善していたとしても，自動車運転へ影響を及ぼすことがあるため，経過を評価する．この項目にチェックが付いた場合は，クランク・S 字走行，狭い道での走行，右左折時の車体位置，バック駐車など，空間に対する車体操作を実車評価にて重点的に確認する．

このシートは，医師と作業療法士が，実車評価の時期を検討する際に使用する．神経心理学的検査などの結果が境界や不可のみに該当する場合は，実車評価時期を見送り，リハビリテーションの継続を行う．また，運転に対する障害の影響が視覚的に理解しやすいため，対象者・家族に対するフィードバックをする際にも利用ができる．

5）講習依頼・結果シート（5 枚目）

講習依頼内容，講習結果，対象者の 1 か

検査結果

＊失語が無い場合には，TMT-A・B, Kohs-T, かな拾いテスト，レイ複雑図形は必須
□ TMT A （　　　） [□ 42 秒以下　　□ 境界　　□ 55 秒以上] 特記事項 （　　　　　）
□ TMT B （　　　） [□ 148 秒以下　　□ 境界　　□ 181 秒以上] 特記事項 （　　　　　）
□ Kohs-T （IQ　　） [□ 90 以上　　□ 境界　　□ 80 以下]　　特記事項 （　　　　　）
□かな拾いテスト　　有意味→ [□ 85％以上　　□ 84％以下]
　　無意味 （総反応数　　個, 正答数　　個, 誤答数　　個, 省略　　個）特記事項 （　　　　）
　　有意味 （総反応数　　個, 正答数　　個, 誤答数　　個, 省略　　個）特記事項 （　　　　）
□レイ複雑図形模写 （　　　　） [□ 34 点以上　□ 境界　□ 28 点以下] 特記事項 （　　　　）
□レイ複雑図形再生（3 分後）（　　　） [□ 23 点以上　□ 境界　□ 13 点以下] 特記事項 （　　　）
＊半側空間無視が，時期（□急性期にあった　□回復期にあった　□生活期まであった）
　　程度（□生活への影響ありレベル　□検査への影響ありレベル）この項目に印がついた場合 BIT 必須
□ BIT 通常検査 （　　　） [□カットオフ以上　　□カットオフ以下）特記事項 （　　　　　）
　　行動検査 （　　　） [□カットオフ以上　　□カットオフ以下）特記事項 （　　　　　）

図 4　連携シート 4 枚目：検査結果（一部抜粋）

月後の状況（フォローアップ）について記載する．講習依頼内容は，実車評価の所要時間，教習車両の改造有無などについて項目がある．講習結果に関しては，対象者・家族・教習指導員・作業療法士それぞれのコメントや Road Test の結果，フォローアップに関しては，運転再開状況，事故・違反の有無などについて項目がある．

このシートは，医師が今後の方向性を決める一助として使用しやすいように，教習所の結果をできるだけ客観的に，かつ対象者・家族の実車評価結果に対する主観を含めて記載していることが特徴である．また，フォローアップを行い，神経心理学的検査結果や実車評価結果の妥当性を検討することにも利用ができる．

3-3 │ 連携シートを使用した感想

2014 年，当院作業療法士 26 名と連携をしている教習指導員を対象に，連携シートを使用した感想についてアンケート調査を実施した．作業療法士が感じているメリットとしては，「評価すべき項目が分かりやすい」26 名（100 ％），「分かりやすい情報提供が行えている」15 名（57.6 ％），「運転という作業を複合的にとらえやすくなった」13 名（50 ％）などの意見があった．また，教習指導員は，「項目が所定の位置にあるため見やすい」「日常生活に関するエピソードが分かりやすい」「対象者の全体像が分かるようになった」「病識の評価が非常に役に立つ」などの意見があった．

3-4 │ 今後の課題

連携シートは，情報提供書という役割だけではなく，作業療法士が，自動車運転という作業を対象者個々人に合わせ多角的にとらえ，医師・教習指導員と共に障害者の自動車運転について考えることができるツールとなっている．今後は，フォローアップを重点的に行い，講習内容・結果の妥当性を検証し，より精度の高い情報提供を行えるように改良を加えていく必要がある．

【文献】
1) 加藤貴志：運転再開に向けた井野辺病院の取り組み．作業療法ジャーナル 46：490-494, 2012.
2) 三村將ほか：医療従事者のための自動車運転評価の手引き．新興医学出版社，東京，140, 2011.

3 公安委員会との連携

外川 佑

1 公安委員会との連携で得られるメリット

自動車運転評価および臨時適性検査の一連の流れにおいて，自動車運転免許の交付や拒否は最終的に公安委員会において行われる．しかしながら，公安委員会管轄の運転免許センターで行われている現行の臨時適性検査は，ハンドルやアクセル，ブレーキ操作，視力検査など主に運動・感覚機能の検査が中心であり，認知機能や判断力については十分に精査されていない．そのため，脳卒中や脳損傷などに起因する高次脳機能障害のある対象者の運転再開可否判断において，医師の診断書の比重は大きい．

このことから，運転免許交付にあたって必要となる医師の診断書の記載事項については，公安委員会の担当者側にも記載内容や医療機関の意向を確実に理解してもらう必要がある．その対応の一つとして，公安委員会と医療機関との間で，運転可否に関する意見や診断書に関する補足内容を電話などで相互に連絡し合える関係性を普段から構築しておくことが理想である．このような連携体制の構築は，最終的な免許交付の可否において，誤った判断が下されることを未然に防ぐことにつながるだけでなく，状況によっては運転再開が厳しいという判定に納得できないといった対応に難渋する症例の展開について免許センターに相談できる．そして，一つの発展形

として，新潟県で開催されている「障害と自動車運転に関する研究会」[1] のように，公安委員会の立場からの講演プログラムの開設，研究会会場としての免許センターの使用，医療職や教習所の教官なども含めた関連職種への啓発や情報提供，意見交換など，県内のネットワークの発展・構築につながっていくこともある．

本稿では，医療機関と公安委員会との連携のあり方について，新潟県でのこれまでの連携の経緯を振り返りながら，ポイントを述べる．

2 新潟モデルの構築

新潟県における脳損傷者の自動車運転再開のための支援（新潟モデル）は，新潟リハビリテーション病院が2001年に開院した頃に近隣の自動車学校での実車評価が実現したことから始まっている．それまでも，病院単位での運転支援は行われていたものと推察されるが，自動車学校や公安委員会も含めた全県的な取り組みの広がりは見られていなかった．

近隣の自動車学校での実車評価実現後は，定期的に新潟リハビリテーション病院から医師や作業療法士，言語聴覚士らが，自動車学校や新潟県運転免許センターへあいさつに伺い，センター長補佐，適性係の方々に脳損傷者の高次脳機能障害と実車評価の重要性の理解を求めてきた[2]．特に，2012年頃は実車

図1　2013-16年度の新潟県における運転再開支援講習の実施状況

新潟県内37指定自動車学校中18校に支援実績があり，県内に少しずつ自動車運転評価が実施可能な教習所が増えてきている．
（文献3より引用）

● 実施校　（18校）
○ 未実施校(15校)

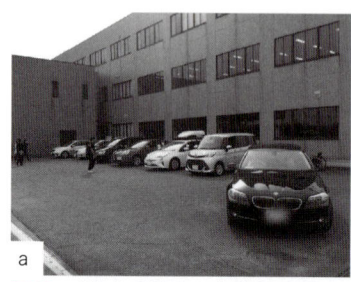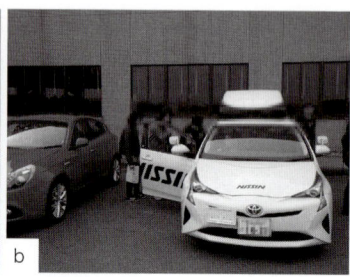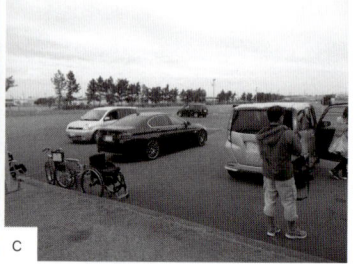

図2　「第9回障害と自動車運転に関する研究会」における身体障害者のための改造車試乗体験の様子

a：身体障害者のための改造車両各社の展示
b：試乗体験の様子
c：試乗体験と免許センター内コース実走の様子

運転評価を希望する施設が新潟県内（特に新潟市内）で大幅に増加し，近隣の自動車学校だけでは実車運転評価の予約を確保することが困難になってきていた．そこで，あらためて新潟県運転免許センターを訪問し，教習所での実車評価の現状・必要性を報告・要望したことで，新潟県指定自動車教習所協会の理事の方を紹介していただき，新潟県下の実車評価可能な自動車教習所の大幅拡充といった取り計らいをいただいている（図1）[3]．その後も，新潟県内の病院の自動車運転評価実績や課題などの報告も兼ねて，定期的に免許センターを訪問し，センター長補佐，適性係，指定自動車教習所協会の理事と話し合う機会を継続して設けている．

この過程の中で，2012年には新潟県の「障害と自動車運転に関する研究会」が医療機関側の窓口として発足し，新潟県公安委員会および新潟県指定自動車教習所協会と協議・連携を図りながら活動を進めてきた．「障害と自動車運転に関する研究会」の活動は，主に医療関係者や自動車学校関係者を対象とした講演や症例検討を年2回（例年7月と11月頃）実施している．運転免許センターには，これまでに運転再開に関わる臨時適性検査の現状や道路交通法の改正内容，診断書記載に関する説明などの関連知識について，毎年講演を実施していただいている．また，「第9回障害と自動車運転に関する研究会」では，公安委員会の協力を得て運転免許セン

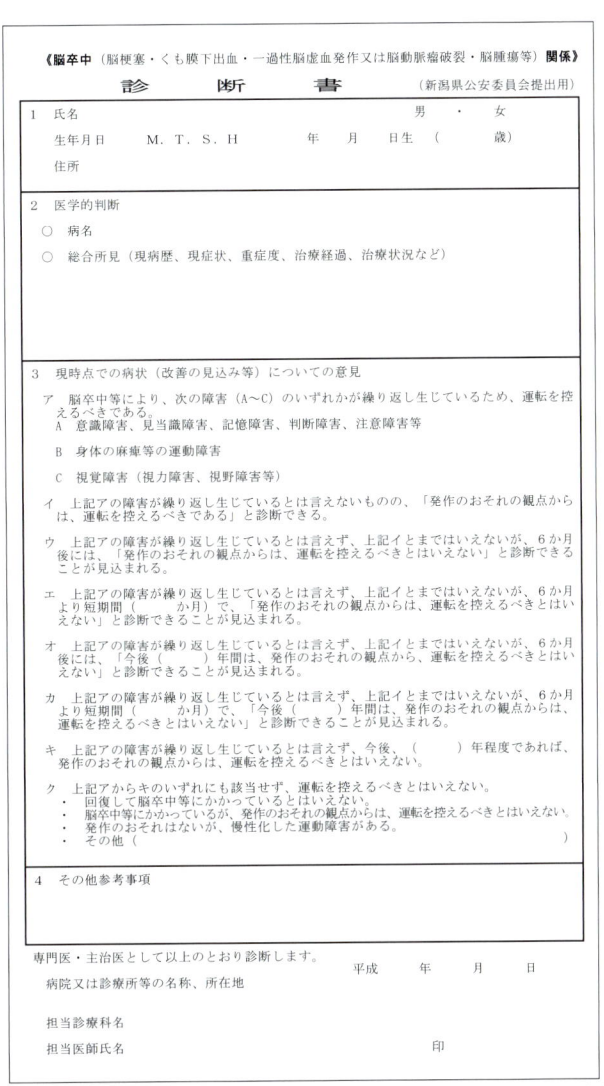

《脳卒中（脳梗塞・くも膜下出血・一過性脳虚血発作又は脳動脈瘤破裂・脳腫瘍等）関係》

診　断　書　（新潟県公安委員会提出用）

1　氏名　　　　　　　　　　　　　　　男　・　女
　　生年月日　M.T.S.H　　　年　月　日生（　　歳）
　　住所

2　医学的判断
　○　病名
　○　総合所見（現病歴、現症状、重症度、治療経過、治療状況など）

3　現時点での病状（改善の見込み等）についての意見
　ア　脳卒中等により、次の障害（A〜C）のいずれかが繰り返し生じているため、運転を控えるべきである。
　　A　意識障害、見当識障害、記憶障害、判断障害、注意障害等
　　B　身体の麻痺等の運動障害
　　C　視覚障害（視力障害、視野障害等）
　イ　上記アの障害が繰り返し生じているとは言えないものの、「発作のおそれの観点からは、運転を控えるべきである」と診断できる。
　ウ　上記アの障害が繰り返し生じているとは言えず、上記イとまではいえないが、6か月後には、「発作のおそれの観点からは、運転を控えるべきとはいえない」と診断できることが見込まれる。
　エ　上記アの障害が繰り返し生じているとは言えず、上記イとまではいえないが、6か月より短期間（　か月）で、「発作のおそれの観点からは、運転を控えるべきとはいえない」と診断できることが見込まれる。
　オ　上記アの障害が繰り返し生じているとは言えず、上記イとまではいえないが、6か月後には、「今後（　　）年間は、発作のおそれの観点から、運転を控えるべきとはいえない」と診断できることが見込まれる。
　カ　上記アの障害が繰り返し生じているとは言えず、上記イとまではいえないが、6か月より短期間（　か月）で、「今後（　　）年間は、発作のおそれの観点からは、運転を控えるべきとはいえない」と診断できることが見込まれる。
　キ　上記アの障害が繰り返し生じているとは言えず、今後、（　　）年程度であれば、発作のおそれの観点からは、運転を控えるべきとはいえない。
　ク　上記アからキのいずれにも該当せず、運転を控えるべきとはいえない。
　　・　回復して脳卒中等にかかっているとはいえない。
　　・　脳卒中等にかかっているが、発作のおそれの観点からは、運転を控えるべきとはいえない。
　　・　発作のおそれはないが、慢性化した運動障害がある。
　　・　その他（　　　　　　　　　　　　　　　　　　　　　　　　　）

4　その他参考事項

専門医・主治医として以上のとおり診断します。　　平成　　年　　月　　日
　病院又は診療所等の名称、所在地

　担当診療科名
　担当医師氏名　　　　　　　　　　　　　　　印

図3　新潟県における公安委員会提出用の診断書書式（脳卒中関係）

ターを会場として開催され，免許センター内のコースに身体障害者のための改造車両展示・自走体験コーナーを設けた（**図2**）。

　われわれ作業療法士が行う運転評価・支援の活動は，対象者の危険な運転を未然に防ぎ，安全な運転につなげるという点では，公安委員会や指定自動車教習所協会と目的が一致する。今回，新潟県独自の運転再開支援モデルの構築に至った一番のきっかけは，われわれ医療職が実車評価の場の拡充を求めていたこと，公安委員会が高齢者の運転対策も含め臨時適性検査において医学的な立場での意見を必要としていたこと，この2つの立場の利害関係が相補的に一致したことにある。

　これまでの継続的な連携を振り返っての注意点として，センター長補佐，適性係，指定自動車教習所協会の理事の担当者は，任期や年度による異動や配置転換となることがある。そのため，運転支援の重要性を公安委員会内で十分に理解・周知してもらうためにも，単発での運転免許センター訪問にとどまらず，各年度での継続した訪問・報告が必要不可欠である。そして，可能ならば，作業療法士単独での訪問ではなく，診断書を記載する

ドライブマネジメントにおける連携

立場の医師の協力も得ながら公安委員会ならびに自動車教習所も含めた包括的な支援の連携システム構築につなげていくことが望ましい.

❸ 診断書と補助書類

自動車運転免許の最終的な交付・拒否は公安委員会（各都道府県の運転免許センターなど）が行うものであるが，特に認知機能面にフォーカスした可否判断に関しては，前述のように医師の診断書の比重が大きくなる点は否めない．それゆえに，われわれ作業療法士は運転適性に関する診断書を作成する医師や関連職種と共に，社会の交通安全と対象者の生活上の利便性のトレードオフを十分検討した上で，慎重に評価を行う必要がある.

診断書については基準の様式があり，おおよその構成は類似しているものの，詳細の部分では各都道府県単位で多少の差異が存在する（図3）．また，診断書に記載されている該当区分の文言の表現についても各都道府県で異なる場合があり，対象者がどの項目に該当するかを選択する際に難渋することもある．例えば，われわれ作業療法士が運転支援の対象とすることが多い脳卒中関係の診断書は，発作のおそれの観点からとらえた診断書様式になっているケースもあり，脳卒中によって引き起こされる注意機能障害や失語症などをはじめとする高次脳機能障害が残存したものの運転再開が可能となった症例については記載しにくいものも存在する．さらに，脳卒中に起因する高次脳機能障害については，「今後数か月以内に回復する見込みのある認知症」に診断書上分類される文書構成になっているケースも存在する．診断書提出までの流れについても，都道府県の指定自動車教習所の方針上，実車運転評価前に診断書を提出せざるを得ない都道府県と，実車運転評価の結果も踏まえて最終的に診断書を提出する都道府県が存在する．このように，各都道府県によって，診断書関連の対応は様々である．中には，診断書記載のためのガイドラインが作成されている都道府県もあり，徐々にではあるが診断書作成までの流れが整理されてきている.

教習所での実車運転評価後に診断書を作成する都道府県では，障害による療養期間中に免許を失効したケースの場合，自動車運転評価をペーパードライバー講習の範疇で実施している自動車学校では自動車運転評価を実施できない．新潟県でも，ペーパードライバー講習の範疇では対応できないケースが散見され，教習所との意見交換を行った．そのこともあり，近年，新潟県の一部の教習所では，障害による療養期間中に免許失効に至った者を対象とした運転練習の場を新設するなど，公安委員会への申請を行った．このように，公安委員会に対しては，医療機関からの直接的な連携だけでなく，教習所も含んだ間接的な連携も合わせて行うことで，対象者にとって意義のある支援を確立することができる.

以上のことから，公安委員会さらには各都道府県の指定自動車教習所協会にも相談・連絡できる緊密なネットワークを普段から構築しておくことで，運転評価・支援や診断書作成までの流れを円滑化でき，誤った判断を下すことを未然に回避できるものと思われる．また，対象者に必要な評価・練習のプログラムを提供できる環境を整備・改変することにもつながっていく.

【文献】

1) 障害と自動車運転に関する研究会ホームページ. http://plaza.umin.ac.jp/~sju/index.html（2018年6月21日閲覧）
2) 佐藤卓也ほか：自動車教習所との連携の実際. MB Medical Rehabilitation 207: 41-53 2017.
3) 﨑村陽子：新潟県での取り組み―障害と自動車運転に関する研究会活動. 総合リハビリテーション 45: 317-325, 2017.

4 作業療法士同士の連携

山田 恭平

❶ 「どの評価を行う?」「基準はどうする?」という疑問

本稿では,作業療法士同士の連携とそのために必要な準備について述べる.運転支援における連携を考えたときに大事なのは,共通の評価方法や視点を用いているかということになる.急性期では,神経心理学的検査を実施しただけで,運転再開の希望は不明であることが多く,もちろん聴取が困難な場合もあるが,対象者のゴールを見据えたときに運転する場合,しない(できない)場合を想定しておくことは可能である.

講習会や研修会では「どの評価や検査を行っておけばよいか?」「その基準はどのようにしておけばよいか?」という質問や疑問が飛び交う.これは,臨床場面において困っていることそのものであると思われるが,検査を実施して基準を満たせば運転再開というものでもないため,検査はあくまでも評価の一つという側面を理解しておかなければならない.この評価項目および基準に関する疑問は,運転支援における評価や検査の妥当性とも言い換えられる.つまり,実車評価や運転適性と関連性を示すであろう評価項目や基準を選択・決定すること,対象者の運転再開の予後を予測するにために必要な情報を収集することが重要である.このような観点から作業療法士間で連携しながら運転を支援するには,必要な情報を統一する必要があり,その

評価方法や手順を院内で規定することで,共通の情報で議論することが可能となる.

❷ 評価・検査の選定,およびその基準作成

評価項目の選定にあたっては,先行研究や講習会などの知見をまとめて,院内で可能な評価の流れを整備する必要がある.具体的な評価項目の選定と基準については他稿に譲るが,運動機能,認知機能,生活機能,その他の運転に関する情報をどの時点で収集し,作業療法士として,施設として,どのように診断書作成までの手続きを踏むかを検討しておく.施設内の作業療法士の役割としては,対象者の担当が主となり評価を進める場合のほか,運転担当者を配置して行う場合などもある[1].担当者が主となる場合は,介入当初から一貫して関わることができるため,対象者の情報を把握しやすいが,運転再開を希望する対象者の経験が少なく評価方法やその結果の解釈に困ることもある.運転担当者を置く場合は,どの時点から(事前の評価から,実車評価から)関わるのかを明確にした上で,担当者との情報の共有を進めていく.

評価基準については,カットオフ値を定めるのが最も明確になる.複数の評価項目のカットオフ値を設定し,何個以上の項目が上回ると実車評価を検討する,下回ると経過観察として時期を見て再評価を行うなどとする.

また，カットオフ値のような基準とするのではなく，範囲を定める場合もある．カットオフ値の場合は，上回るか下回るかで判断するため明確でよいが，いわゆるグレーな対象者の問題を見過ごす可能性がある．基準を点ではなく範囲にすれば，対象者の情報を交換する機会が増えることになる．筆者の経験，および先行研究のレビューから言えることは，評価の流れを整備し基準を明確にしても，20-40％は施設内の評価のみでは判断できない，もしくは施設内の評価結果と実車評価との結果が乖離する対象者が存在することである．そのため，ある程度の評価項目と基準を定め，支援を行いながら事例検討や勉強会などを通して見直しを行う．運転支援に関する知見は事例報告も含めて少ないため，一つひとつ積み重ねることが大事であり，この議論の蓄積が対象者ための運転支援につながる．

❸ 各期における考え方

3-1 | 急性期から回復期

　急性期は医学的管理の下で機能回復に重きが置かれるため，積極的に運転再開に向けて支援するというよりは，その後の運転再開もしくは中止・中断を見極めるための情報を収集して回復期以降につなげる役割が大きい．比較的軽度で，高次脳機能障害の影響が認められない場合においても，再発やてんかん発作の有無，視野欠損，低血糖，睡眠障害，認知症などの医学的な判断が求められる点について主治医に確認しながら支援を進める．また，運転歴，運転環境，免許更新時期，再開後の運転の目的，家族の希望や協力体制などの運転の関する基本的情報に加えて，意識障害の程度や期間，半側空間無視などの高次脳機能障害の有無などの精神機能に関わる部分は，検査だけでなく観察された行動所見も記録しておく．急性期で認めた行動所見がその

後改善して日常生活上で問題にならなくても，実際の運転場面では顕在化する例も存在するため，急性期での様子およびその経過が，その後の運転支援を行う上で重要な情報となる．

　また男性，主たる給与所得者，うつや疲労症状などの精神的徴候を認めない場合に運転再開の時期が早まることが示されている[2]．そのため，急性期では精神機能面を評価しながら，対象者の生活状況を把握することが重要である．運転は単なる移動手段のみならず，仕事などの社会参加には必須なものである．しかしながら，急性期の時点において運転は控えた方がよいという助言されたことを覚えておらず，運転を再開してしまう場合もある．対象者自身が置かれている状況を適切に把握できていない可能性もあるため，家族などの協力者の意向も確認しながら進めなければならない．

3-2 | 回復期から生活期（維持期）

　回復期，生活期では，急性期の経過を踏まえての支援となる．特に，高次脳機能障害の回復経過が大きく影響する可能性がある．実車評価を実施する基準に達するまでに期間を要した対象者は，検査上の高次脳機能障害の程度がほぼ同じでも，実車評価の結果が低くなることが示されている[3]．また，運転再開するための経過が長くなればなるほど，運転していなかった期間が長くなる．数か月から1年ぶりに運転するとなるとそれだけでも以前のように運転することが難しいことが予想されるため，実車評価を複数回実施する場合もある．これらは，発症から運転再開もしくは実車評価までの時期が長いほど，うまく運転できないという結果を示すものである．北海道や東北・北陸地方などでは，冬季の積雪の影響を考えなければならない．冬道の場合は，路面状況に加えて，路肩の雪が道路に迫り出して死角となる範囲が大きくなるなど運

ID	1 患者名	2 年齢	3 性別	4 診断名	5 発症日	6 初発／再発	7 損傷大脳半球	
1	北海　道男	60	男	右脳梗塞	2017/8/1	初発	右	・・・
2	○○　●●	78	女	くも膜下出血	2016/8/2	再発	両側	
3	△△　▲▲	59	女	脳挫傷	2016/8/3	初発	その他	

報告書に反映されない情報も，項目として入力するようにしておくことで，その後に項目の追加などを検証する際に有用である．

3 必須	4 必須	5 必須	6 必須	12 必須	13 必須	
MMSE（点）	TMT-A（秒）	TMT-B（秒）	SDMT（点）（個数）	Kohs（IQ値）	SDSAドット抹消（秒）	
30	120	150	50	100	250	・・・
26	258	400	-	68	500	
29	111	126	69	120	300	

　報告書　／　データⅠ（情報）／　データⅡ（検査）／　データⅢ（実車）／　データⅣ（まとめ）／　リスト

データベースの入力書式は，後から修正することを考慮してタブを変えて作成してある．

図1　報告書を作成するためのデータベースの入力書式の例

転環境が大きく変わる．そのため，冬期間は運転を控える対象者も少なくない．いわゆる運転のブランクを考慮しながら，運転再開の時期と再開した際に認める可能性のある行動について予測して関わることが求められる．もちろん，運転してみないと分からない部分が多いが，対象者の危険性や予測される行動について伝えるのがわれわれの役割である．この点については，評価や検査の結果について他の作業療法士や職種と情報を共有し，運転再開や実車評価の時期，もしくは運転中止・中断の判断材料となるものを検討していく．これらの情報は，医師が診断書を作成する際に重要な情報となる．

　これらを踏まえると，運転再開希望者もしくは運転再開となる可能性のある者は，発症後から一定の評価を定期的に行っておくとよいことが分かる．神経心理学的検査は学習効果の影響もあるので，頻繁には行えない．対象者のリハビリテーションゴールの時期を踏まえて，逆算して評価を記録しておくことが必要であり，その経過を評価者間で伝達して

おくことで，退院などのゴール達成間際になって急に運転支援を行うことになるといった問題も防ぐことができる．

❹　Excelシートの活用

　筆者はこれまで，運転情報の蓄積から報告書の作成までを1つのExcelシートで行う方法を用いてきた（**図1，2**）．多くの施設では，院内での評価結果を作業療法士間もしくはリハビリテーション部門内で検討し，主治医に報告相談，もしくはカンファレンスで議論し，実車評価実施の判断や診断書作成の手続きへと進む．その際に，規定された評価結果をExcelシートに入力することで報告書が出来上がるようにし，この報告書に基づいて議論が行われるようにした．そのため，運転支援を行う作業療法士は，必ず規定された評価を行うことになり，毎回同じ評価項目で対象者を評価していくことが可能となる．運転再開希望者だからといって，あれもこれもと評価や検査をするのは，対象者にとっても作

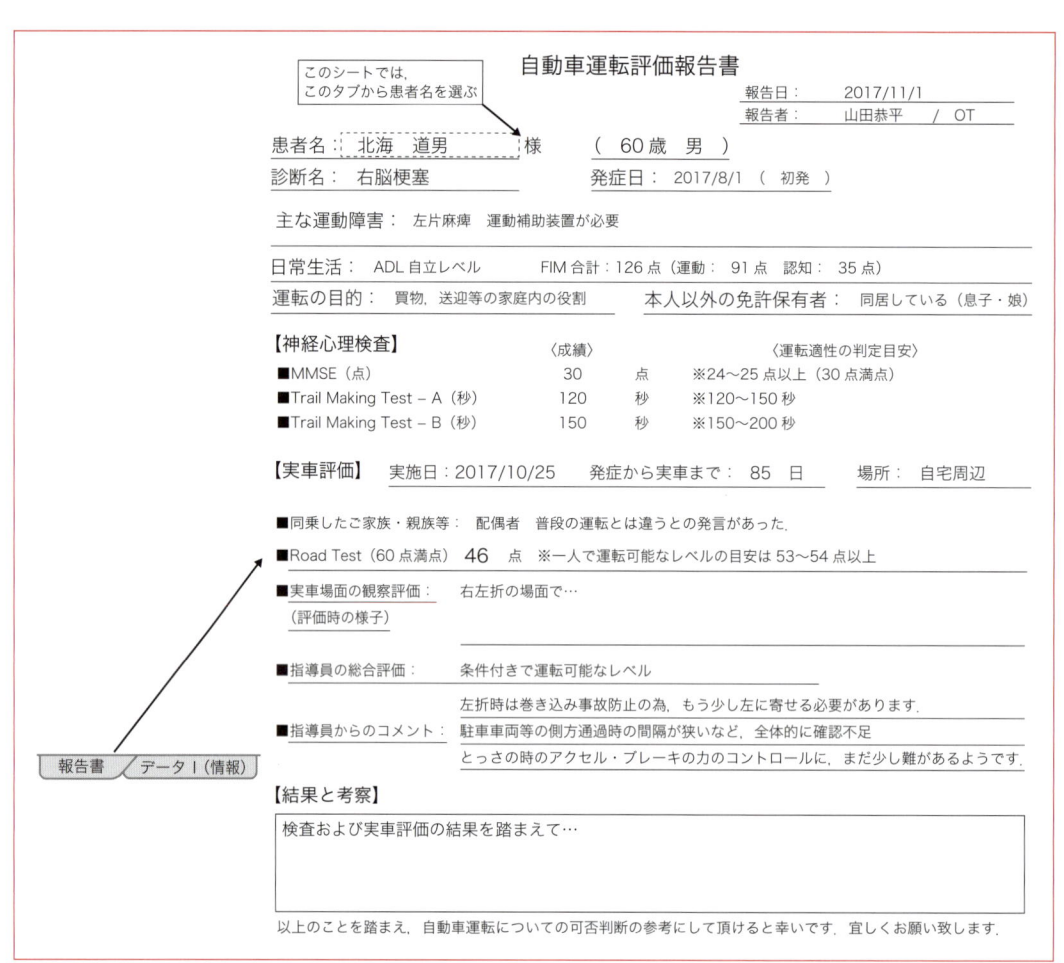

【神経心理検査】

	〈成績〉		〈運転適性の判定目安〉
■MMSE（点）	30	点	※24～25 点以上（30 点満点）
■Trail Making Test – A（秒）	120	秒	※120～150 秒
■Trail Making Test – B（秒）	150	秒	※150～200 秒

図2　Excel シートを用いた自動車運転報告書の例

図1のデータベースに入力されたものが報告書シートに反映されるように VLOOKUP 関数を使用して作成することができる. 患者名のタブを変更するだけで，他の患者の報告書を閲覧することができる.

業療法士にとっても大変な労力であり，普段実施していない検査を実施したところで解釈が難しく，他の作業療法士との議論も難しい．先行研究の基準に当てはめたところで，何も解決しないのが現状である．だからこそ，現在運転評価で用いられているものから，施設内の業務の範囲内で可能なものを選定し，その基準を整備しておく．一定の流れを作ることができれば，作業療法士間，多職種間，主治医との情報交換もスムーズになる．このような流れがあれば，主治医に報告する際も，毎回同じ書式で評価項目と基準が提示されるため，理解が得られやすい．最初からスムーズにいくことは考えにくいので，

一定の期間を置いて，その評価方法や基準を見直しながら，施設としての運転支援の流れを構築していくことが求められる．

❺ データを蓄積することで得られる効果

データベース化して報告書作成まで一貫した流れを作るメリットはもう一つある．学会発表や論文作成の前に，カルテを掘り起こした経験はないだろうか．これはこれで対象者を振り返るよい機会にはなるが，大変な作業でもある．しかし，データベース化することで後からデータを整理し報告する際に役に立

つ．さらに報告書を作成する際に，他のデータも確認できるメリットもある．報告書と一体となったデータベースでは他の事例の担当作業療法士も分かるため，記載事項に照らし合わせて過去の報告書を確認することで相談事項が明確になる．例えば，担当するＡさんと同年代や疾患から類似した対象者について調べ，その担当者とその支援の経過について話し合うことができる．また，神経心理学的検査と実車評価の結果に乖離のある例について比較して検討することも可能となる．担当の作業療法士は報告書を作成する過程でどのように考え，主治医と相談したのか，1つの事例を担当する中で他の事例も確認することにつながる．このとき基準値に幅を持たせておけば，カットオフ値を設定したときに起こる数値の独り歩きも防ぐことができる．現在，この報告書データベースの複数施設での運用を検討している．各施設においてある程度の評価項目や基準の違いがあるものの，まずは施設内で統一した評価方法と基準で対象者に関わっていくことが院内連携の一歩であると考える．

❻ 施設の垣根を越えた連携

作業療法士が勤務する施設には，それぞれの施設としての機能がある．その中で主治医と運転支援の評価結果について話をして進めなければならない．急性期病院や近隣の自動車学校の協力が得られない場合には実車評価の実施が困難であることも多い．いわゆるケースバイケースの対応が求められているわけだが，他施設や日本作業療法士協会，都道府県士会の取り組みを参考に自施設に還元できることもある．各地域での取り組みの紹介については他章を参照してもらいたいが，急性期病院，回復期・生活期の病院に勤務する作業療法士が運転支援について議論する場に参加し，ネットワークを広げていくことも重要

である．

北海道においても，「北海道の自動車運転と移動手段を考える会」を立ち上げて，作業療法士間だけでなく病院間，自動車学校や運転免許センターなどの他機関との情報交換が可能な場を作り，発展的に進めているところである．現在，病院間の連携に至っている例は少ないが，運転支援に関する課題を共有できるようになれば，より具体的な支援方法について議論することが可能になる．その際に求められるのは，自施設ではこのように取り組んでいるという運転評価支援の流れや事例を示すことであろう．

❼ 現状の課題と将来の展望

以上，作業療法士間で連携するにあたって必要となる評価視点や情報について概説した．近年の学会においては，運転支援に関する報告数や論文数も増えてきている．運転に特化した教育システムを整備している施設もあるが，全国的にはそのような経験や知見を得る機会は十分とは言えないのが現状である．現時点では運転支援に関わった経験を施設内で蓄積し，その方法や基準について検討を続けることが重要である．さらに，その経験を学会や論文で報告し，運転支援に関するネットワークを構築していくことが，施設間や他機関との連携にもつながっていくと思われる．

【文献】

1) 小倉由紀ほか：実車運転評価アンケート結果の報告―困難事例の対応および連携時の情報提供について．第2回運転と作業療法研究会（首都大学東京），2015.
2) Yu S, et al: Driving in stroke survivors aged 18-65 years: The Psychosocial Outcomes In StrokE（POISE）Cohort Study. Int J Stroke 11:799-806, 2016.
3) 山田恭平ほか：実車評価の時期に関する調査―脳卒中発症からの期間と実車評価結果の関連から．作業療法 36: 549-552, 2017.

5 行政との連携

建木 健

① 社会背景

日本の高齢化率はこの先もますます上昇し，団塊世代が75歳以上となる2025年には3677万人となる．その後も高齢化率は上昇傾向で，2065年には国民の約2.6人に1人が65歳以上になると推定されており[1]，国民の医療や介護の需要がさらに増大すると言われている．また，戦後，金の卵と呼ばれ日本の高度成長時代を支えてきた高齢者の自動車運転免許保有者数は前年度比2015年で28.1％増，2016年で24.4％増となっている[2,3]．

このように高齢期の暮らし方が大きく変わる中，厚生労働省は高齢者の尊厳の保持と自立生活の支援という基本構想を軸として「可能な限り住み慣れた地域で，自分らしい暮らしを人生の最後まで続けることができる」ように，地域の包括的な支援・サービス提供体制（地域包括ケアシステム）確立を2025年には達成できるよう推進している．そして，新しい介護予防事業として介護予防・日常生活支援総合事業が創設され，一部規制の緩和と新規事業の創出が図られる中で，県事業から市町村事業，公から民へとボランティア事業も含め地域包括支援システムの担い手として，われわれ一般市民まで想定される構造となりつつある．

2015年の国の指針によると，地域包括ケアシステムは自助・互助・共助・公助で成り立ち，現代社会の多様な生活スタイルに合わせて公助でカバーできない部分を自助や互助，共助で補っていくというものであった．したがって，行政として地域住民による互助や共助にまつわる活動を支援していくことは，高騰する医療費および介護給付費の負担軽減にもつながる．

また，これまで高齢者が主体であった地域包括ケアシステムの対象は，これからは精神病院に長期入院している精神疾患を持つ者の地域移行にも拡大され，介護保険領域のみならず障害領域にも及ぶようになる．

② 行政との連携の必要性

自動車運転支援において，行政との連携は重要である．1人の障害を抱える自動者運転再開希望者を例に取って考えてみると理解しやすい．自動車運転再開にあたっては医療機関からの見立てのみならず，公安委員会での総合的判断を経ていくこととなり，車の改造が必要となった場合は各市町村（更生相談所）での改造費助成のための手続きが必要になってくる．また，運転が再開できなかった場合には，障害福祉や介護福祉サービスを活用して移動の確保のための代替手段の選択が必要となってくる．住み慣れた地域で，自分らしい暮らしを続けさせるためには，移動を支援することは大切な視点であり，そのためには様々な機関との連携が不可欠である．

また，忘れてはならないポイントは，障害の有無にかかわらず自分の思うように行きたい場所に行けない人への対策である．地方の人口減少によって公共交通機関の運行便の減少や廃止が問題となり，交通弱者や買い物弱者という言葉が生まれた．過疎化が進んだ山間部では，通院や通勤のためには車の運転は不可欠で，運転できないことは死活問題につながる．ライフラインを保つための交通インフラ整備や余暇支援のための巡回バスの運行など，各自治体の対策は地域格差が大きいのが現状であるが，障害者の地域移行が進めば交通弱者の声を束にして行政に響く訴えにしていかねばと感じている．ユニバーサル社会の推進を追い風に，われわれ一人ひとりが自分のライフステージに合った自由な移動手段を，どのように確保していくのかを考えていかなくてはならない．それには個人的訴えではなく，社会の声として行政に届かせ，時代を改革していかなくてはならない岐路に来ているのではないか．

最近の自動車社会の動向は目覚ましく，これまでにないサービス体系や取り組みのニュースを目にすることも増えている．一例として，過疎地域で自家用車での有料送迎をする仕組みを整えている地域がある．また，タクシーより格安で利用できる福祉有償運送もこれから期待されるサービスの一つである．しかし，福祉有償運送は市町村に設置されている福祉有償運送運営協議会の許可が必要であり，運送対価の課題や人材の確保といった側面で継続的運営ができないことなどを理由に伸び悩んでいるのも事実である[4]．そのほか，欧米をはじめ日本を含む自動車先進国では自動車の自動走行の社会的実験が行われており，それに則し行政では特区申請や条例を定めるなどの取り組みを始めているなどの情報も散見される．

❸ 運転支援と行政

3-1 運転支援を行政と行うための準備

まずは連携を図りたい県市町の交通インフラの状況や，県市町の行政がどのような課題を抱えているかを調査する必要性がある．関わる県市町が居住地であれば，行政からの広報紙は必読である．議会便りというものが各戸配布されることもある．これらには，県市町の予算やイベント，議会での議員の発言などが掲載されており，県市町の関心事を確認することができる．また，行政のホームページから確認することも可能であるかもしれない．これらを踏まえて，予算決定時期に合わせた準備が必要である．多くの県市町議会は年4回程度の定例議会を設けており，県市町職員は夏頃から次年度の予算作成に取りかかるためにヒアリングを行うなどしている．遅くても11月頃の定例会議に間に合うような予算立てが必要となる．また，企画立案者が行政ではない場合，事業を始めたい前年度の夏より行政と協議を進めることや行政へのプレゼンテーション（事業目的，事業計画，予算案を含む）を行い，行いたい事業の趣旨と目的，予算の説明を行うことでスムーズに事業を進められる．

ここで把握すべきポイントとして，行政には様々な部局，局，課がある（一例として，2017年4月現在，静岡県では8部局，37局，144課がある）．どの部署を窓口として話を進めていくべきかを慎重に吟味することが必要であり，ホームページなどから担当部署がどのような予算をどういった事業に当てているのかを知る必要がある．窓口が決まれば準備段階での県市町の課題解決をどのように進めていくのか，協議の中でズレがないよう課題を明確にし，目標を統一していくことが大切である．補足の注意点として，各県市

ドライブマネジメントにおける連携

町で同じ名称が使用されている部局であっても取り扱っている内容が異なる場合もあるため，対象とする自治体が複数になる場合には確認すべきである．

3-2 事業運営方法（委託事業または講師依頼）

事業運営をする際に，委託事業を受ける場合と講師依頼を受ける場合がある．委託事業を受ける場合，法人格を有していた方がスムーズであるが，最近は任意団体での実績や決算報告がしっかりしていれば事業を請け負うことが可能なようである．

講師依頼については，事業運営の主体が行政であり，あくまでも補助的に事業活動を行っていくことになる．

委託事業では，運営主体はあくまでも受託した側であり，行政との連携によって事業活動を展開していく．なお，運営の統括責任と損害賠償責任が伴うこととなる．

3-3 委託事業のプロセス

委託事業を受ける場合，公共部門の生産性の向上と行政の政策や課題に対応している必要性がある．十分なコスト分析と業務執行方法を提示すること，当たり前であるが業務の効率化が重要視される．これらを含めた予算立てをしなければならない．委託が決定されれば，業務契約書とともに業務委託仕様書（実施要領）による業務締結を行う．

業務契約書は，業務の目的，委託期間，委託料，損害賠償，個人情報の保護，契約の解除，権利義務の譲渡等の禁止，委託費の処理などから構成されている．業務委託仕様書（実施要領）には，契約書と同様の内容が含まれるが，簡潔に目的，委託内容，実施地域や対象，報告書や成果物の提出が記載されている．

3-4 予算申請と予算執行

委託事業の受託にあたっては，行政との契約書を取り交わすこととなる．基本的には行政が資料などを作成してくれるので内容を確認し，捺印するだけの至ってシンプルなプロセスである．

場合にもよるが，事業費の一括支払いは行われず，事業の進捗に合わせて2回程度で支払いがなされることが多い．予算執行については厳格であり，余剰金は返金することとなる．事業開始前の明確なビジョンと見積もりにより事業計画に沿った緻密な予算立てを行うこと，事業活動の実施経過中にも収支の確認と伝票類の確実な保管をしていくことで，事業完了後の決算報告書作成において手間取ることなく，手続きを終えることができる．

3-5 報告と継続する方法

事業報告については，速やかな提出が求められる．報告書の書式に特に定めはない場合が多い．業務委託仕様書（実施要領）に記載されている報告書の提出が必要である．多くの事業において，翌年の継続については保証されてはいない．

事業報告は終了後に行うことになるが，事業終了が行政の予算立ての時期（11月）以降のこともしばしばある．こういった場合には，中間報告をしておくことで次年への継続性が高まる．

❹ 行政との取り組み事例

ここで当法人（NPO法人えんしゅう生活支援net）の取り組みについて紹介する．2017年より，湖西市（静岡県）の業務委託を受け「シニア健康ドライビング教室」を実施した．市の課題として，高齢運転者の事故の増加と交通インフラの問題があり，これら

表1　シニア健康ドライビング教室のプログラム内容

	9：00-9：55		10：00-10：55	11：00-11：55	
第1回	開講式	アイスブレイク	OD式安全性テスト	老化と運転（講義）1	
第2回	ファイブコグ		法改正について	運転認知トレーニング	
第3回	指定自動車学校　運転技術の確認				
第4回	運転認知トレーニング			危険予知トレーニング（KYT）	
第5回	アイスブレイク	運転認知トレーニング		交通安全協会　交通安全について	
第6回	住んでいる街を知ろう			ビデオ	
第7回	老化と運転（講義）3		ビデオ	運転補助装置を知ろう（講義）	
第8回	老化と運転（講義）4		OD式安全性テスト	まとめとアンケート	閉講式

の課題に対して当法人が高齢運転者の事故の削減を目的に委託を受けた．

　市民病院の作業療法士の支援もあり，市との調整に入ったのは2016年10月であった．事業計画書を携えて市の健康福祉部長寿課を訪れた．当初の計画では，介護予防・日常生活支援総合事業のサービスとしての実施を希望したが，協議の中で介護予防事業での実施を勧められ，事業委託契約に至った．

　プログラムの募集については，65歳から74歳までの運転者を対象として市の広報にて2セッション（定員各15名）の募集を行った．全8回を1セッションとして，各回の実施時間は休憩を含み3時間とした．プログラムの概要は，行動変容が起きるようにSelf-awareness（自己への気づき）を促す内容とし，OD式安全性テスト（株式会社電脳），老化による自動車運転の変化についての講義，運転技能教習，運転ができなくなったらどうするかのグループディスカッションを行っている（表1）．プログラムの実施にあたっては，指定自動車教習所および交通安全協会にも協力を仰いだ（図1）．

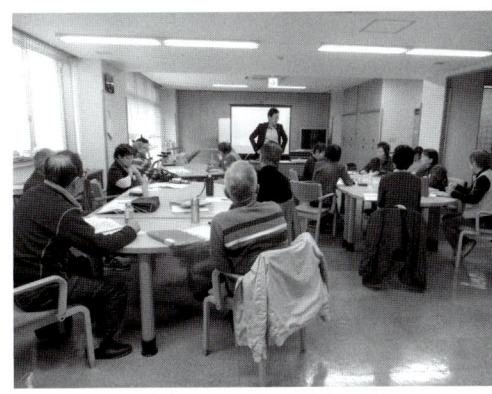

図1　シニア健康ドライビング教室の様子

【文献】

1）　内閣府：平成29年度版高齢社会白書．
2）　警察庁交通局運転免許課：運転免許統計（平成27年版）．
3）　警察庁交通局運転免許課：運転免許統計（平成28年版）．
4）　阿部名保子：福祉有償運送事業の運営実態から見た持続可能な移動サービスの現状と今後のあり方―神奈川県における運営実態調査から，運輸政策研究 13: 24-34, 2010.

ドライブマネジメントにおける連携

V
特殊な状況での運転支援

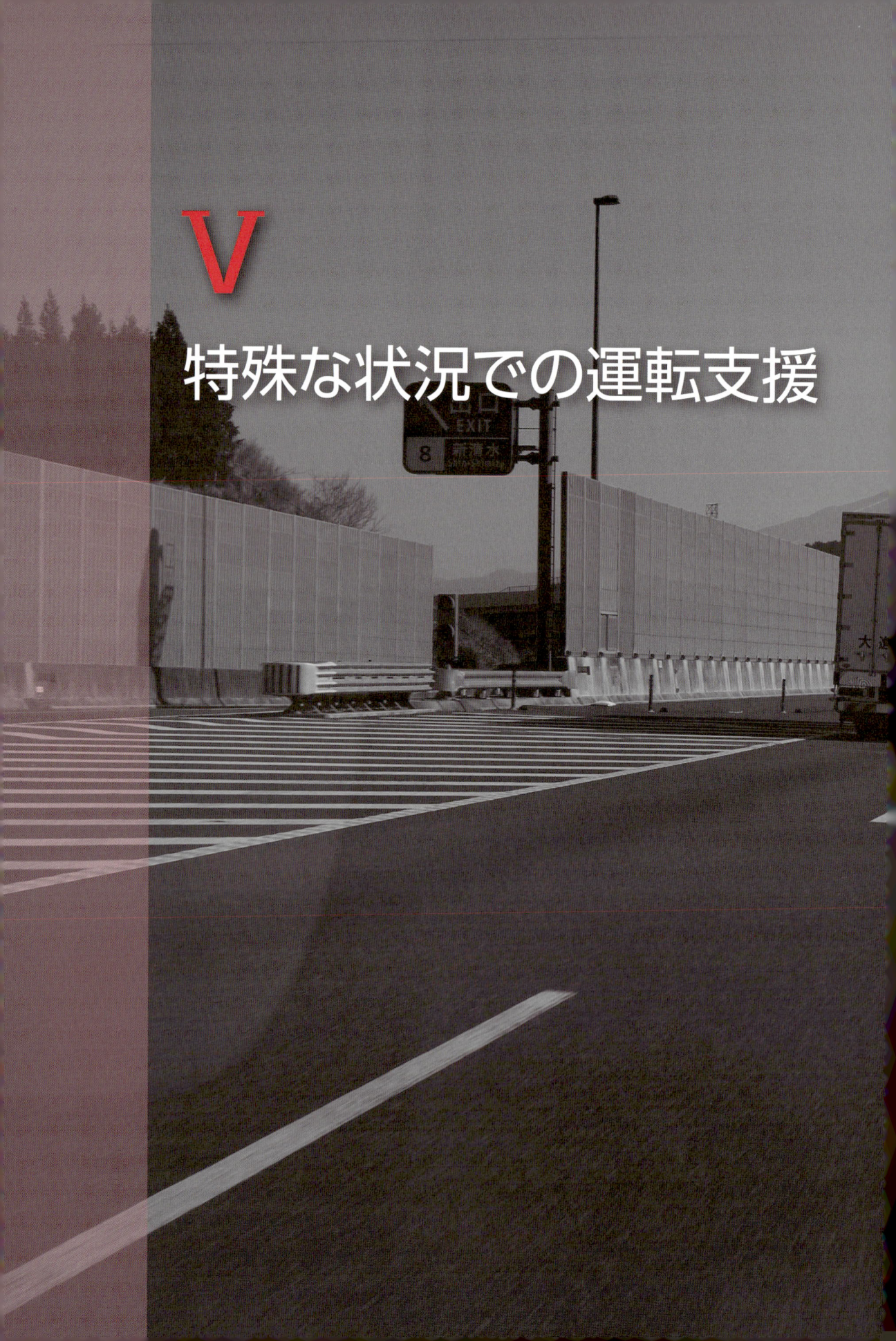

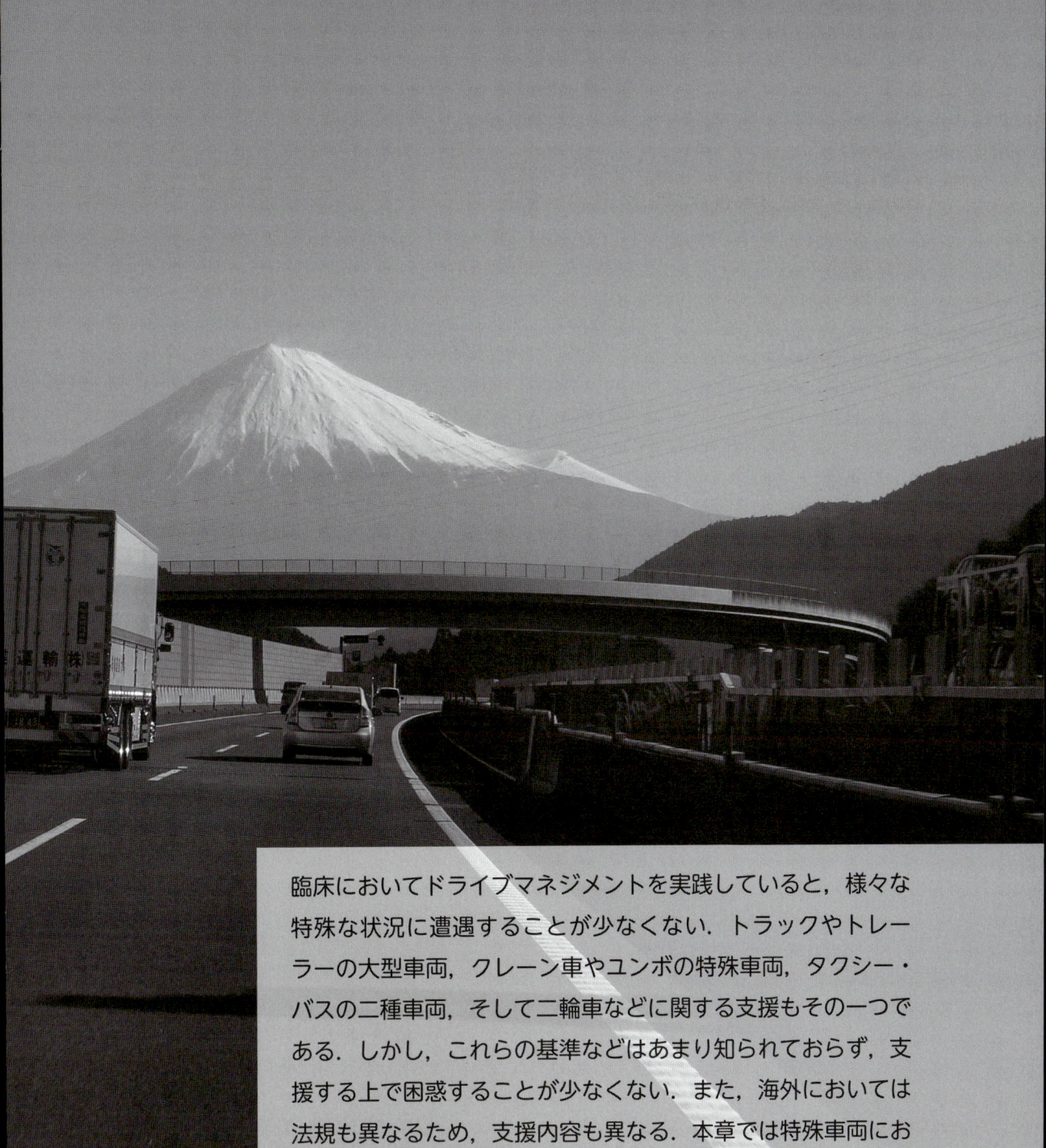

臨床においてドライブマネジメントを実践していると，様々な特殊な状況に遭遇することが少なくない．トラックやトレーラーの大型車両，クレーン車やユンボの特殊車両，タクシー・バスの二種車両，そして二輪車などに関する支援もその一つである．しかし，これらの基準などはあまり知られておらず，支援する上で困惑することが少なくない．また，海外においては法規も異なるため，支援内容も異なる．本章では特殊車両における支援を解説するとともに，海外における作業療法士のドライブマネジメントから学びを深める．

1 普通自動車以外の運転支援

藤田 佳男

① 運転免許の区分と種類

1-1 運転免許の区分

　運転免許は3つの区分に分けられている．免許の区分は第一種運転免許，第二種運転免許，仮運転免許に分けられる．第一種免許は自動車や原動機付自転車を道路で運転するのに必要であり，第二種免許はバスやタクシーなどの旅客自動車を旅客運送のために運転する場合や，代行運転普通自動車を運転するのに必要な免許である．仮免許は免許を受けようとする運転者が練習や免許試験のために道路を運転するために必要な免許である．ここでは主に旅客運送に必要である第二種免許に加えて，第一種免許の中でも事業用自動車として用いられる車両，および産業車両や二輪車に関する内容について述べる．

1-2 第二種免許

　第二種免許の受験資格は，不特定多数の人々の生命を預かることから第一種免許より厳しいものとなっている．大型第二種，中型第二種，普通第二種，大型特殊第二種の場合は，21歳以上であること，大型免許，中型免許，準中型免許，普通免許，大型特殊免許のいずれかを現に受けていること，その免許を受けていた期間が通算して3年以上であること，の要件を満たすものとなっている．

　また，旅客自動車の運転者の責務は旅客を安全・正確・快適に目的地に輸送することであり，旅客自動車運送事業運輸規則にてその遵守事項が規定されている．遵守事項のうち，われわれの対象者に関連が深いものを以下に挙げる．①病気や疲れ，天災などの理由により，安全運転できないときはその旨を事業者に申し出る，②坂道で車から離れるときや，危険な場所を通過するときは旅客を下ろす，③業務を交代するときは道路や車の状況について申し継ぎをする，④事故が起きたときは応急救護措置や遺留品の保管など負傷者の救護に当たる，などである．

　このように第二種免許を取得するためには運転に直接関与する機能のみならず，一定のコミュニケーション技能を含む高い遂行機能や身体能力を求められている．しかし，第二種免許を含めた職業運転者が運転に支障のある一定の病気などに罹患した場合の免許可否については，一部を除き，明確な法的基準は示されていないのが実情である．また，旅客が快適に利用できるよう接遇を行うなど対人サービス業の側面も業務の継続には重要である．

1-3 運転免許の種類

　第一種免許は現在10種類に分けられており，それぞれの種類に応じて運転可能な車両が決められている．それぞれの免許で運転可能な車を**図1**に示す．

車の種類 第一種 免許の種類 〈受けられる年齢〉	大型 自動車	中型 自動車	準中型 自動車	普通 自動車	大型特殊 自動車	大型自動 二輪車	普通自動 二輪車	小型特殊 自動車	原動機付 自転車
大型免許 〈21歳以上〉	●	●	●	●				●	●
中型免許 〈20歳以上〉		●	●	●				●	●
準中型免許 〈18歳以上〉			●	●				●	●
普通免許 〈18歳以上〉				●※1				●	●
大型特殊免許 〈18歳以上〉					●				
大型二輪免許 〈18歳以上〉						●※2	●※1	●	●
普通二輪免許 〈16歳以上〉							※1 ●※3	●	●
小型特殊免許 〈16歳以上〉								●	
原付免許 〈16歳以上〉									●
けん引免許 〈18歳以上〉	大型, 中型, 準中型, 普通, 大型特殊自動車のけん引自動車で, 車両総重量が750kgをこえる車（重被けん引車）をけん引する場合に必要な免許である.								

※1 AT限定の免許では, AT車（オートマチック車）に限る.
※2 AT限定の免許では, 総排気量650cc以下のAT車（オートマチック車）に限る.
※3 小型二輪限定の免許では, 総排気量125cc以下または定格出力1.00kw以下のものに限る.
※4 小型トレーラー限定けん引免許では, 車両総重量が2000kg未満のキャンピングトレーラーなどに限る.

図1　第一種運転免許の種類と運転可能な車

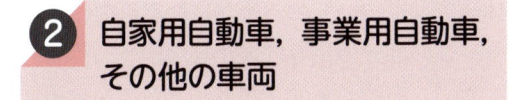

660ccをこえるもの		660cc以下のもの	
自家用	事業用	自家用	事業用
° 品川500 ° さ ・・ 46 （白色）	品川500 あ ・・ 46 （緑色）	° 品川500 ° さ 20-46 （黄色）	品川500 り 20-46 （黒色）

図2　四輪車の番号標

❷ 自家用自動車, 事業用自動車, その他の車両

2-1 | 自家用自動車

　自動車が自家用であるか事業用であるかは, 運ぶものに対して対価を受け取っているかによって決定されている. 次項の定義に当てはまらないものを自家用自動車と呼ぶ. 自家用自動車は白ナンバー（軽自動車は黄色）（図2）を付けている.

2-2 | 事業用自動車

　旅客や貨物を運送し, その対価として料金を受け取る事業を自動車運送事業と呼び, その事業に用いる自動車を事業用自動車と呼

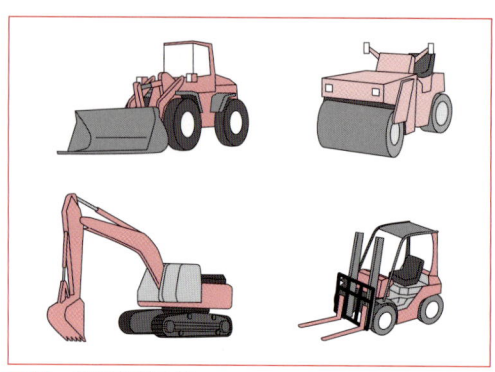

図3　産業車両の例

ぶ．事業用自動車は緑ナンバー（軽自動車は黒色）（**図2**）を付けている．自動車運送事業は道路運送法や貨物自動車運送事業法で規定される事業であり，国土交通省運輸局の認可が必要である．貨物運送であれば第一種免許で運転可能であるが，旅客運送を含む場合は第二種免許が必要となる．

2-3　道路交通法で規定されていない車両（産業車両，農業機械など）

　道路交通法に規定されていない原動機を持つ車両には，その用途により様々なものがある（**図3**）．特に産業車両は，工場構内，倉庫，配送センター，駅，港湾埠頭，空港などの各現場（基本的には構内や私有地）で使用される荷役運搬用の車両であり[1)]，業務で使用する対象者もいると考えられる．これらを道路とみなされない構内で運転する場合は基本的に道路交通法上の運転免許などは要さないが，フォークリフトや移動式クレーンなど一部の産業車両は労働安全衛生法で規定された講習の修了者が運転可能とされている．例えば，フォークリフトでは最大荷重1トン未満のフォークリフトの運転ができる「フォークリフト運転特別教育」（事業所内の教育で可）と最大荷重1トン以上のフォークリフトを運転できる「フォークリフト運転技能教育」（専門の教育センターなどで行われる）に分けられる．これら以外にも除雪車を運転

する場合に都道府県が独自に基準を設けている場合もあり，注意が必要である．また，このような産業車両の中には公道を走行するための保安基準を満たしているものがある．この場合は小型特殊免許または大型特殊免許を保有していれば，公道を運転できる．

　乗用が可能なトラクターや乗用田植機などの農業機械も私有地での運転には運転免許を要さない．トラクターなどの多くは保安基準を満たした構造であり，小型特殊免許または大型特殊免許があれば公道での運転が可能だが，乗用田植機などはナンバーの取得が必要なものの，保安基準を満たさないため免許の有無にかかわらず公道を走行できないものがある．

❸　職業運転支援のポイント

　まず，業務での運転と自家用車での運転という作業の違いを理解することが重要である．前者の特徴としては，走行距離や夜間を含む長時間にわたる業務が多く，厳しい条件下で運転することも少なくないことが挙げられる．また，一定の経路や指示に従って運転することが必要であり，自分のペースや体調に合わせて休憩を取ることなどが困難であることが自家用車での運転と決定的に異なるところである．それゆえ，職業運転では無理のある状態で業務に就くことのないよう，運転時以外でもプロドライバーとしての健康管理が求められる．そのうえ，食事や休息が不規則となる業務も少なくないため，服薬管理や体調管理についておろそかになる可能性もあり，この部分の指導は欠かせない．

　次に，複数の医学会がガイドラインや指針で職業運転に関しての見解を示している．日本てんかん学会は，「てんかんに係る発作が，投薬なしで過去5年間なく，今後も再発のおそれがない場合を除き，準中型免許，中型免許，大型免許及び第二種免許の適性はな

診断		
●不整脈	自家用運転手	職業運転手
薬物治療	治療の有効性が確認されるまで禁止	治療の有効性が確認されるまで禁止
ペースメーカ植込み	1週間は禁止	ペースメーカの適切な作動が確認されるまで禁止
カテーテルアブレーション	治療の有効性が確認されるまで禁止	長期間の有効性が確認されるまで禁止
植込み型除細動器	一次予防で1か月，二次予防で6か月間禁止	永久的禁止
●反射性（神経調節性）失神	自家用運転手	職業運転手
単発，軽症	制限なし	危険（高速運転等）を伴わない場合は制限なし
再発性，重症	症状がコントロールされるまで禁止	治療の有効性が確認されなければ禁止
	自家用運転手	職業運転手
●原因不明の失神	重症の器質的心疾患や運転中の失神がなく，安定した前駆症状がある場合には制限なし	診断と適切な治療の有効性が確認されるまで禁止

表1　失神患者の自動車運転に関する指針
（文献3より引用）

い」[2] との見解を示している．また，日本不整脈学会は，失神の診断・治療ガイドライン（2012年改訂版）で自動車運転の問題に触れ，職業運転については植込み型除細動器を持つ患者の永久的禁止をはじめとして，その他の症状についても一定の見解を示している（**表1**）[3]．それを踏まえ警察庁は各県警への事務連絡[4]でこのような運転者が免許取得または更新の申請を行った場合には，再考を勧めるとともに，申請取り消しの制度の活用を慫慂（強く勧めること）することとしている．それゆえ，職業運転の復帰にはこれらを踏まえた上での指導が重要である．

　高次脳機能障害などが残存する場合は，その症状が大きく影響することが少なくない．一般的な運転適性評価に加えて，職業運転に関する認知機能を維持できるだけの全般的耐久性はあるか，また注意力に余裕はあるか，処理速度は低下していないかなどの確認は重要である．また，それぞれの業種には，その業務専用に用いられる車両もあり，業務特有の運転や付随する作業が存在する．例として，同様の車種であっても路線バスと貸し切りバスではその業務内容や必要な能力は大き

く異なる．それゆえ，業務の内容を詳細に聴取した上での指導が望まれる．

　乗務の復帰にあたっては本人のみならず，職場の管理職，運行管理者などにも相談し，情報を得ることは重要である．道路運送事業を行う事業所は道路運送法および貨物自動車運送事業法に基づき，運行管理者を選任する必要がある．運行管理者は自動車事故対策センターによる講習や運行管理者試験センターによる試験に合格して選任され，運転者の乗務計画を作成し，運行の安全を確保する業務を行う．その業務の中には運転者の疲労や健康状態を含んだ指導監督が含まれている．運行管理者はその乗務の経験者が行うことも多く，乗務実態を熟知している．また，乗務開始と終了の際に様々な確認を行うなど最も対象者と接する機会が多い．それゆえ，職業運転への復帰には運行管理者などとの協力が欠かせない．また，乗務経験が一定以上ある者を「指導運転士」として指導・教育担当者にしている場合もある．復職時にこのような指導的な立場にある者の同乗で一定の評価期間を設け，その情報を共有しての指導も必要に応じて行う．

3-1 | 大型貨物自動車，中型貨物自動車など

大型貨物自動車，中型貨物自動車などは該当する第一種免許があれば乗務できる．その多くはキャブオーバー型（エンジンの上部に運転席がありドアが高いところにある）の車両であり，乗車・降車する際の高低差があるため相応の身体機能（特に乗員席に上る際の筋力やバランス機能）が必要である．また，事業用自動車であるため，義務である日常点検をする際も相応に時間と体力を要する．さらに貨物自動車であれば，積み荷の積み下ろしを運転者が直接行うのか否かも身体障害がある場合には重要である．運転時は，アクセル，ブレーキなどを含め全体的に操作する部分が大きく，ある程度の力が必要な場合がある．特にハンドル径は大きく，水平に近いため，上肢および体幹の動きが普通自動車と比べると大きくなる．走行中の停止距離は最大積載量の荷物を積んだ場合と積載物がない状態で異なるため，車間距離を十分に取った上で早めの判断ができるよう相応の注意力を持続させることが必要となってくる．

日本の道路は近年の規定で一車線の幅員が2750-3500mm で設計されている．小型自動車（2000cc 未満の自動車）の車幅が最大1700mm であるのに対して中型自動車・大型自動車の車幅は最大 2500mm であるため，広めの幹線道路でも余裕が 1000mm 未満となる．それゆえ，車幅のある大型自動車に乗務する際は小型自動車に比べてカーブや道路に張り出した障害物，他の車両が接近した際の車体から様々な方向に注意を配分するなど高い転換性・分割性注意機能が必要となる．それゆえ，用いる経路や運行計画によっては強い疲労の原因ともなる．また，大型自動車は全長が 11m，全高が 4m 近くのものもあり，重量制限も含めて通行できる道路が限られる．このような車での経路の間違いはリカバリーが困難なことも少なくないため，

慎重な運行計画を立てられることも重要である．運行ルートが決まっている場合でも，交通事故や渋滞など道路状況によって経路設計を運行途中に再度行い，う回路を用いる場合もあるため，高い遂行機能が保たれている必要もあると考えられる．

3-2 | 普通第二種免許（タクシー）による一般乗用旅客自動車運送事業

タクシーおよびハイヤーは普通第二種免許で乗務が可能であるが，このうちハイヤーは営業所のみで業務を請け負うことができる．それゆえ予約のみの業務となり，タクシーに必要な流し営業（走りながら乗客を探す）や無線による配車は原則として行われない．タクシーの勤務形態は交代制であり長時間勤務が多い．一例として午前 7 時から乗務を開始し，休憩時間は挟むものの翌日の午前 2 時頃勤務を終了するなど勤務時間が 20 時間を超えることも珍しくなく，相応の体力や耐久性を必要とする．ほとんどの場合で普通または小型乗用車を用いるため，運転技能自体は大型自動車ほど高いものは必要ではない．しかし，法令を守りつつ，迅速に乗客を目的地に輸送する必要があるため，高い注意機能が必要だと考えられる．

基本的な必要技能は，旅客を見つけ乗車させる，旅客の指示に従い目的地まで運転する，正確に料金収受を行う，無線での指示により指定の場所に旅客を迎えに行く，などである．また，業務を円滑に行うには，運転を行いつつ旅客との会話，経路の設計，到着時間の予測を行えるような高い分割性注意機能と処理速度が必要と考えられる．このほか営業区域内の地理や代表的な目標物の場所を熟知しておく必要があり，東京，大阪，神奈川などの都市部では就業時に地理試験が課されている．しかし，近年はカーナビゲーションが普及したためその重要性は低下している．

さらに，業務を継続していくためには，

様々な情報や経験を活用して，どの時間帯にどこに行けば旅客がいるかなど売り上げを上げるための工夫や，旅客の要望に応じて臨機応変に経路および対応を変えるなど，高い遂行機能と柔軟性も求められる．タクシー・ハイヤーの関与する事故は多く，1年間におおよそ7台に1台という高い割合であることも考慮する必要がある．

3-3 | 大型第二種免許，中型第二種免許（バス）による旅客自動車運送事業

大型自動車または中型自動車かつ第二種免許という課題難易度の高い業務であるが，業務内容はいくつかに分かれる（**図4**）．まず，旅客自動車運送事業には一般旅客自動車運送事業と特定旅客自動車運送事業の2つがある．特定旅客自動車運送事業は特定の旅客に限られており，スクールバスや一般企業の社員送迎専用がこれに当たる．これは多くの場合コースや時間が限られており，課題難易度はあまり高くないと考えられる．一般旅客自動車運送事業（タクシー，ハイヤーを除く）は，一般貸切旅客自動車運送事業と一般乗合旅客自動車運送事業に分類される．一般貸切旅客自動車運動事業はいわゆる貸切バスであり，観光バスやツアーバス，近年増えている高速ツアーバス（旅行会社が企画し，運行は貸切バス会社が行う）がこれに当たる．その勤務実態は様々であるため，課題難易度も様々である．これに対して一般乗合旅客自動車運送事業はいわゆる路線バスであり，運転面では停留所があり分単位のダイヤを遵守して運行する．ターミナル駅など渋滞する経路を含み，停留所に停車するための左寄せや車線変更の繰り返しが必要であるため高い注意機能が必要である．また，混雑時は席に座れない旅客もいるため，転倒など車内安全の維持にも注意を配る必要がある．このように運転業務自体としての路線バスは課題難易度が高い．しかし，貸切バスと比べると高速路線

バス（夜行バス）などを除き宿泊勤務がない，運行路線は営業所の範囲に限られるためほとんど決まったルートの運行である，乗務員の運行管理が比較的厳格に行われており，過重勤務になる可能性が少ない，などの特徴がある．

3-4 | 自動二輪免許，原動機付自転車免許

自動二輪免許は大型・普通に分かれており，業務よりも趣味で乗車したいという者が多いと考えられる．自動二輪車の運転支援で知っておくべきことは，自動二輪車の運転者は第2当事者（交通事故に関係した者のうち過失が軽い者，もしくは同程度の過失の場合は人身傷害の程度が重い者）になる可能性があるということである．すなわち，他車の過失に巻き込まれて死傷することが多く，死亡事故率は自動車および原動機付自転車に比べると約2倍近くであり相当に高い[5]．これは自動二輪車の特性（身体が露出していること，接地面の少なさによるバランスの崩しやすさや，容易に座席と身体が離れてしまうことなど）および事故時の運行速度が相応に速いことが影響していると考えられる．また，自動二輪車の運転目的は観光，娯楽，ドライブが主であり，事故も通り慣れた道路より，旅先など慣れない道路で発生していることが多い．高齢者や身体障害者はその身体的脆弱性により，転倒時の死亡リスクはさらに高まると考えられる．原動機付自転車は，最高速度が30 km/hであることや多くの場合で運転時間が短いことなどが影響し，データ上の死亡事故率は自動二輪車ほど高くないものの，実際の危険性は自動二輪車とさほど変わらないのではないかと考えられる．対象者が自動二輪車および原動機付自転車の運転支援を希望する場合は，対象者，支援者ともこれらのことをよく理解した上で進めることが求められる．

次に，自動二輪車および原動機付自転車の

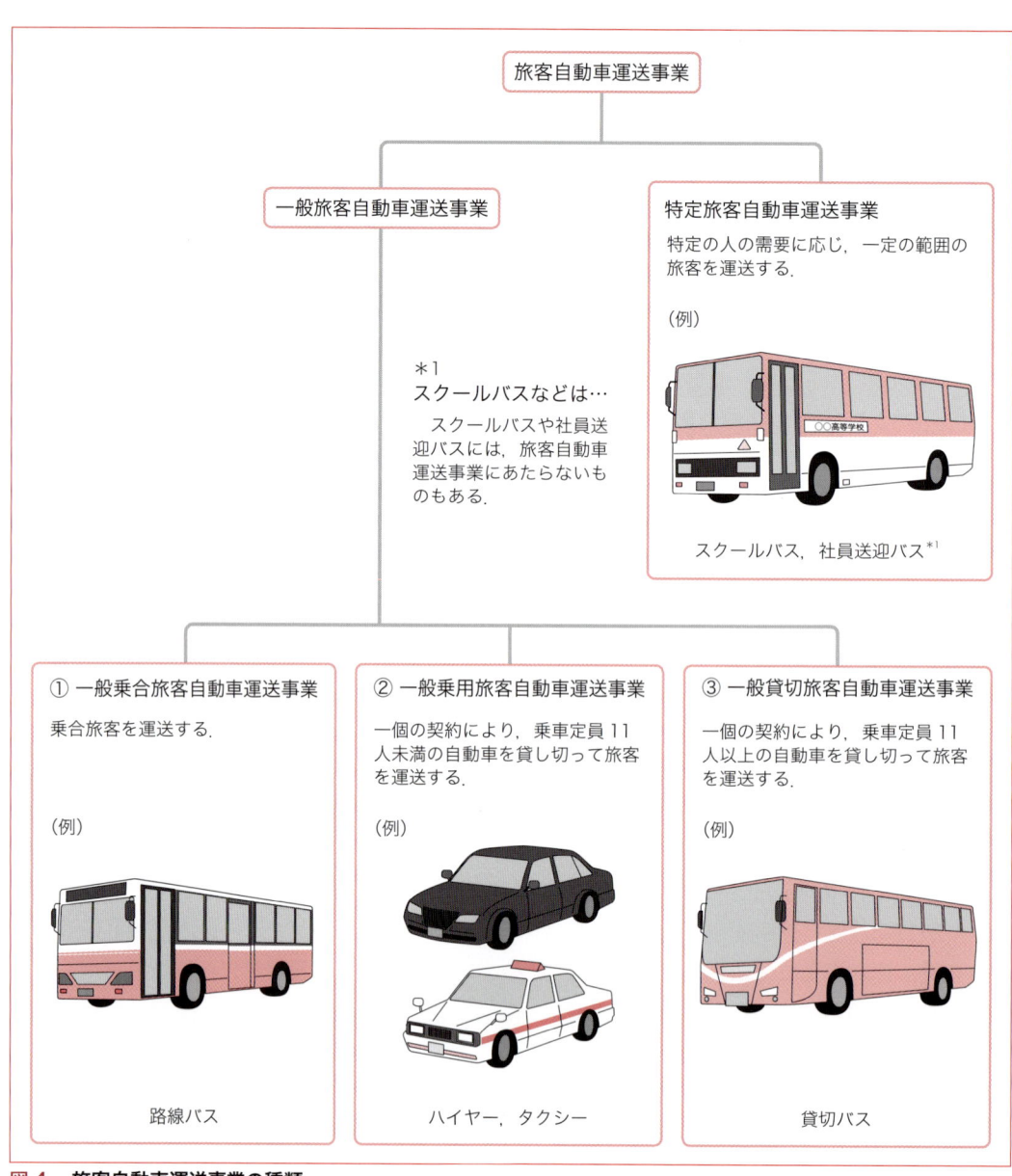

図4　旅客自動車運送事業の種類

運転適性評価については，わが国および欧米でも報告がほとんど見当たらないため適切な基準などは存在しない．それゆえ支援者が分かる範囲で評価に基づき助言することとなるが，以下のことを検討すべきかと考えられる．まず，静止時に二輪車を安定させるために両下肢の支持性が相応にあること，乗車姿勢を維持する耐久性があること，運転に必要な操作が可能なこと，などの基本的身体機能や自動車を運転できる程度の認知機能に加え

て，機敏な重心移動を可能とするための処理速度と総合的な身体敏捷性，乗車する自動二輪車の大きさや重量に対応できる動的なバランス機能が保たれていること，などが必要だと考えられる．免許センターの適性相談では，主にハンドルやギア，ブレーキ，ウィンカーなどの操作に加えて，車両を左右に傾けそれぞれの下肢で車両を支持できるかどうかなどが確認されている．

　運転に関する認知機能に問題はないもの

の，下肢機能に問題がある場合の代案として，側車付二輪車（サイドカー），三輪自動車やトライク（**図5**）の選択などが考えられるが，いずれも運転特性が独特[6]であり，相応の注意を要する．

トライクは道路運送車両法上では二輪自動車の保安基準が適用されるものの，道路交通法上は普通免許で運転できる[7]．

このような車両は自動二輪車のように大きく傾くことがなく座面も広いことから，下肢機能に障害があっても乗車可能な場合がある．対象者が自動二輪車の運転を強く希望する場合に一つの選択肢として検討の余地はあるものの，転倒・転落のリスクや確実なヘルメットの着用（現時点で法的義務はないものの死亡事故が発生している）などについて慎重かつ適切な指導が必要である．また，50ccの四輪バギーまたはATV（All terrain vehicle）と呼ばれる商品に保安部品を付け，普通自動車免許で公道走行可能として販売されている例があるが，現時点で医療技術職の立場から高齢者および障害者に勧められるものは見当たらない．

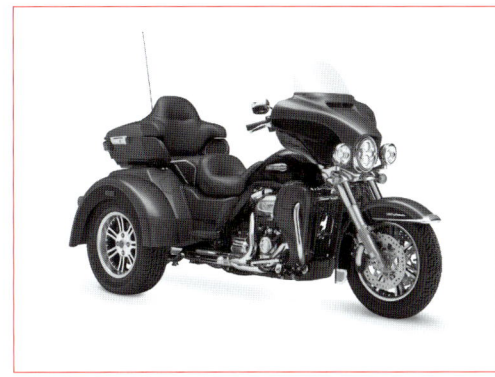

図5　トライクの一例
（資料提供：ハーレーダビッドソンジャパン）

動車や普通自動車の項目を参考にされたい．

3-5 大型特殊免許，小型特殊免許，および産業車両

特殊免許は保安部品を付けた産業車両などが道路を走るために必要な免許であるが，対象者がこれらの車両の運転を希望した場合には，その車両の種類が多岐にわたるため，運転や操作方法について対象者およびその職場の管理職や運行管理者に確認することが最も重要である．道路の走行にあたっては大型自

【文献】

1) 日本産業車両協会：産業車両とは．http://www.jiva.or.jp/Intro/iv.html（2018年6月21日閲覧）

2) 日本てんかん学会：てんかんに関する医師の届出ガイドライン，2014．https://square.umin.ac.jp/jes/images/jes-image/140910JES_GL.pdf（2018年6月21日閲覧）

3) 日本不整脈学会：失神の診断・治療ガイドライン（2012年改訂版）．http://www.j-circ.or.jp/guideline/pdf/JCS2012_inoue_h.pdf（2018年6月21日閲覧）

4) 警察庁運転免許課：一定の病気等に係る運転免許関係事務に関する運用上の留意事項について．警察庁丁運発第109号，平成29年7月31日．https://www.npa.go.jp/laws/notification/koutuu/menkyo/menkyo20170731_109.pdf（2018年6月21日閲覧）

5) 警察庁運転免許課：平成28年における交通死亡事故について，2017．https://www.npa.go.jp/toukei/koutuu48/H28_setsumeishiryo.pdf（2018年6月21日閲覧）

6) 警察庁：三輪の自動車の区分の見直し．https://www.npa.go.jp/koutsuu/menkyo23/5_sanrinsya.pdf（2018年6月21日閲覧）

7) 愛知県警察：一部の三輪に必要な免許．https://www.pref.aichi.jp/police/menkyo/qa/menkyo/sanrin.html（2018年6月21日閲覧）

2 海外における運転作業療法

松原 麻子

❶ 海外における自動車運転とリハビリテーション

　海外においても，自動車運転は地域で生活を行う上で非常に重要な活動である．疾病により障害のある人や，加齢による機能低下が生じている高齢者の自動車運転の支援・再開，代替移動手段の提案が様々な専門職によって行われている．海外では，運転リハビリテーション（Driver rehabilitation）という用語が用いられ，作業療法士や教習指導員など多くの職種が連携してサービスを提供している．

　地域における移動手段は国によって様々なものが利用されるが，特に先進工業国において自動車運転が移動手段として選択されることが多い．欧米では，自動車運転をどれだけ安全に長く継続できるかについて検討が行われている．中でも米国では運転リハビリテーションが組織的に行われており，教育体制も充実している．また，米国では早期から作業療法士が介入しており，作業療法士の役割が確立されている．一般の高齢運転者や家族が閲覧できる資料にも，自動車運転の相談ができる専門職として作業療法士が挙げられている．

❷ 米国における運転リハビリテーション

2-1 運転リハビリテーションの関連組織

　自動車運転に関わる組織として，米国運輸省道路交通安全局（National Highway Traffic Safety Administration：NHTSA），米国自動車管理者協会（American Association of Motor Vehicle Administrations：AAMVA），米国医師会（American Medical Association：AMA），運転リハビリテーション専門士協会（Association for Driver Rehabilitation Specialists：ADED），米国作業療法協会（American Occupational Therapy Association：AOTA）などが挙げられる．その中で最も運転リハビリテーションの教育や実践の支援を行っている組織はAOTAとADEDである．

　ADEDは，障害者自動車運転教育協会（Association of Driving Educator for the Disabled：ADED）として，障害のある人や高齢者のための運転教育，運転訓練，車両の改造の分野で働く専門職を支援するために，1977年に設立された．1997年に現在の名称へと変更している．作業療法士や教習指導員，運転補助装置の製造業者，リハビリテーション工学者など，様々な業種から構成されている．ADEDは，認定運転リハビリテーシ

ョン専門士（Certified driver rehabilitation specialists：CDRS）という運転リハビリテーション分野での認定を行っている唯一の組織である．CDRS になることは，運転リハビリテーションの領域での専門家としての教育と経験の基準を満たしたことを意味している．また，ADED は年に一度の学術集会や，運転に専門で関わる人のための入門コース，交通安全や運転補助装置，障害や加齢による自動車運転への影響に関するコースなどを開催している．

2-2 | 運転リハビリテーションの対象

運転リハビリテーションは，脳性麻痺や注意欠陥・多動性障害といった発達障害から，脳卒中や頭部外傷，高齢者と，生涯を通じて様々な状態にある人を対象としている（**表1**）．発達障害のある対象者の中には，運転免許を保有しない人も含まれており，免許取得のための運転技能の評価・訓練も実施する必要がある．そのため，運転リハビリテーションに携わる作業療法士は，州によって教習指導員の資格も持つことを義務付けられている場合がある．

2-3 | 運転作業療法

1）AOTA による自動車運転の定義と位置付け

AOTA によって提唱されている作業療法実践枠組み（第3版）[1] において，自動車運転は手段的日常生活活動（Instrumental activities of daily living：IADL）の一つである「自動車運転と地域における移動手段（Driving and Community Mobility）」に含まれている．自動車運転と地域における移動手段は，「自動車の運転，歩行，自転車の運転や，バス，タクシーあるいは他の交通機関といった公共交通機関や個人の交通機関を利用して地域の中を計画し，移動すること」と定義されている．

表1　対象者が抱える疾患などの例

- ・高齢者
- ・認知症
- ・切断
- ・関節炎
- ・アスペルガー症候群と高機能自閉症
- ・注意欠陥・多動性障害
- ・脳性麻痺
- ・脊髄損傷
- ・脳卒中
- ・頭部外傷

自動車運転と地域における移動手段に関わる作業療法士は，ジェネラリストとスペシャリストに区別されている．Dickerson[2] は，自動車運転リスクの程度から，作業療法士による評価と介入について，スペシャリストとジェネラリストの役割を示している．機能障害による運転適性が明確でなく，実車評価により判断される対象者に対する評価と介入をスペシャリストが行う，リスクが低く運転が可能である，あるいは運転リスクが高く運転を中止し代替の移動手段の検討が必要な対象者についてはジェネラリストが介入を行う，といった適切な時期に円滑に連携が取れるようなシステムが提案されている．

2）AOTA の自動車運転支援に関する仕組み

AOTA は，自動車運転と地域における移動手段に関する特別な教育として，自動車運転と地域での移動手段の専門認定（Specialty certified in driving and community mobility：SCDCM）を行っている．また，AOTA のホームページでは自動車運転のスペシャリストを検索することが可能である．州や範囲を指定することで，スペシャリストの作業療法士とその連絡先，詳細として対象者，提供される評価や訓練，使用する車の種類，ドライビングシミュレーターの有無などの情報を得ることができる．対象者への情報提供だけでなく，スペシャリスト同士，スペシャリストとジェネラリストが円滑に連携できるためのシステムとしても活用できる．

AOTA は ADED と協力し，適切な時期に適

切なサービスを受けるための自動車運転サービスの領域について示した "Spectrum of Driver Service" を作成している．それによると，領域は地域に基づく教育（Community-based education），医学に基づく評価，教育，紹介（Medically-based assessment, education and referral），専門的評価と訓練の3つに大別されており，それらには安全運転のためのプログラム，自動車学校，運転のためのスクリーニング，IADL 評価，運転リハビリテーションプログラムといったプログラムが含まれている．それぞれのプログラムの担当職種や，担当者に必要な知識などの情報が網羅されており，仕組みや流れについて知ることが可能である．

3）AOTA による情報配信

AOTA で定期発刊される "OT Practice" には，毎年自動車運転と地域での移動手段に焦点を当てた記事が掲載されている．近年では，急性期での自動車運転適性の判断，注意欠陥・多動性障害や高齢運転者の運転中止に関するプログラム，高機能自閉症スペクトラム障害のある人に対して自動車運転と地域における移動手段に関する技術を高める活動などが紹介されている．最新の記事では，IADL の一つである自動車運転と地域での移動手段を通常の作業療法の実践に組み入れるかについて考えるためのモデルとして，OT-DRIVE[3] が提唱されている．

OT-DRIVE は，作業療法士が高齢の対象者に対して，自分の臨床的知識とリーズニングの技術をどのように自動車運転と地域における移動手段へ生かすか理解するために開発された．自動車運転と地域における移動手段については，自動車運転という狭い範囲でとらえられることが多く，またそれに取り組むにあたっては，新しい評価が必要だと誤解されやすい．運転のスペシャリストの包括的運転評価は路上評価を含んでいるが，より広い自動車運転と地域における移動手段の評価とし

てクライアントファクターである視覚，感覚，運動，認知機能のレベルから始めることが重要だとされている．OT-DRIVE の D は Develop（展開），R は Readiness（準備），I は Intervention（介入），V は Verification（検証），E は Evaluation（評価）を意味しており，クリニカルリーズニングのための段階を追った過程を示している．それぞれの段階での考慮点についても示されており，作業療法士の実践のための有用な情報提供がなされている．

4）AOTA による高齢運転者に対する取り組み

米国においては，65 歳以上の人口が増加しており，多くの高齢運転者が運転することが予測されている．近年では日本でも高齢運転者の自動車事故がクローズアップされているが，加齢による視覚機能の低下，情報処理速度や反応速度の遅延などが自動車運転に影響すると考えられている．

CarFit は，高齢運転者が地域で安全に運転するための教育的プログラムである．全米自動車協会(American Automobile Association：AAA)，全米退職者協会（American Association of Retired Persons：AARP）と AOTA が協力して行っている．CarFit を実施するためには研修を受け，CarFit イベントに参加して実践を経る必要がある．そうして4種の役割（Instructors，Event coordinators，Technicians，Volunteers）を習得したメンバーによって CarFit イベントが開催される．高齢運転者は自分の車に乗ってイベント会場に訪れ，アクセル，ブレーキ，ハンドル操作や，ミラー，シートベルト，ヘッドレストなどの確認を一緒に行い，運転の困りごとや安全性についての情報交換を行う．CarFit は教育プログラムであるため，評価や介入は行わず，安全と思われる車の設定の方法を教示し，必要があれば補助具や専門の運転リハビリテーションプログラム

表2　ADED のガイドラインに示される項目と内容の例

項目	内容
クライアントのインテーク	既往歴，現病歴，コミュニケーション能力，使用薬剤，運転歴，免許状況，目標設定など
視覚評価	眼科の既往歴，視力，有効視野，眼球運動，奥行き知覚など
身体機能評価	運転のために必要な関節可動域，筋力，感覚，協調性，バランス，反応時間，移乗技術など
認知 / 知覚評価	認知機能障害，セルフアウェアネス，視知覚の障害の有無など
実車評価	車両評価，運転席への乗り込み，歩行補助機器の積み込み，運転の遂行，機能障害の影響など
実車訓練 / 介入	目標設定，様々な状況・環境における訓練など
車両と運転補助装置の評価	車両の出入りと必要な歩行補助機器の輸送，運転補助装置の必要性など

の紹介を行う．

5) 米国の運転作業療法の実践

米国の運転リハビリテーションの歴史は長く，実践に必要な資源は豊富である．主なものを 2 つ挙げる．

ADED は，専門的で包括的な運転リハビリテーションサービスを提供できるようガイドライン（Best Practice Guidelines for the Delivery of Driver Rehabilitation Service）[4] を作成している．このガイドラインに法的基準は示されていないが，運転作業療法を実践するための手引きとして用いることができる．対象者のインテーク，視覚評価，身体機能評価，認知 / 知覚評価，実車評価，実車訓練 / 介入，車両と運転補助装置の評価，記録などから構成されている．さらに，インテークでは既往歴，現病歴，運転歴などを聴取する，といった詳細について記載されている（表 2）．

米国老年医学会（American Geriatrics Society：AGS）は，NHTSA との共同協定によって，高齢運転者の評価と相談のための臨床家の手引き（Clinician's Guide to Assessing and Counseling Older Drivers）を作成しており，高齢運転者のリスク，運転のための実用的能力の評価や介入などが説明されている．この手引きの作成には作業療法士も携わっており，高齢運転者に関わる作業療法士にとって必須の情報資源である．

スペシャリストが運転リハビリテーションを提供する場合，運転リハビリテーション部門に所属していることも多い．スペシャリストは，まず既往歴，現病歴，運転歴，使用薬剤などの情報を面談で聴取し，身体機能，視知覚などの検査を実施する．ドライビングシミュレーターでの評価も行い，必要時にはドライビングシミュレーターに旋回装置などを設置した上で，評価や練習を実施する場合もある．実車評価と訓練については，教習指導員と連携して行う場合や，教習指導員の資格を持った作業療法士が，改造車両を提供して評価や訓練を実施するなど，様々な対応がなされている．

米国の運転作業療法については，教育体制，ネットワークが構築されており，情報資源も豊富である．日本においても，日本の交通事情に合わせた取り組みを利用できる可能性もあると考えられる．

【文献】

1) American Occupational Therapy Association: Occupational therapy practice framework: domain and process (3rd ed.). Am J Occup Ther 68: S1-48, 2014.
2) Dickerson AE: Driving and community mobility as an instrumental activities of daily living: Stroke rehabilitation: A function-based approach, 4th ed. Gillen G, Elsevier, Missouri, 237-264, 2016.
3) Davis ES, et al: Integrating the IADL of driving and community mobility into routine practice. OT practice July: 8-14, 2017.
4) Association for Driver Rehabilitation Specialists (ADED): Best practice guideline for the delivery of driving rehabilitation service, 2016.

特殊な状況での運転支援

VI

作業療法における
ドライブマネジメント
システムの実際

これまでの章で述べてきたように，作業療法士が各自の臨床実践において安定して質の高いドライブマネジメントを行うためには，説明・評価・支援といったシステム構築が必須となる．しかし，これらのシステム構築を行うことに難渋する場合も少なくない．本章では病院や福祉施設でのドライブマネジメントから，近隣複数施設の協力下でのマネジメントまで様々な状況下におけるわが国有数の運転支援システムについて紹介する．

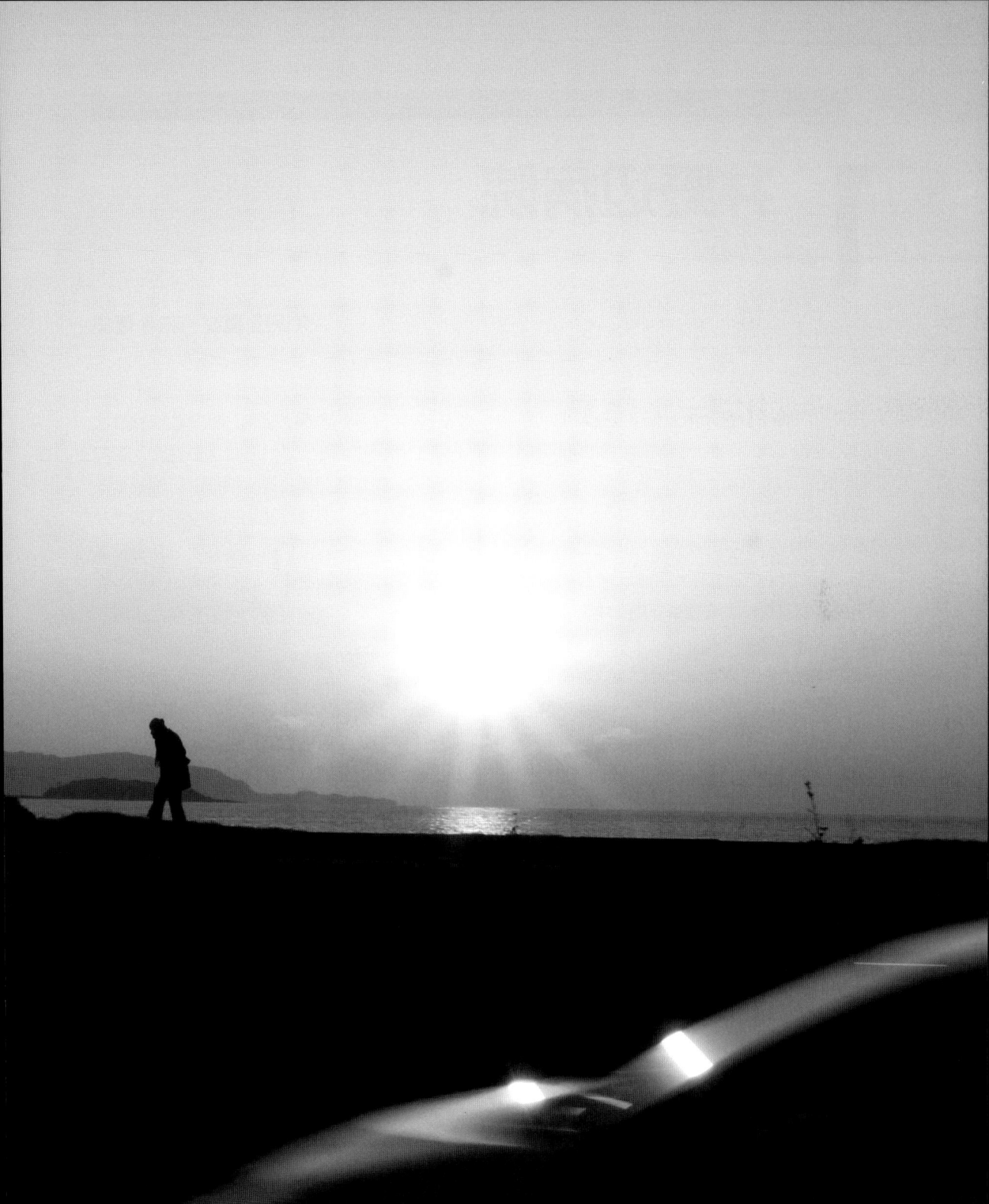

1 井野辺病院

久保田 直文・末綱 隆史

井野辺病院では自動車運転支援 CARD（**図 1**）を実施している．CARD とは Cognitive（認知機能），Actual route（実生活の運転コース），Driving ability（運転技能）の頭文字であり，神経心理学的検査を用いた認知機能評価，実生活での運転環境評価，そして自動車学校との連携による実車評価を中心とした包括的評価を実施している[1]．従来，運転再開後の安全性を評価することが主な目的であったが，現在は認知リハビリテーションやドライビングシミュレーターを用いて，運転技能向上への働きかけを開始している．

① CARD の概要

1-1 運転環境評価

一般情報として，免許証の確認（更新期限など）や，運転環境，運転頻度，家族の支援の有無などの情報取集を行う．運転環境を把握することで，運転に求められる運転技能と認知機能や，個別的な運転訓練に有効な情報を得ることが可能になる．

1-2 神経心理学的検査

作業療法士と臨床心理士が，紙筆による神経心理学的検査を実施している．具体的には，レーヴン色彩マトリックス検査や，Trail Making Test A & B，レイ複雑図形検査，コース立方体組み合わせテスト，脳卒中ドライ

バーのスクリーニング評価，標準注意検査法などを用いている．これらにより注意，視覚性記憶，視空間認知，遂行機能，処理速度など自動車運転に必要な認知機能全般のスクリーニングを意図している．そして，検査結果をもとに，主治医を中心としたカンファレンスを行い，実車評価実施の可否を検討する．

1-3 実車前訓練

評価終了から実車評価までの期間に運転技能向上に向けた訓練を開始する．内容はビデオゲーム型ドライビングシミュレーター City Car Driving（以下，CCD）による模擬運転[2]や運転技能に関連する認知機能に対する認知リハビリテーションを行っている．CCD による模擬運転ではハンドルやブレーキなどの基本的な操作訓練と車線変更や右左折での方向指示器のタイミングなどの法令を遵守した運転を意識するよう働きかけている（**図 2**）．また，対象者の運転環境に合わせてコースや時間帯が設定可能であるため，より対象者の生活場面を想定した模擬運転が可能である．

1-4 実車評価

実車評価は場内評価と路上評価から成る．場内評価は教習車両後部座席に同乗し，ビデオカメラを使用して運転の様子を撮影する．そして教習指導員より可能と判断されれば，路上評価へと進む．路上評価では，一般道路の走行となるため，臨機応変で迅速な対応を

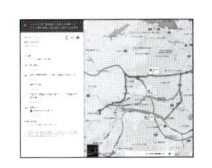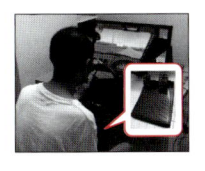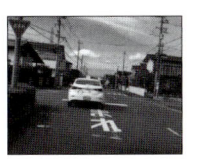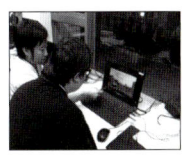

| 運転環境評価 | 神経心理学的検査 | 実車前訓練 | 実車評価／訓練 | フィードバック |

図1　CARDの概要

図2　City Car Driving による模擬運転

当院での City Car Driving を使用した模擬運転は，できる限り実車運転に近い環境で訓練するためモバイルプロジェクターを使用し大画面のスクリーンにて投射して行う．a：モバイルプロジェクター，b：スクリーン（横120cm，縦90cm），c：パソコン

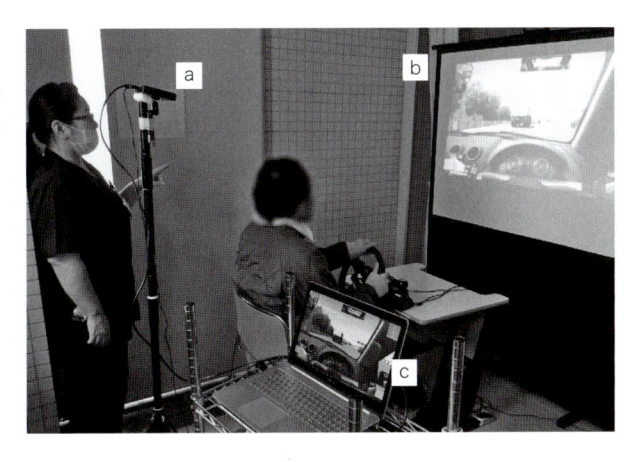

求められる．評価時には後方より別車両にて追走し，教習車の運転状況を撮影する．同時に Road Test を用いて運転技能を評価する．

1-5 ｜ フィードバック

　実車評価後に関連職種でカンファレンスを実施し，これまでの検査結果を総合して診断書作成の可否を判断する．診断書作成が可能であった場合，公安委員会の臨時適性検査受検を勧め，運転再開となることが多い．しかし，判断に迷う例では CCD，認知リハビリテーションと併用しながら実車評価・訓練を行い，運転技能向上が見られるか経過を追うこともある．また，症状により3-6か月後に期間を空けて再評価することもある．

❷　まとめ

　当院では自動車運転評価に加え，安全性向上に向けた訓練としての視点を取り入れている．その内容としては実生活環境を想定した模擬運転と認知リハビリテーション，そして実車評価・訓練などを含む包括的な自動車運転支援を実施している．今後も，脳損傷者に対し安全な自動車運転生活が提供できるよう支援していきたい．

【文献】

1）加藤貴志ほか：脳損傷者の高次脳機能障害に対する自動車運転評価の取り組み—自動車学校との連携による評価 CARD について．総合リハビリテーション 36: 1003-1009，2008.
2）久保田直文ほか：運転支援におけるビデオゲーム型ドライビングシミュレーターの紹介．作業療法ジャーナル 51: 1242-1243，2017.

作業療法におけるドライブマネジメントシステムの実際

2 新潟リハビリテーション病院

村山 拓也

❶ 当院の取り組み

新潟リハビリテーション病院では，2001年から高次脳機能障害者の自動車運転再開支援リハビリテーション（以下，運転再開リハ）に取り組んできた．症例数は年々増加し，現在は年間 40 例前後の実績となっている．運転再開リハは医師の指示の下，作業療法士と言語聴覚士が評価・訓練を実施している．

❷ 当院での流れ

当院では運転再開リハ開始の目安として，①日常生活動作が一人でできること，②一人で外出ができること，としている．また，運転再開を希望する脳損傷者には，障害と自動車運転に関する研究会[1] が作成したパンフレット[2] や，当院での流れ（**図 1**）について紙面を用いて説明を実施している．

❸ 当院の運転再開リハの特徴

当院での運転再開リハの介入方法は，大きく分けて，①入院時対応，②外来時対応，③ 1 日スクリーニング対応の 3 種類である（**表1**）．介入は院内評価の判定基準[3,4] を設け（**表2**），評価結果に応じて①②は実車評価ま

表 1　運転再開リハの介入方法

入院時対応
　作業療法士：シミュレーターを中心に評価・訓練
　　　　　　　活動場面における高次脳機能訓練
　言語聴覚士：神経心理検査を中心に評価・訓練
　※評価・訓練結果に応じて実車評価

外来時対応
　作業療法士：シミュレーターを中心に評価・訓練
　　　　　　　高次脳機能の自主訓練指導
　言語聴覚士：入院時と同様
　※実車評価は入院時と同様

外来 1 日スクリーニング対応
　通院回数制限や紹介など特別な事情がある場合に実施
　作業療法士：SiDS
　言語聴覚士：TMT-A・B，WAIS（符号，記号探し）
　　　　　　　MMSE

でを実施している．③は結果に応じて，紹介元への情報提供や，①②の対応となることもある．① - ③の結果，運転再開に至らない場合は，日常生活を通して高次脳機能の改善を待ち，期間を空けて再度実施している対象者もいる．

❹ 研究会活動

障害と自動車運転に関する研究会は，当院が代表事務局となって新潟県内で活動しており，2012 年に発足した．当研究会は新潟県警察本部交通運転免許センターと新潟県指定自動車教習所協会と連携し活動を実施している．年 2 回の研究会開催や県内各機関の連携を図っている．

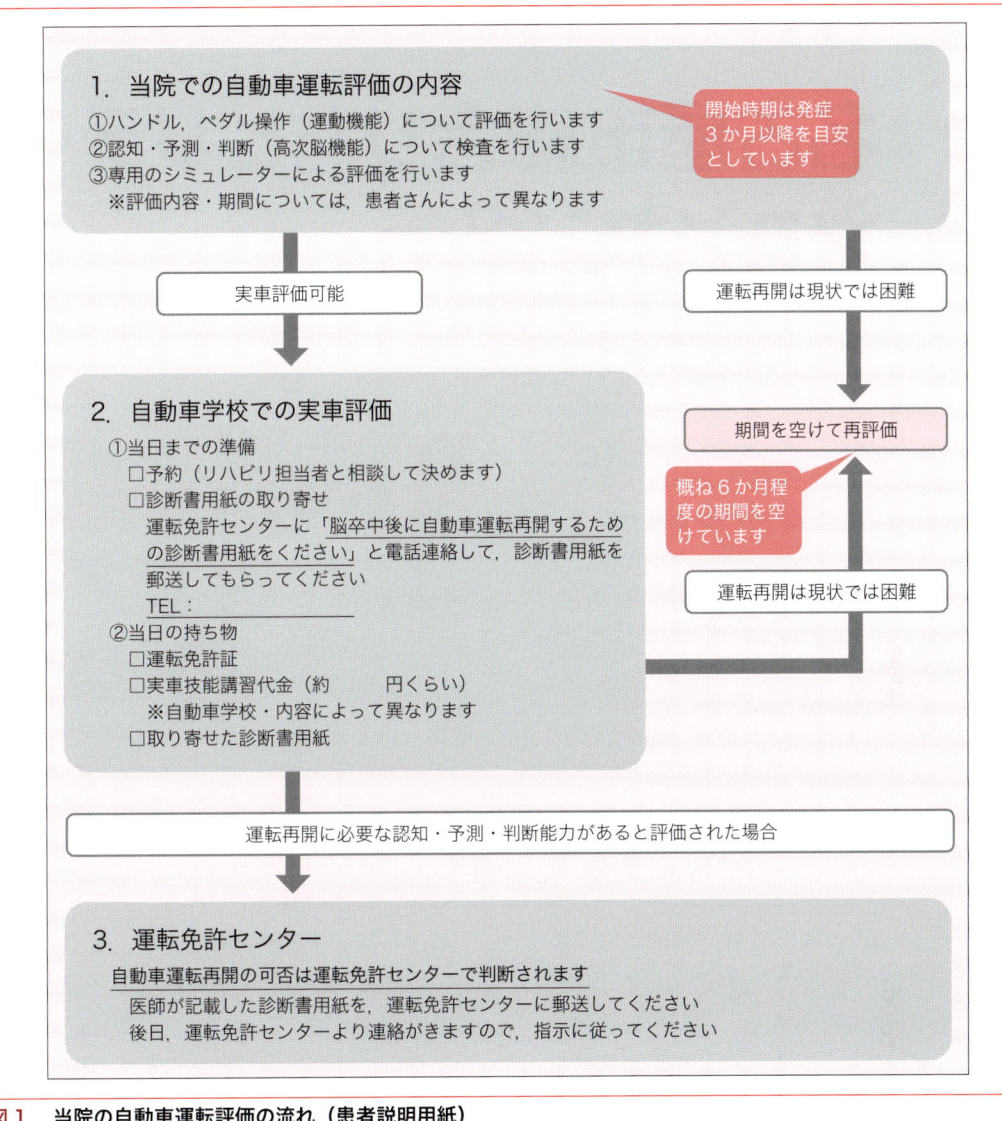

1. 当院での自動車運転評価の内容
①ハンドル，ペダル操作（運動機能）について評価を行います
②認知・予測・判断（高次脳機能）について検査を行います
③専用のシミュレーターによる評価を行います
　※評価内容・期間については，患者さんによって異なります

開始時期は発症3か月以降を目安としています

実車評価可能

運転再開は現状では困難

2. 自動車学校での実車評価
①当日までの準備
　□予約（リハビリ担当者と相談して決めます）
　□診断書用紙の取り寄せ
　　運転免許センターに「脳卒中後に自動車運転再開するための診断書用紙をください」と電話連絡して，診断書用紙を郵送してもらってください
　　TEL：＿＿＿＿＿＿＿＿＿＿＿
②当日の持ち物
　□運転免許証
　□実車技能講習代金（約　　　円くらい）
　　※自動車学校・内容によって異なります
　□取り寄せた診断書用紙

期間を空けて再評価

概ね6か月程度の期間を空けています

運転再開は現状では困難

運転再開に必要な認知・予測・判断能力があると評価された場合

3. 運転免許センター
　自動車運転再開の可否は運転免許センターで判断されます
　　医師が記載した診断書用紙を，運転免許センターに郵送してください
　　後日，運転免許センターより連絡がきますので，指示に従ってください

図1　当院の自動車運転評価の流れ（患者説明用紙）

【文献】
1）　﨑村陽子：新潟県での取り組み．総合リハビリテーション 45: 317-325, 2017.
2）　障害と自動車運転に関する研究会：運転再開の流れ（パンフレット）．
　　http://plaza.umin.ac.jp/~sju/saikai.html （2018 年 6 月 21 日閲覧）
3）　佐藤卓也ほか：自動車教習所との連携．MB Medical Rehabilitation 207: 41-53, 2017.
4）　外川佑ほか：自動車運転再開プログラムにおける心理学的判断基準についての検討．総合リハビリテーション 41: 373-378, 2013.

表2　院内判定基準

BIT	文字抹消		粗点	35 点以上
TMT	A		所要時間	65 秒以下
	B			192 秒以下
WAIS-III	処理速度	符　号	標準評価点	7 点以上
		記号探し		7 点以上
	作業記憶	算　数		7 点以上
		数　唱		7 点以上
		語音整列		7 点以上
BADS	動物園地図		プロフィール得点	2 点以上
	修正 6 要素			3 点以上

文字抹消基準を満たしていて，その他の項目の基準を満たしているものが 3 項目以上あれば，実車評価が実施可能．

作業療法におけるドライブマネジメントシステムの実際

3 名古屋市総合リハビリテーションセンター

田中 創・吉原 理美

❶ 当センターにおける運転評価

名古屋市総合リハビリテーションセンターでは，ドライビングシミュレーターを用いて運転評価を実施している[1]．2016年度は，82名に対して運転評価を実施した．疾患別内訳は，脳卒中（48名），頭部外傷（25名），脊髄損傷（5名），その他（4名）である．このうち，明らかな運動麻痺のない高次脳機能障害者が63名（76.8%）を占めているのが特徴的である．評価では，三菱プレシジョン社製DS30およびDS2000Rの2機種を用いている．DS30では，刺激に対する反応時間や反応のムラを評価し，DS2000Rでは，模擬市街地を運転し，運転中の危険予測や同時注意など，実践的な運転操作能力を評価している．

❷ 運転リハビリテーション[2]

運転評価で「境界域」または「軽度障害域」と判定された高次脳機能障害者に対しては，運転能力の向上を目的とした有効視野訓練[3]，シミュレーター訓練[4]を行う場合がある（図1）．また，脊髄損傷者に対しては，車両改造に関する情報提供，手動運転装置の操作練習，移乗動作練習，車椅子の積み込み動作練習を行う．

❸ 高次脳機能障害者に対する実車運転評価

公安委員会の適性検査で合格した高次脳機能障害者のうち，長期間運転を中止していた者や，運転再開に不安を感じている者には，安全な運転再開を支援することを目的に実車運転評価を実施している．当センターでは，中部日本自動車学校（名古屋市）と業務委託契約を交わしており，高次脳機能障害者が約5km（約15分間）の指定路上コースを走行した後，教習指導員が同一コースを模範運転する．高次脳機能障害者は，助手席で模範運転を体感しながら指導を受けることで，自身の運転を振り返る貴重な機会を得ている．また，車両には運転診断機能を有するドライブレコーダー（データテック社製 SR-Video）を設置し，走行中の車両挙動データおよび運転映像を記録する．後日，作業療法士が専用解析ソフト（データテック社製 安全の達人Ⅱ）を用いて運転診断結果を出力する（図2）．

ドライブレコーダーによる運転診断では，走行速度・加速度の変化に着目しているため，車線内位置や車線変更のタイミングなどの情報は診断結果に反映されない．そのため，作業療法士は後部座席に同乗して観察評価を行う．

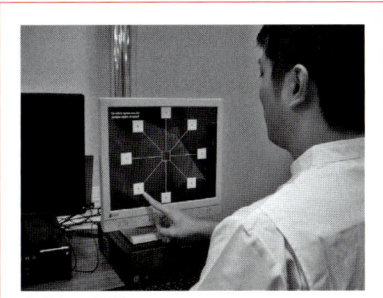

有効視野訓練

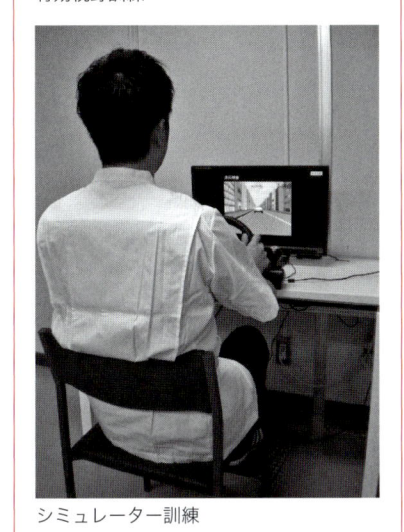

シミュレーター訓練

図1　運転リハビリテーションの様子

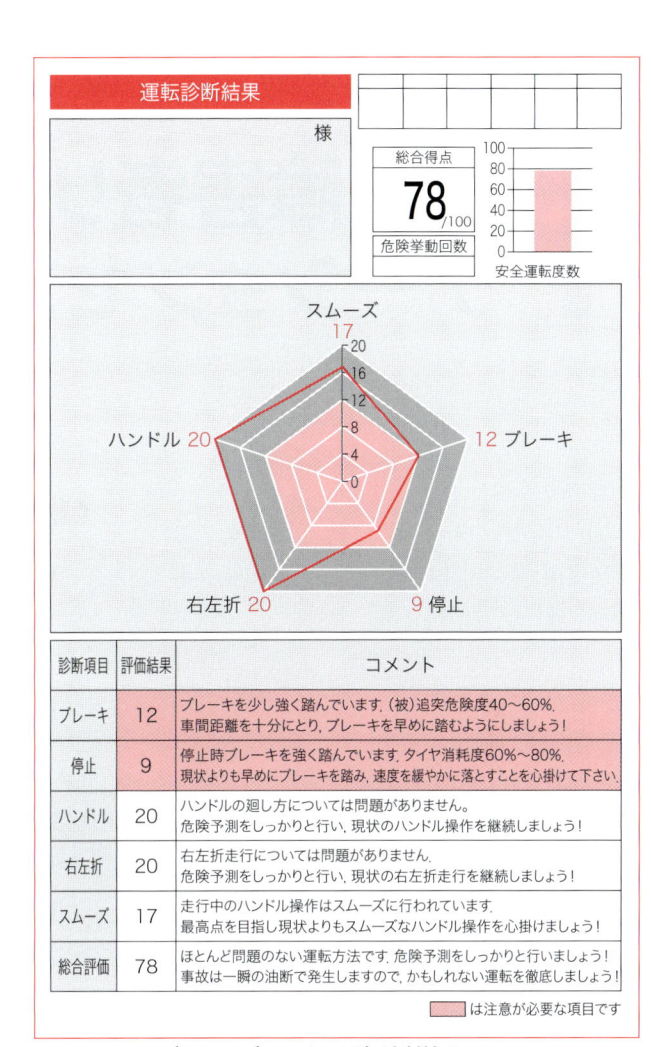

図2　ドライブレコーダーによる運転診断結果

❹　安全運転への意識向上に向けた取り組み

　実車運転評価終了後，作業療法士は希望者に対して，ドライブレコーダーの運転診断結果および運転映像を活用したフィードバック面接を実施している．こうした介入を行うことで，対象者が自身の運転行動特徴を再認識する機会を提供するとともに，運転を再開する上での不安軽減，安全運転への意識向上に寄与することを期待している．

【文献】

1）田中創ほか：高次脳機能障害者の自動車運転における行動特徴と機能特性．総合リハビリテーション 42: 455-462, 2014.

2）田中創ほか：高次脳機能障害者の自動車運転リハビリテーション．高次脳機能障害者の自動車運転再開とリハビリテーション 3. 蜂須賀研二ほか（編著），金芳堂，東京，75-80, 2016.

3）Mazer BL, et al: Effectiveness of a visual attention retraining program on the driving performance of clients with stroke. Arch Phys Med Rehabil 84: 541-550, 2003.

4）Akinwuntan AE, et al: Effect of simulator training on driving after stroke: a randomized controlled trial. Neurology 65: 843-850, 2005.

4 国立障害者リハビリテーションセンター

水谷 宣昭

国立障害者リハビリテーションセンター（以下，当センター）の自動車訓練室では，自立支援局の昼間実施サービス（機能訓練，生活訓練，就労移行支援）を受けている利用者のうち，自動車運転訓練（以下，運転訓練）を希望する者に対し，医学的診断評価および運転能力検査などを行い，運転訓練が可能と判断された障害者を対象として，普通自動車を安全に運転するために必要な知識や技能を習得する訓練を提供している.

① 運転能力検査から運転訓練までの流れ

1-1 運転訓練の前提

利用者の運転免許証の取得状況に応じて，訓練内容を選択して必要な訓練（新規訓練，習熟訓練，限定解除訓練）を行っている. 訓練に使用する自動車は，障害に応じた運転補助装置の取り付けられた訓練車を使用し，安全確保のための補助ブレーキ，補助ミラーと，訓練後に運転内容を映像で確認できるようにドライブレコーダーが装備されている. 運転訓練を開始するにあたり，様々な検査を行い，総合的な運転能力評価を行っている. その評価結果に基づいて，訓練の見通し，訓練計画，支援内容と方法を検討し，その人に合った個別の支援計画を作成し，その内容を本人に説明し同意を得た上で支援している.

1-2 運転能力検査

運転訓練までの流れは（**図1**）[1] に示す通り. 面接，運転能力検査を行っている. 運転能力検査の内容は，①警察庁方式運転適性検査K-2のペーパー検査，②警察庁方式CRT運転適性検査，③視力検査・夜間視力・視野検査などの視覚検査，④交通に関する国語の知識の評価（新規訓練のみ実施），⑤運転操作力測定器による運転操作力の評価，⑥記憶に関する評価を行った上で，⑦実車による評価を行っている.

1-3 実車による評価

実車による評価は，所内コースで自動車を運転したときの運転内容について，運転基礎感覚評価表（**表1**）[2] に基づいて評価し，運転訓練の実施が可能か否かの判断を行っている. 評価項目は，①発進と駐車，②合図，③安全確認と範囲，④走行位置感覚，⑤走行速度の基礎的な課題で構成されている. 各項目の課題の遂行が可能か否かを客観的に評価し，総合判定を1-5段階で判断している.

総合判定5段階の中で，3項目（中等度）以上の判定結果であれば，運転訓練の対象になる場合が多く，2項目（重度）以下の判定結果であれば，訓練を行ったとしても訓練効果が得られず安定した自動車の運転が困難なため，運転訓練が中止となる場合がある. 運転訓練の実施が可能か否かの判断は，運転基

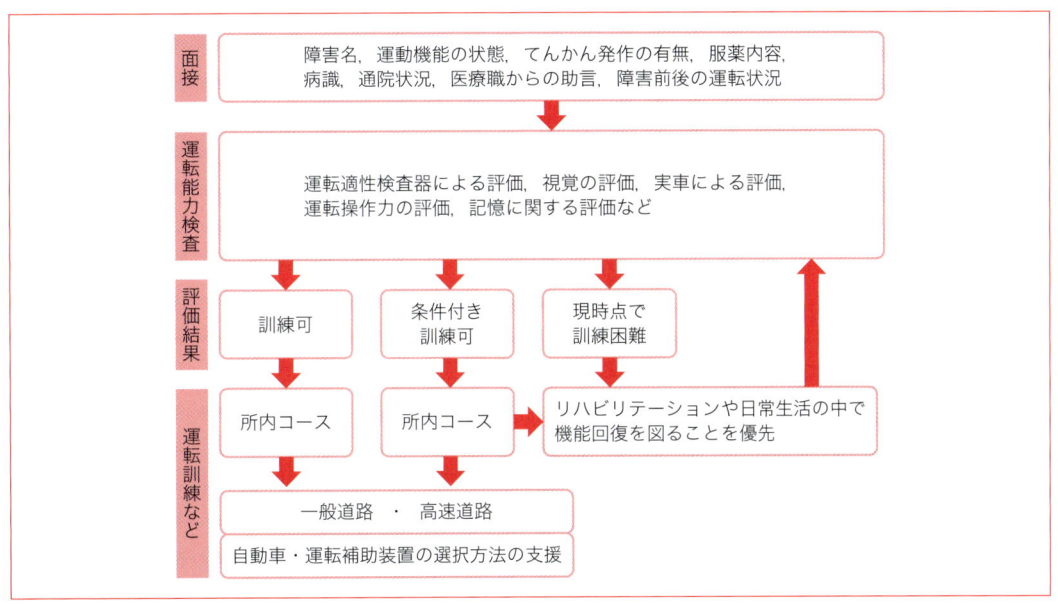

図1　運転訓練の流れ

（文献 1 より引用）

礎感覚評価表に基づいた実車による評価の総合判定結果が中心になっている.

1-4 | 所内コースでの運転訓練

評価結果は，運転訓練可能，条件付き運転訓練可能，運転訓練困難に分けられる. 訓練可能な場合は，当センターにある所内コースでの運転訓練から開始する. 所内コースでの運転訓練の目的は，直線路，曲線路，交差点，狭路，障害物通過，後退の課題で訓練を反復して行い，運転操作，車両感覚，後退誘導，道路交通法に従った運転技能を獲得することである.

所内コースでの運転免許取得者の訓練時限については，おおむね5時限（1時限50分）以内を目安に運転技能を獲得する. 10時限を超えても運転技能が獲得できない場合は，一般道路での運転訓練に移行できない場合がある.

1-5 | 一般道路での運転訓練

所内コースでの運転課題が終了すると，一般道路での運転訓練へ移行する. 一般道路での運転訓練の目的は，市街地，住宅地，郊外，山坂道，高速道路を走り，交通場面に応じた危険を予測できる運転技能を獲得することである. 最終的に，障害特有の運転課題を確認し改善することで，道路交通法に従った運転方法の獲得ができたら訓練を終了する.

一般道路での運転免許取得者の訓練時限数については，おおむね10時限以内を目安に，一般道路での運転技能を獲得する. 15時限を超えても運転技能が獲得できない場合は，運転内容が安定せず単独での運転が困難になる場合がある.

② 当センターの独自事業

当センターでは，独自事業として，在宅から通所でき運転訓練を希望する障害者に対する自動車の運転訓練も実施している. また，障害者やその家族，医療機関などに対し，運転適性，自動車と運転補助装置の選択方法，施設利用などの個別相談に対応している. 自動車の運転に関心がある障害者やその支援者の相談をお待ちしている.

表1　運転基礎感覚評価表

運転基礎感覚評価表　（習熟・限定解除・専業）

実施年月日　　　年　　　月　　　日　　　氏　名

	評価項目	評　価　の　着　眼　点	得点	合計	判　　定
1	発進・駐車	①前進・後退及び駐車のための操作は安全，円滑にできるか． （操作の仕方は分かるか，ブレーキペダルを操作してからチェンジレバーを操作しているか，駐車ブレーキ，チェンジレバーの操作を忘れていないかを観察する．）	0 1	点	0点　　不合格 1点　　合　格
2	合図	②発進・駐車時に合図を出しているか． （発進や駐車をする前に合図を出すかを観察する．）	0 1		1点以下 不合格 2点以上 合　格
		③右左折時に合図を出しているか． （合図時機の良否ではなく，合図の出し忘れはないかを観察する．）	0 1		
		④進路変更時に合図を出しているか． （合図時機の良否ではなく，合図の出し忘れはないかを観察する．）	0 1	点	
3	安全確認・範囲	⑤発進時，目視またはミラーで安全確認をしているか． （安全確認を忘れないか，発進直前に確認しているかを観察する．）	0 1		1点以下 不合格 2点以上 合　格
		⑥交差点で左右の安全確認をしているか． （左右の安全確認を忘れないか，見通しの悪い交差点で確認しているか，右折・右カーブ時に右方を，左折・左カーブ時に左方を目視で見ているかを観察する．）	0 1		
		⑦前方を注視の状態で左横，右横を注意することができるか． （前方注視の状態で左側及び右側にある標識ポール等と，運転している自動車の前端，または，運転席と合わせることができるかを観察する．）	0 1	点	
4	走行位置感覚	⑧常時，左側通行ができるか． （特に，右左折や狭路通過後に右側通行をしないか観察する．）	0 1		3点以下 不合格 4点以上 合　格
		⑨道路左端に駐車することができるか． （ミラーは使用せず前方注視の状態で，脱・接輪をしないで寄れるかを観察する．）	0 1		
		⑩道路の左端を約30km/h以上の速度で直進走行することができるか． （ミラーは使用せず前方注視の状態で，車が左右へふらつかず，脱・接輪をしないで左端を直進できるかを観察する．）	0 1		
		⑪左側及び右側の障害物と間隔を保つことができるか． （前方注視の状態で立体障害物の横を通過する時に，直近，1m，2mの間隔が保てるかを観察する．）	0 1		
		⑫右左折，カーブの走行位置は安定しているか． （大回り・小回りをしないか，同じ場所の曲進路で走行位置が大きく乱れないかを観察する．）	0 1		
		⑬右左折時に進路変更をしているか． （進路変更することを忘れていないか，合図をする前に進路を変えていないかを観察する．）	0 1		
		⑭進路変更後に安定した進路を保つことができるか． （寄り幅は安定しているか，走行位置を保てるか，ふらつかないかを観察する．）	0 1	点	
5	走行速度	⑮走行場所に応じてメリハリのある速度で走行することができるか． （低速走行をしてないか，直線路で加速するか，右左折・カーブ・狭路へ進入する時に減速の遅れはないか，速度を保てるかを観察する．）	0 1	点	0点　　不合格 1点　　合　格
総合判定		各項目について，「はい」は1点，「いいえ」は0点として加算し，合計点を算出する．合格した評価項目の合計個数によって5段階に判定する． 1項目以下 最重度　　2項目 重度　　3項目 中等度　　4項目 軽度　　5項目 問題なし			
運転内容					
記憶課題		2つ先のコース指示　　良・否	S字・クランクの場所　　良・否		助言事項・失敗事項　　良・否

国立障害者リハビリテーションセンター（自動車訓練室）

（次ページへ続く）

表1 つづき

運転基礎感覚評価を行うにあたっての注意事項

1. 評価の対象者 　(1) 著しい高次脳機能障害がない者 　(2) 日常生活動作が概ね自立している者 　(3) 評価課題の説明が理解できる者 2. 得点について 　(1) 評価項目に問題があって，指導や助言を行ったが1時限以内に改善されなかった場合は0点とする． 　(2) 評価項目に問題がない場合，または，評価項目に問題があっても指導や助言により1時限以内に改善された場合は1点とする． 3. 注意事項 　評価は所内コースで行い，運転の上手さ，または技能試験の採点基準に基づいて観察するのではなく，その行為ができるか，できないかを客観的に評価する． 4. 脳卒中・脳外傷が原因で失敗しやすい運転内容について 　注意障害，半側空間無視，遂行機能障害が原因で次の問題点が見られる． 　(1) 駐車ブレーキやチェンジレバーを操作せずに発進しようとすること，左側の縁石に接触すること，直進路や曲進路で走行位置が安定しないこと，特に左曲進路でハンドルを切る時機が遅れること，障害物との側方間隔を保てないなどが見られる． 　(2) 標識，標示，矢印信号を見落としやすいこと，走行場所が変わった時に速度変化が遅れること，安全確認を忘れること，段取りよく発進ができないこと，右左折や進路変更時に合図を出さないこと，減速時機が遅れること，速度にメリハリがないなどが見られる．

（文献2より引用）

【文献】

1) 熊倉良雄：実車による評価と訓練．脳卒中・脳外傷者のための自動車運転，第2版．林泰史ほか（監修），武原格ほか（編集），三輪書店，東京，84-93, 2016.

2) 熊倉良雄ほか：脳疾患を有する者の自動車運転状況と交通事故状況—国立身体障害者リハビリテーションセンター自動車訓練終了者について．IATSS review 29: 132-140, 2004.

作業療法におけるドライブマネジメントシステムの実際

5 ワークセンター大きな木

建木 健

① 当事業所の歩み

　当事業所は，2011年に作業療法士が立ち上げた施設である．若年の高次脳機能障害者の社会参加支援・社会復帰支援を行える場を創ることが設立の最大の目的であった．退院後の地域生活の中で生きづらさを抱えている当事者を継続的・連続的に支援するために障害者総合支援法の下，通所の障害福祉サービスを提供している．

　利用者の平均年齢は38歳と若く，買い物や通院といった生活の足や就労するための前提条件として自動車運転の再開を希望する者が多かった．自動車運転希望者の中には，病院での自動車運転評価で運転が困難と判断されている者も少なくなかったが，運転できないことで生活に不便さを感じ，また将来に不安を抱えていた．作業療法を展開する多くの病院で運転評価の取り組みが始まっている．しかし，その後のフォローアップとして，病識の低さやこだわりに基づく，運転できないことに対する不満を納得に至らしめる受容プロセスへのサポートや，経済性・安全性から公共交通機関を利用することが総合的には利得があるという価値の転換に向けたサポート，訓練を積むことで自己の操作方法を知り，安全配慮を優先させた操作方法を習得させるというフォローが不足しているとわれわれは感じていた．

　そこで，2013年より当事業所にて自動車運転再開支援プログラムの提供を開始し，福祉サービス下における運転支援システムを構築した（図1）．自動車運転再開支援プログラムは，当事業所がサービス提供を行っている生活訓練もしくは就労移行支援サービス内で実施するため，障害者総合支援法での福祉サービスを受給できることが利用の前提となっている．

② 自動車運転再開支援プログラムの目的

　自動車運転再開支援プログラムの趣旨は，自動車運転を希望する人への支援ではあるが，運転再開を保証するものではない．このプログラムを受けることで，対象者が自己の機能，技能，癖に気づき運転技能をどの程度改善できるのか，自分では見えない部分の自己概念をどれだけ修正できるかが鍵であり，修正が困難であれば運転再開に警鐘を鳴らし，必要であれば先進安全自動車の導入を考えるよう勧める．

　運転困難と判断された利用者には，自動車運転をしないという選択肢を自らが考え，決意していく障害の受容サポートもこのプログラムの範疇である．運転によって曝される個人や社会の危険などを理解した上で，社会的モラルを持って自動車運転をするか，しないか考えさせること，個人の欲求を満たすことにとらわれず，責任と自覚を再認識させるこ

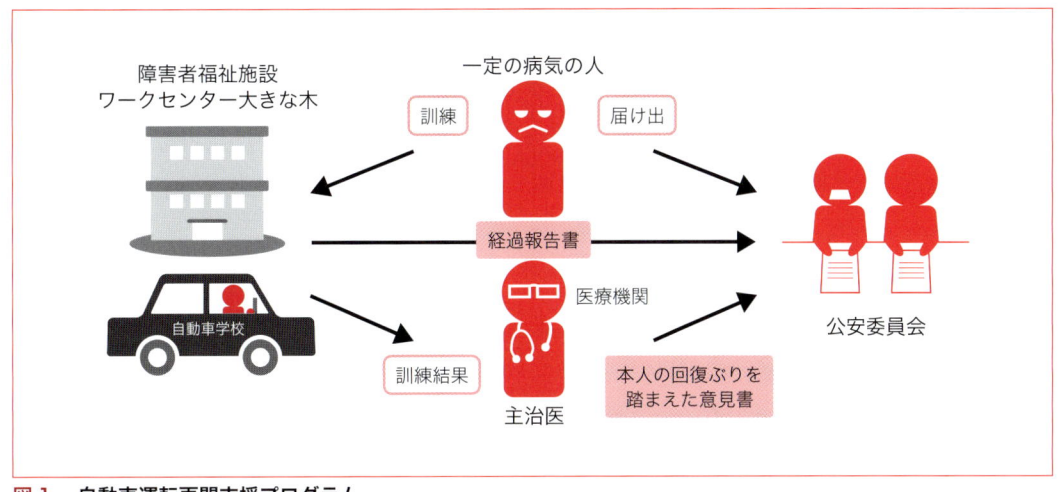

図1　自動車運転再開支援プログラム

と，そして個人が地域で暮らす安心と安全を守ることが本プログラムの主目的である．

③ 取り組み内容

自動車運転再開支援プログラムは，作業療法士が中心となってアセスメントから主治医や公安委員会など関連機関への報告までを一貫して行う．実施期間はおおむね6か月間，実車運転は最大10回としている．当事業所では，当然ながら運転可否の判断はできないため，最終的な意見書を書く主治医や通院先の作業療法士への情報提供や，互いの役割分担を明確にするなど連携が不可欠となる．

最初に，利用者が自動車運転を希望する場合，家族や利用者本人と運転の目的について面談を行う．この面談は重要であり，自動車運転者としての自覚と社会的責任ついて説明し確認をする．その後，担当主治医へ連絡し，医学的視点や，その時点の総合的判断によりプログラムを行えるかどうかを確認する．

これらの調整が済むと，福祉サービス利用手続きと並行して，プログラム利用者と覚書を取り交わす．この覚書では，プログラムを利用中に自己判断で自動車運転を再開しないこと，このプログラムが自動車運転可否を示

すものではなく運転訓練であり経過を主治医に伝えること，および個人情報の取り扱いに関する事項の了承を得る．

病院の外来リハビリテーションに通院中の利用者である場合は，病院の作業療法士や言語聴覚士と連携を取り，訓練内容や評価結果を共有しながら自動車運転訓練を進める．訓練の内容は，コンピューターを用いた認知課題，視覚操作訓練，危険予知トレーニング，ドライビングシミュレーター訓練，指定外自動車教習所での実車訓練である．

実車運転については，利用者個人が指定外自動車教習所で教習を受けるための契約を行う．そして，教習指導員と共に作業療法士も毎回同乗し，運転操作上での処理判断の過程を含め，運転の様子を観察し分析を行っていく．また，ドライブレコーダーを用いて振り返りを行うことで，利用者自身に運転技能の過信といった主観的な感覚を改め，客観的印象とのズレを指摘する中で，自分の運転操作方法の癖に気づき，安全に運転するための条件設定や，運転操作方法改変の自覚を促す．これらの流れは，当事業所が作成したフローチャート（**図2**）に沿って運用している．

主治医への報告書の作成にあたっては，事業所での社会交流技能を含めた活動経過の記

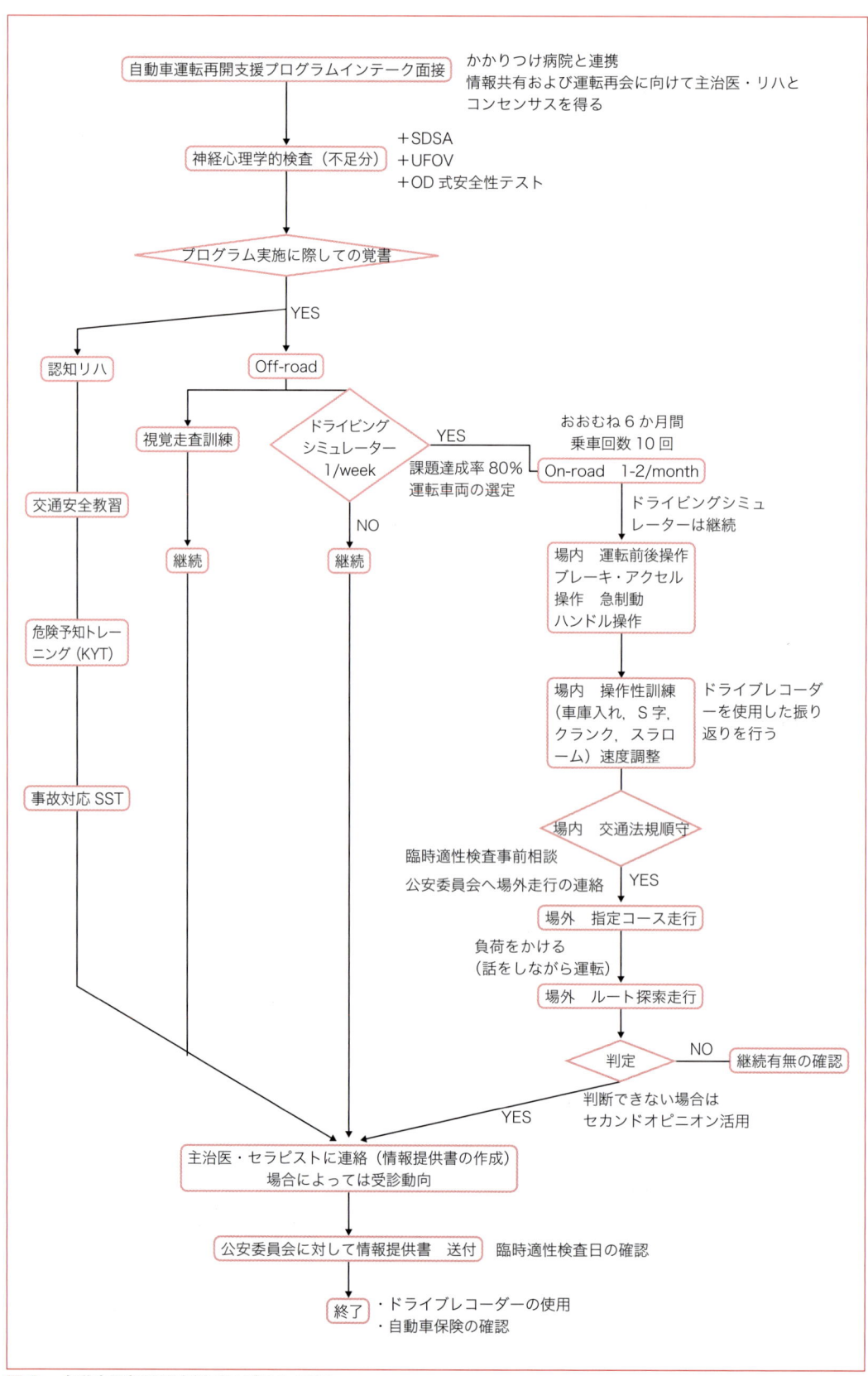

図2　自動車運転再開支援プログラムの流れ

載と，最終時点での実車運転の状況と，それに伴う指摘事項に対する改善策，自動車学校の担当教習指導員からの運転評価シートを添えて報告しており，状況によってはセカンドオピニオンとして他教習所の教習指導員による運転評価を合わせて実施・報告することもある．この報告書の提出後は，主治医と利用者の相談となり，公安委員会への診断書の提出に至る．利用者によっては，公安委員会から求められている公式書類ではないが公安委員会宛に経過報告書を作成し，本人が診断書と合わせて提出することもある．

免許再取得後は，運転時の注意事項および事故時の対応方法について確認し，先進安全自動車の導入を勧め，段階的な自動車運転再開を促している．また，ドライブレコーダーの設置を推奨している．

❹ 自動車運転再開支援プログラムの課題

自動車運転が再開できなかった者の課題は未解決となることが多い．交通インフラが整っている地域では，自動車運転再開支援プログラム前に代替手段の確保と訓練を実施し，自動車運転に依存しなくても基本的な生活が確保できるように取り組んでいるが，交通インフラ整備にどう向き合っていくかは永続的な課題である．

6 中伊豆リハビリテーションセンター

生田 純一

① 当センターにおける自動車運転支援

中伊豆リハビリテーションセンターでは，1973年の開設初期より障害者の自動車運転支援に携わってきた．日本国内に教習コースを持つリハビリテーション施設は5か所程度しかなく，また作業療法士が直接実車指導を行う施設はわずかである．

当センターは回復期リハビリテーション病棟を持つ病院に加えて障害者支援施設にて作業療法士を中心に自動車運転支援を実施している．現在，運転再開を希望する入院患者に対してドライビングシミュレーター，センター敷地内の実車運転コースを利用し，運転場面を含めた検査結果や日頃の様子，本人の自己認識などを総合的に判断し，主治医・作業療法士より運転再開に関する助言を本人・家族に行っている．

本稿では，当センターにおける自動車運転支援に対する取り組みについて報告する．その中で，作業療法士が自動車運転支援に関わる必要性について述べたいと考える．

② 実績

2016年4-12月の実績として，入院患者57名，外来患者63名，合計120名に対し評価および訓練を実施している．

③ 自動車運転支援の流れ (図1)

当センターは，運転再開の希望があり主治医から指示があった対象者に対して，身体機能および高次脳機能の検査や評価を実施する．その後，SDSA脳卒中ドライバーのスクリーニング評価日本版，警察庁方式運転適性検査K-Ⅱ型，自動車運転シミュレーター（DS-2000R，三菱プレシジョン社製）を用いて運転適性評価を実施する．

これらの評価において一定の基準を満たした対象者に対しては院内コースにおける実車評価を実施し，基本技能の確認を行う．麻痺による運動障害を認める対象者に対しては，運転補助装置の習熟を図る．院内評価および院内コースでの評価の下，それらを医師が総合的に判断して自動車学校における実車評価の実施を判断している．主治医の指示により，近隣の自動車学校にて自動車学校の指導員同乗の下，実車評価を実施する．評価を担当する指導員は障害者教習指導員研修を受講した2名のいずれかに担当してもらい，総合的評価と具体的評価の2種類を実施し，適性について判定する．

教習後，指導員が採点した評価表と作業療法士の評価表により主治医へ報告される．医師は報告書（場合によっては運転場面の動画）を参考にして診断書の作成を行う．

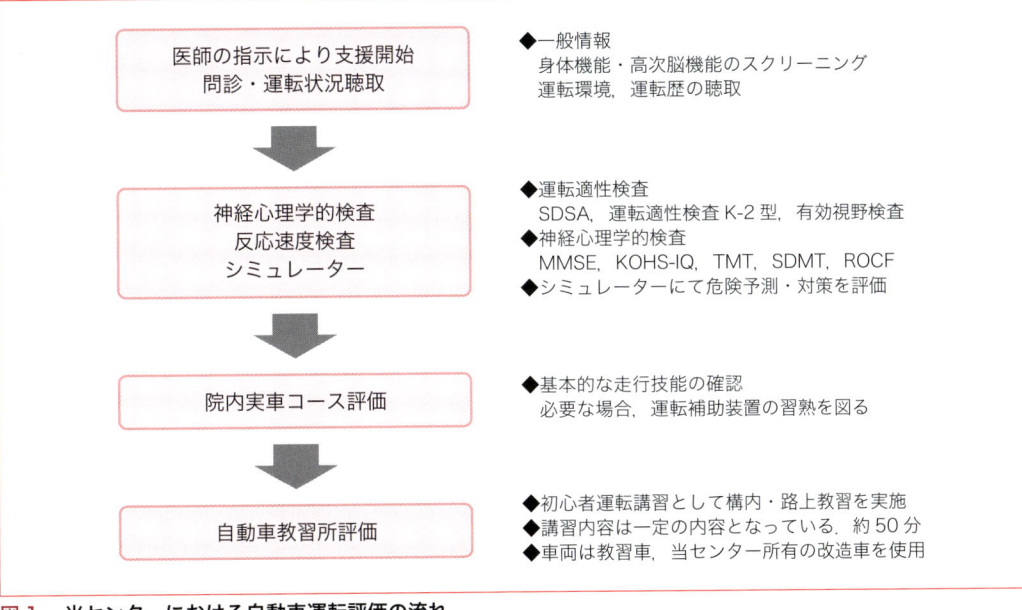

図1　当センターにおける自動車運転評価の流れ

図中:

医師の指示により支援開始
問診・運転状況聴取

◆一般情報
　身体機能・高次脳機能のスクリーニング
　運転環境，運転歴の聴取

神経心理学的検査
反応速度検査
シミュレーター

◆運転適性検査
　SDSA，運転適性検査 K-2 型，有効視野検査
◆神経心理学的検査
　MMSE，KOHS-IQ，TMT，SDMT，ROCF
◆シミュレーターにて危険予測・対策を評価

院内実車コース評価

◆基本的な走行技能の確認
　必要な場合，運転補助装置の習熟を図る

自動車教習所評価

◆初心者運転講習として構内・路上教習を実施
◆講習内容は一定の内容となっている．約50分
◆車両は教習車，当センター所有の改造車を使用

④ 当センターにおける運転支援の視点

　当センターでは近年**図2**のような視点で運転支援のマネジメントを行っている．一つは危険因子を予測し，実車にて検証をする評価的視点，そしてもう一つは残存機能・能力を利用し，運転環境への適応と，代償手段の導入による改善を図る訓練的な視点である．これらは一体のものとしてとらえ，同時並行で進めている．

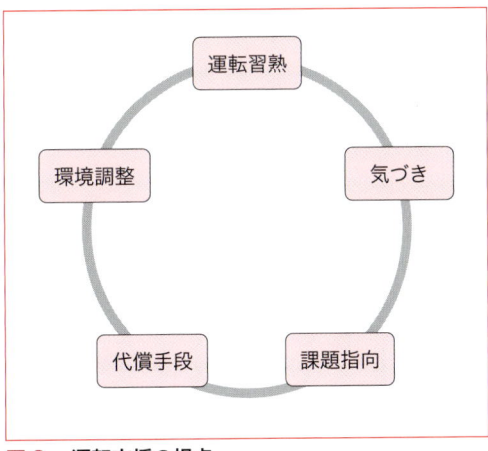

図中: 運転習熟　気づき　課題指向　代償手段　環境調整

図2　運転支援の視点

⑤ 院内コースについて

　当センターでは，過去の報告や今までの知見から，病気によって変わった自己（身体，認知，心理）や環境の変化（改造車など）に適応させる期間と機会が必要であると考え，評価の過程で院内コース（**図3**）にて複数回の実車運転を実施している．実車運転の利点として，身体機能障害に起因する問題や心因的問題と認知機能障害による問題の判別につながり，適切な助言が可能である点が挙げら

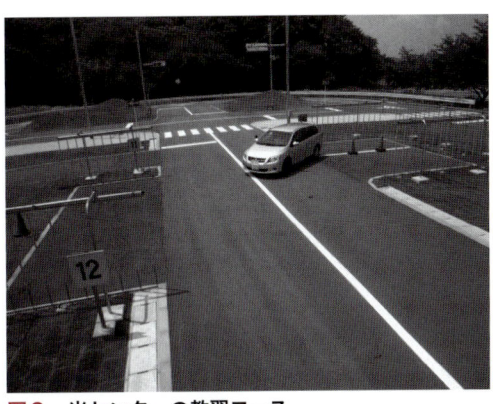

図3　当センターの教習コース

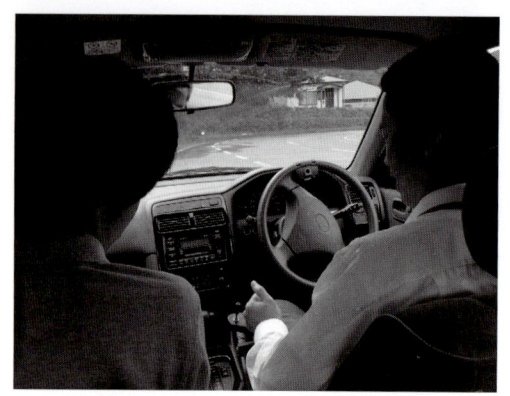

図4　自動車学校における評価者のための研修

前半に道路交通法や教習時の評価視点について講義を受ける．後半は指導員が運転席で模擬教習生となり，スタッフが助手席にて急ブレーキ操作を行う．指導員用のミラーの使い方などの基本的な点から，走行時の評価視点など応用的な点について指導を受ける．

れる．また，併設されている障害者支援施設では，数回の実車運転評価の関わりから運転傾向の改善や運転習熟により運転再開に至る事例を経験しており，運転習熟の有用性を確認している．

❻　多職種との連携

運転再開における安全性の確保と当事者の権利・利便性の両立，これは現代社会の抱える難題であり，山間地が多く交通機関の限られた静岡県東部では切実な問題となっている．公平かつ妥当性のある判断材料をもとに，運転再開の可能性がある者にはできる限り支援し，困難が予測される者には危険性を客観的に理解し，納得してもらうためのマネジメントが必要となってくる．

当センターはリハビリテーションにおける移動支援として自動車運転支援を実施している．これを作業療法部門のみで実施することは困難であり，対象者のリハビリテーションに関わる職種全体で自動車運転支援に取り組むための自動車運転委員会を設立した．現在は，コアスタッフとして医師，看護師，作業療法士，地域連携部門，事務部門を中心にセンター内の支援体制の整備を行っている．

当センターでは院内コースにおける実車評価を実施しており，その際に作業療法士が同乗する．同乗するにあたっては，安全管理はもちろんのこと運転行動の視点も必要となるため，近隣の自動車学校において評価者のための研修を実施している（図4）．また，運転適性検査 K-II 型の研修にも参加し運転適性に対するとらえ方について学ぶことを義務付けている．

❼　まとめ

本稿では当センターにおける自動車運転支援に関するマネジメントを紹介した．自動車などの運転は対象者の生活に大きな影響を与える手段的日常生活動作であり，同時に社会的な責任を伴う作業である．作業療法士は運転適性に関する診断書を作成する医師および関連他職種と共に，対象者が運転という作業を行う利益および不利益を十分検討した上で慎重に評価・指導を行う必要がある．

今後は運転再開困難者に対するマネジメントの充実に向けた取り組みを行い，対象者の生活の充実を目指していきたい．

7 岡山の取り組み

酒井 英顕・古澤 潤一

❶ 岡山県作業療法士会事業部の活動

1-1 活動理念

2010 年より，岡山県作業療法士会（以下，県士会）事業部の下，①どこでも誰でも同一のサービスを受けることができる，②障害者の自動車運転における関係機関との連携，③障害者の自動車運転における県内統一した関係機関同士の連携システム構築，④障害者の自動車運転開始・再開・中止に関して専門職の一員として役割を果たすという 4 つの活動理念を掲げ，事業を開始した．

1-2 取り組み

事業内容を検討するため，2010 年に県士会所属の作業療法士に対して，また 2011 年に岡山県指定自動車教習所協会（以下，教習所協会）所属の教習指導員に対して，障害者の自動車運転に関する現状把握を目的にアンケート調査を行った．結果，医療・福祉機関，教習所が各々単独の機関のみで関わっており，対応に難渋している現状を把握できた[1]．そのため，直接顔を合わせて「お互いの立場・思い・現状」を聞きながら，「お互いの専門知識・技術が，交わる・活かせる」を主なコンセプトに研修会を展開した（**表 1**）[2]．

2013 年には，教習所を利用する可能性がある対象者の人数・障害の種類を把握する目的で，県士会所属の作業療法士が在籍している 218 施設に対して，アンケート調査を行った．60 施設，作業療法士 525 人より回答があった．対象者の人数は，1 か月の間で，担当作業療法士が教習所において実車評価をしたいと思った人数について質問をした．結果，対象者の人数は 345 人，地域によるばらつきがあった（**図 1**）．対象者の障害は，身体機能障害 210 人，高次脳機能障害 97 人，精神機能障害 14 人，発達障害 7 人，その他 17 人であった．予想を超える対象者が潜在的に存在していたため，理想的な連携システムの運用をすぐに行える段階ではないことが把握できた．そのため，参加者・参加職種の拡大を図りながら，対象者に対応できる「専門的役割を担える人材育成」「連携を実践できる拠点機関の発掘」が必要であった．

1-3 活動の成果

県士会事業部の活動は 5 年間で終了となったが，関係機関の理解・協力を得たことによって，新たに医療機関と教習所の連携が開始されるなど，一定の活動成果が得られた．また，アンケート調査により，現状の課題抽出を行うことができた．現在，障害者の自動車運転における関係機関協同の話し合いは，次項で述べる「障がい者の自動車運転を考える会　岡山」で継続している．

表1　県士会事業部の研修会

日付	テーマ	内容
2011年11月 （参加者48名） （4職種参加）	病気になっても運転できるの？ 〜教習所，免許センター，医療機関ができることを考える〜	①作業療法士と指導員に対するアンケート結果報告 ②講義：高次脳機能障害について ③意見交換会（グループディスカッション）
2012年11月 （参加者69名） （8職種参加）	みんなで支えよう障がい者の自動車運転 〜障害が運転にどのように影響するの〜	①講義：障害者の自動車運転における実際と問題点 ②意見交換会（グループディスカッション） ・各々の立場で思うこと，連携の必要性，理想像やビジョン ・支障となりうる点と解決方法 ・それぞれの立場でできないこととできること
2013年12月 （参加者91名） （7職種参加）	地域における障がい者の自動車運転 〜地域でつくる障がい者の自動車運転連携システム〜	①パネルディスカッション ・事例を通した障害者の自動車運転連携システムの実際 　〜指導係・教習指導員・作業療法士・介護支援専門員の各々の立場から〜 ②意見交換会（グループディスカッション） ・パネルディスカッションに対する意見，感想 ・連携の理想像（仮想モデル）に対する意見交換
2014年7月 （参加者192名） （10職種参加）	道路交通法が変わったよ！ 〜障がい者の自動車運転に関わる際のポイント〜	①講義：道路交通法について ②道路交通法に留意した病院での取り組み
2015年2月 （参加者97名） （14職種参加）	脳損傷者の自動車運転における役割の実際 〜医師・作業療法士・教習所指導員の視点から〜	①パネルディスカッション ・道路交通法について ・脳損傷者の自動車運転の実際と問題点 　〜医師の立場から〜 ・支援のきっかけについて 　〜医療機関，自動車教習所の立場から〜

（文献2より引用）

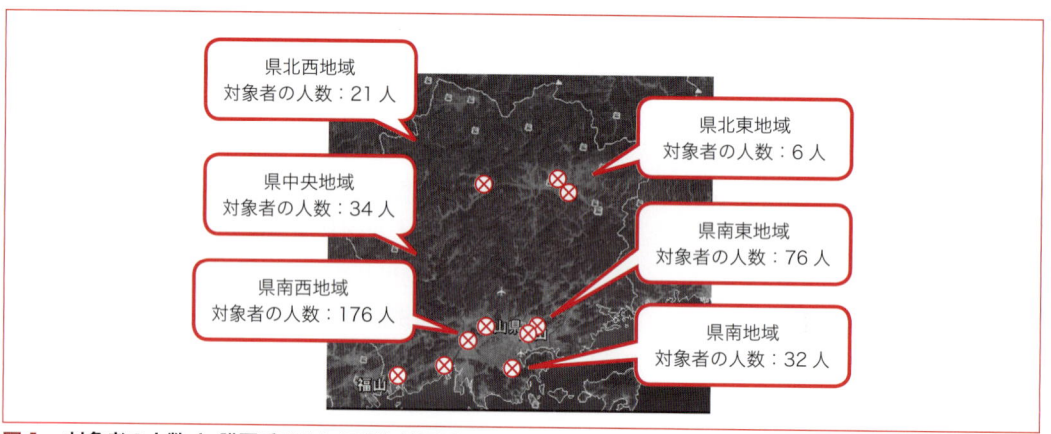

図1　対象者の人数と講習受け入れ可能な教習所
⊗は，障害者の講習を受け入れ可能な教習所（10施設）.

❷ 障がい者の自動車運転を考える会　岡山の活動

2-1 活動理念

　障がい者の自動車運転を考える会　岡山（以下，運転を考える会）は，2014年9月，「自動車運転に関わる関係機関が連携活動を行う中で，地域の交通安全及び安心のおける地域づくりに寄与すること」「対象者が障がいを抱えて自動車運転に再び携わる際，その後の人生が安全で生き甲斐ある生活になるよう対象者と家族自身が最適な判断を行う上で，良質な気付きが提供されること」を目的に発足した．

　組織構成としては，①執行グループ（運転

を考える会の運営計画など），②調査・情報収集グループ（実態や効果の調査・検証），③モデル実践グループ（基準・規定・原案の作成），④交流グループ（他職種・他団体との交流），⑤教育グループ（スキルアップ，情報共有）に分かれている．

2-2 交流グループ，調査・情報収集グループの活動

運転を考える会の会則作成後，「専門的役割を担える人材育成」「連携を実践できる拠点機関の発掘」を主な目的として，2014-2016年，作業療法士と医療機関との連携を開始している4施設の教習指導員を対象に計7回の勉強会・意見交換会を実施した．また，運転を考える会の直接的活動ではないが，2015年度の教習所協会の年度内法定講習（教習所協会所属のすべての教習指導員が受講する）において，片麻痺の改造車体験と高次脳機能障害者の講習について講義を行った．

2017年1月，教習所協会協力の下，教習所協会所属の教習所17施設に対して，障害者の講習に関するアンケート調査を行った．講習の受け入れが可能な施設は10施設，県北西地域・県中央地域以外は対応可能な教習所が存在していた（**図1**）．講習を受け入れることが困難となる教習所の繁忙期は共通しており2-3月，また8月も実施困難な教習所が多い現状を把握ができた．また，講習中における作業療法士の同乗は8施設において可能（うち1施設は場内のみ可能），講習開始前の情報提供・講習後の情報交換は9施設において可能であると回答があった．

2-3 教育グループ・モデル実践グループの活動：移動支援勉強会

教習所の対応が困難な地域も存在していた

が，2017年5月より，障害者の自動車運転に関わる上で重要な知識・情報・技術を共有・発展させ，「専門的役割を担える人材の育成」を図ることを目的に，毎月1回の勉強会を開始した．勉強会終了後は，「連携方法・手順の均一化」を目的に，施設代表者会議を行っている．会議では，職種別パンフレットの作成（医療機関，教習所，介護支援専門員向け），自動車運転評価に用いる神経心理学的検査の統一，連携シート（Ⅳ-2「自動車教習所との連携」参照）の見直し，障害者の講習実施要領の作成について議論している．ほかには，全国的な研究会・勉強会に参加し，「ガイドラインによる対象者の介入基準」の作成，また移動に関する社会資源を地域ごとに分け，移動支援勉強会のホームページにて情報を掲載することを検討している．

2-4 今後の課題

医療機関では，急性期病院の在院日数短縮，回復期病院のアウトカム評価の導入により，セルフケアレベルに問題が少ない対象者は早期に地域でのリハビリテーションに移行される．そのため，障害者の自動車運転に対する医療機関の関わりは，疾病に対するリスクの評価・管理，障害の評価・訓練をよりいっそう短期間で行い，地域の社会資源を利用しながら解決することが重要となる．

【文献】
1) 酒井英顕ほか：障がい者の自動車運転における関係機関同士の理解と連携の輪——一般社団法人岡山県作業療法士会事業部の取り組みとつながりはじめた輪．作業療法ジャーナル 49: 117-123, 2015.
2) 酒井英顕ほか：岡山県における運転再開連携システムについて．Medical Rehabilitation 207: 71-76, 2017.

8 四国の取り組み

岩佐 英志

① 運転再開に対する四国のニーズ

四国においては，自動車の運転が日常の主たる交通手段として生活と直結している．日常生活，通勤や通学などあらゆる社会参加のためには欠かせない手段である．脳卒中などにより高次脳機能障害がある場合の運転再開に向けたニーズは高く，運転再開に向けたリハビリテーションが展開されているが，病院や施設により支援方法や判断に差異があるのが現状である．

② 四国運転リハプロジェクトの発足

四国の運転ニーズを背景に，2014年11月，四国運転リハプロジェクト（以下，四国プロジェクト）が発足した．本田技研工業株式会社安全運転普及本部の働きかけにより，四国の運転支援に積極的な病院や施設で地域の垣根を越えた連携が構築され，「運転能力評価方法の確立」や「地域の専門機関との連携」が期待できるとの狙いがあった．

各病院や施設での取り組みや現状を共有し，本プロジェクトの必要性を確認した上で，研究のためではなく地域に根付いた運転支援に関する実践の場が必要であること，四国の課題は全国の課題であり，支援方法の確立は社会参加促進には必須であることなどを確認した．このプロジェクトを立ち上げるに

あたり，自動車メーカーの責務や安全運転に関わる思いの強さを知り得たことで，あらためて大きな使命感と責任を実感することとなった．また，運転リハビリテーションに関わる各施設の担当者同士の面識があったことが議論の進展を早め，より円滑なネットワークを構築する一助となったと考えている．

③ 活動の柱と都道府県への広がり

四国プロジェクトの活動（**図1**）は，発足当初よりステップ1と2に分かれており，ステップ1を試行と実践のプロセスと位置付け，運転するための機能という視点から評価項目のミニマム化を図り，支援の手順を整理することとした．また，限られた条件下でも実施可能な実車評価ツールとして，停止車両評価が生み出された．ステップ2では，支援方法をガイドブックにまとめ，各メンバーの全県下に普及啓発を行い，学会発表や職能団体のネットワークを活用した全国展開を推進することとした．その中で，身体機能検査や神経心理学的検査のミニマム化とドライビングシミュレーターを選択項目，停止車両評価を必須項目として，普及啓発のための身軽さを持ち合わせた支援方法であることをアピールポイントとして活動をしている．

四国プロジェクトは，2014年11月の発足当初4県5施設であったが，2017年12月末時点で，和歌山県・兵庫県を含む6県

四国運転リハプロジェクトの活動

準備	STEP1							STEP2			
2014/11	2015/2	3	8	12	2016/2	6	9	2017/1	5	8	12

目的役割決定

◆キックオフ会議の開催
・目指す方向性の確認
・運転の基本技能と走行
　体験

試行と実践

◆プロジェクト会議の開催
◆小委員会の開催
・メンバー拡充
・各病院・施設の現状把握
・机上検査などのデータ蓄積
・支援事例や課題の情報共有

各地域での普及 / 啓発

◆プロジェクト会議の開催
・メンバー拡充
・各県下レベルで教習所や免許セ
　ンターとの連携促進
・支援ネットワークの構築のため
　の普及啓発活動

2015/3〜
・評価確立のための机上検査
・シミュレーター評価
・停止車両評価
各検査項目のミニマム化
運転支援の方法決定

評価方法の確定（2017/09）

2016/2〜
・普及 / 啓発に向けた
　ガイドブック作成

Ver.1-2 完成（2018/1）

図1　四国運転リハプロジェクトの活動経過

14 施設に拡充され，年間 3-4 回の実践の場として，香川県坂出市にある「Honda セーフティトレーニングセンター四国」で開催している（**図2**）.

④ 四国運転リハプロジェクトのこれから

　これから活動を展開するにあたり，各都道府県にある運転免許センターを含む警察や指定教習所協会などとの連携には，都道府県単位で活動するネットワークが必要である．広域的な普及啓発を進める中で，停止車両評価の技術的担保をする上で顔と顔が見える研修の場を何より大切にしたい．四国プロジェクトは，人と人をつなぐ技術とマインドが生命線と考えているからである．

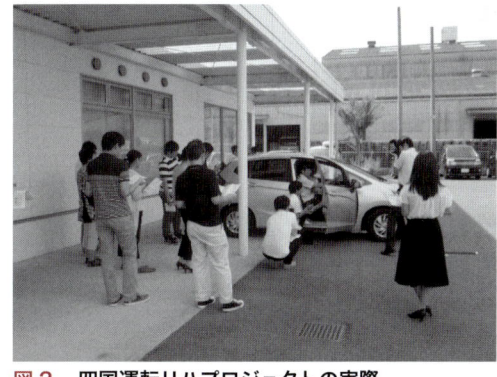

図2　四国運転リハプロジェクトの実際
停止車両評価の実践講習の場面.

【文献】
1)　林泰史ほか・監修，武原格ほか・編集：脳卒中・脳外傷者のための自動車運転，三輪書店，東京，2013.
2)　Schultheis MT ほか・編著，三村將・監訳：医療従事者のための自動車運転評価の手引き，新興医学出版社，東京，2011.
3)　蜂須賀研二ほか・編著：高次脳機能障害者の自動車運転再開とリハビリテーション 3，金芳堂，京都，2016.
4)　本田技研工業株式会社安全運転普及本部：Honda セーフティトライビングガイド.

VII

作業療法における
ドライブマネジメントの実例

「守破離」という言葉が示すように，わが国古来の武道・茶道などの初心者がその技術を上げるためには，まずは「型」を学び，自分の技術と照らし合わせることから始める．これと同様に，初めてドライブマネジメントを行うには，まずは熟練者の実践「型」を真似ることが有用となる．本書のこれまでの知識を統合しつつ，実例から学ぶことは，ドライブマネジメントの実践の助けとなるだろう．したがって，本章では様々な疾患における熟練の実践者たちによるドライブマネジメントの実例について紹介する．

1 脳血管障害による片麻痺

那須 識徳

脳血管障害による片麻痺とドライブマネジメント

　当センターでは，運動麻痺を有する脳血管障害患者に対して自動車運転支援を提供している．身体障害を伴う患者の運転では，身体機能の状態に合わせた適切な自動車改造が必要になる．運転環境が変化した中で，運転を再開するにあたり操作や環境に対して作業療法士が関わる役割は大きい．本稿では，右片麻痺患者に対するドライブマネジメントについて報告する．

▶ 事例紹介

　40代男性．調理師．脳出血診断にて，保存的治療後に回復期リハビリテーション目的にて当センターに転院となる．身体機能は，Brunnstrom Stage にて上肢Ⅲ，手指Ⅲ，下肢Ⅲであった．認知機能は，言語聴覚士の評価により運動性失語を認めており，理解面は複雑な文章の理解が可能だが，表出は喚語困難を認め短文レベルの表出であった．上肢機能の改善およびADLの自立を目的に訓練を行い，歩行は50m程度であればT字杖を使用して自立．ADLは階段昇降を除いたすべての動作が自立となった．その後，担当医より運転評価の依頼がなされた．

▶ 運転評価

　運転歴は約25年で普通免許を取得していた．運転動機は勤めていた職場への通勤に加え，趣味のドライブの再開であった．

　運転に関連する身体機能の問題は，右片麻痺が残存し，改造されていない環境ではアクセル・ブレーキ操作が難しい点が挙げられた．そのため，運転再開には身体の状況に合わせた適切な改造が必要であると考えた．

　神経心理学的検査は，MMSEにて言語表出を伴う課題において低下を認めたが，国内外で報告された運転可群と不可群の検査成績の比較を参考にすると[1-4]，それ以外の得点の著しい低下は認めなかった（**表1**）．また，SDSAの道路標識検査において道路標識の理解に問題はなく，合格予測式の点数が不合格予測式の点数を上回る結果となった．

▶ 作業療法的支援

　ドライビングシミュレーター（三菱プレシジョン社製 DS-2000R）を利用した訓練では，，左足用アクセルやウィンカー延長レバー，ハンドルノブの操作習熟を目的に訓練を行った．評価開始時には円滑な操作が難しく，アクセルペダルとブレーキペダルの踏み間違えなどの問題を認めた．危険場面を想定した操作訓練を3回繰り返し，操作ミスが起こらないことを確認した後，担当医へ報告しセンター内実車評価へと移行した．

　センター内実車評価は，補助ブレーキ付きの改造車に指定教習所にて独自の運転支援教習を受けた作業療法士が同乗し，実施した．ドライビングシミュレーターでの環境と同条件での自動車改造環境にて操作練習に加え，危険を予測した上での安全確認や徐行などの対応ができているかを確認した．実車運転では，ドライビングシミュレーターとは異なり，ブレーキの際の反動力や，カーブや交差点内での遠心力も加わる．そのため姿勢の保持が難しく，ハンドル操作が不安定になる場面を認めた．また，運転操作に集中することで安全

表1　本事例の神経心理学的検査結果	
MMSE	24/30
TMT-A/B（横版）	A:92秒　B:120秒
Kohs 立方体 組み合わせテスト	119
Rey 複雑図形（模写）	33
Rey 複雑図形（即時）	24

確認が不十分になったり，左手でハンドルとウィンカーの操作を同時に行うために右左折時の合図が遅れてしまったりする問題も認められた．精神的な緊張が高くなると，ドライビングシミュレーターでは消失していたアクセルとブレーキの踏み間違えも認められた．そのため，実車訓練では運転時に起こる問題に関して，ドライブレコーダーで問題点を共有し，改善案を提案し練習を繰り返した．また，右片麻痺患者が運転する場合，現金精算機からチケットを取る際に，左手では非常に取りにくいという問題もある．そのため，そのような状況での対応についても，実践を想定した訓練を行った（図1）．

センター内評価にも問題が出ないことを確認した後，教習所での路上評価へと移行した（50分×1回）．教官からは「運転操作には問題はありません．安全確認は，ミラーの目視がおろそかになる場面があるため，まずは同乗者同乗の環境で運転を再開してください」との助言があった．

その後，担当医へ教習結果を報告し，担当医の診断書を受けて，公安委員会にて免許の書き換えを行い，オートマティック車限定かつ左アクセル改造車限定で合格となった．

臨時適性検査通過後には，本人と家族に対して，運転時の留意事項を伝えた．併せて，自動車改造業者の紹介や改造時の助成金制度についての説明を行った．退院時には運転を再開する予定であったが，運動麻痺が残存していることから家族が反対し，現在は運転の再開を見送っている．

おわりに

本事例の神経心理学的検査では，先行研究の運

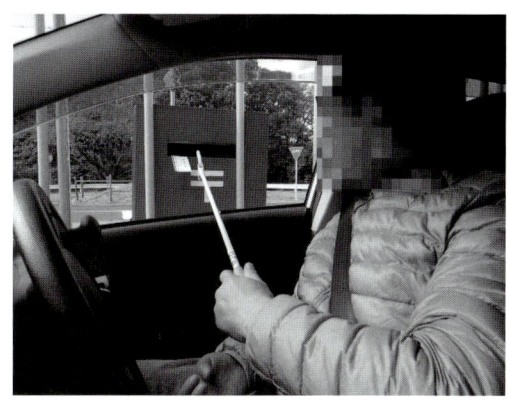

図1　チケットを取る練習場面
右片麻痺患者が，現金精算機のチケットを取り出す練習やチケットを精算機に入れる練習を行っている．

転再開における基準値を下回ることはなかった．しかし，20年以上右アクセルの環境で運転を行っていたため，アクセルとブレーキの踏み間違えなどの問題が認められたものと思われる．踏み替え装置などの環境にて運転を再開する場合には，本事例のような問題が生じる可能性を考慮し操作訓練を行っていくことが必要であると考える．

また，本事例は臨時適性検査に合格したのにもかかわらず，家族の反対にあい，運転が再開できていない．運転支援の初期から家族教育も含めたドライブマネジメントを行うことで，協力者への理解を深めていくことも重要であると考える．

【文献】

1）Marshall SC, et al: Predictors of driving ability following stroke: a systematic review. Top Stroke Rehabil 14: 98-114, 2007.
2）前田守ほか：高次脳機能障害患者における自動車運転の問題点．総合リハビリテーション 22: 127-132, 1994.
3）山田恭平ほか：脳血管障害者における神経心理学的検査と実車評価との関係性．高次脳機能研究 33: 270-275, 2013.
4）外川佑ほか：自動車運転再開プログラムにおける神経心理学的検査判断基準についての検討．総合リハビリテーション 41: 373-378, 2013.

2 脳血管障害による高次脳機能障害

大場 秀樹

脳血管障害による高次脳機能障害とドライブマネジメント

　近年，リハビリテーション領域において脳血管障害の自動車運転再開を支援する医療機関が増えてきている．運転再開を行う場合，適性相談を受けるにあたり，公安委員会より医師の診断書の提出を求められることがある．その場合，運転再開の許可について医学的な判断をすることに苦慮する医師が多い．そして，難渋するケースの多くが高次脳機能障害であると思われる．多職種で総合的に運転再開の支援を行う際，作業療法士の役割と期待は大きい．本稿では，脳血管障害による高次脳機能障害者へのドライブマネジメントを紹介する．

▶ 事例紹介

　60歳代男性．法人のタクシー運転手．自家用車を運転中に単独事故を起こし，救急車で病院に搬送された．左被殻出血と診断され，内因性の脳出血発症後の交通事故と判断された．病院搬送時はJCSでI-1，軽度の感覚性失語を認めた．明らかな四肢の麻痺はなく保存的加療された．急性期病院に14日間入院後，リハビリテーション目的で当院に転院した．当院入院時は，軽度右片麻痺，感覚性失語を認めたが，院内歩行は早期より独歩自立し，ADLも自立していた．入院当初より復職の希望があった．

▶ 運転評価

　入院時の神経心理学的検査の結果（**表1**）より，BIT通常検査は114点であった．当院の暫定基準値[1]以下であり，かつカットオフ値（131点）以下で明らかな注意障害を認めた．他検査は暫定基準値を満たし，年齢平均内であった．観察場面からは，注意，記憶，処理速度の低下が疑われた．また，ドライビングシミュレーターの市街地走行にて衝突するミスが見られた．フィードバックや練習では同コースにてミスを繰り返すことはなかったが，自己の注意低下が起因し

ているという認識はなかった．主治医とスタッフ間では評価結果より，退院直後は運転再開できる状態には至っていないことが予測された．

▶ 作業療法的支援

1．入院-退院（発症後約1-約2.5か月）

　ドライビングシミュレーターを利用して，タクシーの運転場面を想定した模擬練習を行った．作業療法士が客となり，①会話をしながらの運転，②「次の信号を右に曲がって」など急な指示を与えながらの運転，③実際の運転は夜間が多いため，夜間の雨・霧での走行，④タクシーで1回の運転時間は30分程度が多いため，比較的長い時間で複数の課題を与えるような練習を繰り返した．

　この中で会話をしながらの運転の際，ドライビングシミュレーターの音声指示に従えない場面が観察された．本人の内省は乏しく，問題があるとの認識は低かった．また，「早く復職したい」と語り，不安や焦る気持ちが強くなってきた．自己認識の改善に向けて，多職種チームで，本人が信頼して対話ができる関係を作り，支持的な雰囲気の中で直面したことや失敗を通して気づきを促すように支援した．

　約2か月間の入院を経て自宅退院となった．

表1　神経心理学的検査の結果と当院の暫定基準値

検査名		初回評価	最終評価	当院の暫定基準値
MMSE（30 点満点）		29	29	25 以上
コース立方体組み合わせテスト		96	110	58 以上
TMT-A（秒）		111	71	183 以下
TMT-B（秒）		132	100	324 以下
PASAT　2 秒（%）		55.0	66.7	15 以上
PASAT　1 秒（%）		38.3	38.3	8 以上
BIT 通常検査（146 点満点）		114	146	140 以上
WAIS-Ⅲ　符号　粗点（133 点満点）		67	67	23 以上
評価点		10	10	2 以上
WMS-R	3. 図形の記憶　　（10 点満点）	7	10	5 以上
	5. 視覚性対連合（18 点満点）	6	15	2 以上
	7. 視覚性再生　　（41 点満点）	38	41	27 以上
	9. 視覚性記憶範囲　同順序（14 点満点）	10	9	6 以上
	逆順序（12 点満点）	12	11	6 以上
	合計　（26 点満点）	22	20	

脳出血の血腫は吸収を認め，高次脳機能障害は改善傾向にあるため，復職を目標に作業療法と心理療法の外来リハビリテーション（週 1 回）を継続した．退院時の失語症の程度は，ごく軽度と改善を認め，会話は実用レベルであった．事故を起こした後の状況説明は十分に可能なレベルと判断できた．

2．外来 - 復職（発症後約 2.5-6 か月以降）

退院から約 1 か月後（発症後約 110 日）より週 2-3 日程度の非運転業務から仕事を再開した．業務は構内での出車の誘導や整理，事務処理であった．そして，退院から約 2 か月後（発症後約 140 日）から，新人のタクシー運転手の指導者として助手席に乗り，道を教える役割を担うようになった．また，事務作業の内容や量，難易度を段階的に上げていった．ここに至るまでに，本人が高次脳機能障害や運転評価の結果を理解し，事前に作業療法士と職務復帰のプロセスや対処・対応を話し合いながら，職場と折衝を重ねた．そのため職場の理解が深まり，段階的に復職が可能となった．その結果，自らできることを意識して主体的に業務に取り組むようになり，自己認識が芽生え，復職を焦る気持ちは落ち着いた．

最終評価の結果（**表1**），高次脳機能障害は改善を認め，当院の暫定基準値を満たし，年齢平均およびカットオフ値もすべてクリアした．ドライ

ビングシミュレーターも問題なく実施でき，主治医が運転再開は可能と判断した．評価後，本人に運転再開の注意点を書いてもらうと，「仕事に戻るためには，プライドが足かせになる．プライドは後から取り戻せる．運転に注意して事故を起こさないように気をつける」と記載した．当院では自己の課題や目標を目に見える形で外在化し，後で振り返るようにしている．その後，主治医が診断書を作成し，臨時適性検査を受検し合格した．発症から約 6.5 か月後タクシー運転手として現職復帰した．現在も無事故無違反で継続勤務している．

おわりに

高次脳機能障害の改善は長期的な経過を要することがあるため，症例によっては予後予測を踏まえた支援体制の構築が必要となる．現状では，全身状態，身体機能，認知機能などの評価やドライビングシミュレーターによる運転評価など総合的な判断，多職種による治療・訓練・指導が望ましい．今後，評価方法・基準の統一や介入手順の整理など課題は山積している．

【文献】

1）武原格ほか：脳損傷者の自動車運転再開に必要な高次脳機能評価値の検討．Jan J Rehabil Med 53：247-252, 2016.

3 頭部外傷

山崎 理絵

頭部外傷とドライブマネジメント

　頭部外傷とは，直接または間接的外力により頭蓋内外の組織に損傷を生じるものを総称し，青壮年層では運転再開のニーズが高いことが示唆されている[1]．比較的多くの運転支援に関する研究が報告されている脳血管障害では，損傷部位に応じた局所症状の運転に及ぼす影響が問題となる．これに対し頭部外傷では，損傷部位が局所に限定されない点が特徴である．これは損傷部位からの衝撃により損傷部位と対側にも損傷を生じることや，軸索損傷により脳部位間のネットワークが障害されることなどが要因である．本稿では，頭部外傷者のドライブマネジメントを紹介する．

▶ 事例紹介

　40代男性，歩行中に自動車にはねられ受傷．外傷性くも膜下出血，びまん性軸索損傷と診断された．搬送時，半球間裂・脳室内に出血，意識レベルはGCSで開眼1，最良運動反応3，最良言語機能は挿管中のため未評価．受傷9日後より1-2語の会話が可能となる．急性期治療後に転院し，他院にて回復期リハビリテーション・外来通院を行っていた．前医では運転は困難との判断であったが，受傷前の職業であるバス運転手としての復帰を希望していた．このため，本人希望にて当院受診．受傷から1年8か月後，外来リハビリテーションにて運転評価を開始．

▶ 運転評価

　もともとバス会社にて長距離運転を担当しており，大型二種免許と普通免許を取得していた．就学前の子を養育中であり，仕事復帰や運転に対する希望が強かった．運転支援にあたり当院では，普通自動車の評価しかできないことの了解を得た上で評価を開始．身体機能では，上下肢の麻痺や複視などの眼球症状なし．神経心理学的検査（以下，検査）の結果（**表1**），選択的注意や空間認知，視覚性記憶のいずれも年齢別平均の正常域に保たれていたが，分配性注意の低下が見られた．また，観察上，性急さがあり教示の自己解釈や取り繕いをする場面が見られた．

▶ 作業療法的支援

　検査結果より，直ちに運転中断を促すほどの低下は見られなかったが，性急さや自己解釈の影響なども考慮し実車評価を行い，総合的に診断書の作成可否を判断することとした．実車評価は，連携している自動車学校にてドライブレコーダーを搭載した教習車両を使用．初回は場内評価を行い，作業療法士は後部座席よりビデオ撮影を行った．結果，交差点での確認や右左折・S字クランクでのハンドル操作も安定して行えた．しかし，教習指導員（以下，教官）からの停車指示に対し，自己判断で停止位置を変える場面が見られた．その他，走行位置の指示などに関しては修正が行えていた．Road Test[2]の自己採点は満点であり，自己評価の高さもうかがえた．

　実施後，本人・家族にビデオ映像を見せて指摘事項の確認を行い，約1週間後に路上評価を実施した．路上評価では，病院車両で本人運転の教習車を追走し，後方からビデオ撮影を行った（**図1**）．前回指摘された走行位置は意識できていたが，交差点進入時に対向する直線車と衝突が危ぶ

表1 神経心理学的検査結果

	受傷 11か月後	受傷 20か月後
TMT-A 縦版 （秒）	—	26
TMT-B 縦版 （秒）	—	99
TMT-A 横版 （秒）	120	102
TMT-B 横版 （秒）	191	196
コース立方体 （IQ）	94	112
レーブン色彩マトリックス検査 （点）	33	34
Rey 複雑図形　模写（点）	36	34
3分後再生（点）	24	33
J-SDSA （運転可群予測式）	—	15.986
（運転不可群予測式）	—	12.786
KWCST 　（達成数）	4	4
（保続性エラー）	1	0
（非保続性エラー）	2	8
ストループテスト（Ｐａｒｔ１）	—	25秒, エラー0
（Ｐａｒｔ２）	—	37秒, エラー1
三宅式記銘力検査（有関係対語）	5・8・9	8・10
（無関係対語）	1・2・0	1・3・5

TMT：Trail Making Test，J-SDSA：脳卒中ドライバーの
スクリーニング評価，KWCST：慶應版ウィスコンシンカー
ド分類検査

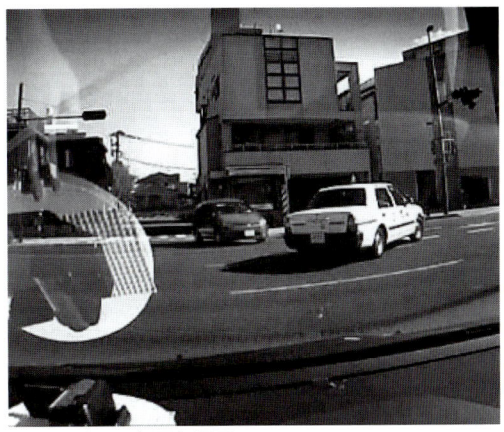

図1　路上運転評価場面
評価の判断に迷った交差点進入時の状況.

まれる場面があった. 相手の直進車にも発進の遅れがあり，本人の運転技能により危険が生じたのか判断に迷う状況ではあったが，教官は対向車の過失が強いとの判断だった. しかし，検査時に見られた自己解釈傾向や性急さなどから，注意負荷の高まる交差点進入時に判断を誤った可能性が危ぶまれた. このような疾患に起因した判断の誤りにより自車両の進行を優先した可能性を踏まえ，1か月後に再評価を実施. 再評価では交差点進入時の対応を主に評価した結果，対向車に対する確認も行え，教官からも運転操作・遵法意識共に問題なしとの判断であった.

　以上の結果を受けて担当医とセラピストにて総合的に判断し，日常生活での普通自動車の運転は可能との判断で診断書を作成. 臨時適性検査を受け合格し，職場へも配置転換での復帰が可能となった. 再開から3年6か月時点で普通自動車の運転は週3回程度行っており，買い物などに利用. 事故や違反はない.

おわりに

　頭部外傷で生じる認知機能低下は，損傷部位に起因するものに加え，軸索損傷など目に見えない損傷により起こる場合がある. Schultheis ら[3]は，頭部外傷を負ったドライバーは自分の運転容量の変化や違いを認識して運転する能力を持っており，それを代償するための戦略を持っているとしている. 本症例も運転頻度などは調整できており，現在まで違反などなく経過している.

　頭部外傷の運転支援においては，検査数値からの予測だけでなく検査場面での観察も有効な情報となる. 本症例においても検査場面で観察された性急さや自己解釈が，交差点進入場面での問題に反映された可能性が考えられた. このため，検査場面での対応や発言，実車評価における危険予測や注意負荷の高まる場面での適応にも注意を払い，総合的に判断することが必要ではないかと考える.

【文献】

1）渡邉修：頭部外傷と運転. モダンフィジシャン 37：149-152，2011.
2）加藤貴志ほか：脳損傷者の高次脳機能障害に対する自動車運転の取り組み—自動車学校との連携による評価 CARD について. 総合リハビリテーション 36：1003-1009，2008.
3）Schutheis MT, et al: 自動車運転と頭部外傷. 医療従事者のための自動車運転評価の手引き，第1版. 三村將（監訳），新興医学出版社，東京，70-109，2011.

4 切断

澤田 辰徳

切断とドライブマネジメント

　上肢・下肢にかかわらず，身体部位の切断は運転行動の問題に直結する．近年，上肢切断者は一部の労災病院やリハビリテーションセンターなどに集中する一方で，回復期リハビリテーション病棟の増加に伴い，そこで下肢切断者に遭遇する機会が増加している．元来，作業療法士は上肢切断を専門とし，下肢切断は理学療法士が対応することが多い．しかし，下肢切断者のドライブマネジメントにおいて作業療法士が関わる役割は大きい．本稿では，作業療法士が行った大腿切断者のドライブマネジメントを紹介する．

▶ 事例紹介

　40代男性．建築業自営．作業中に重機ごと斜面を転落し，重機に右半身を挟まれ受傷した．救急搬送後，右肩脱臼および右上腕骨骨幹部骨折，右上肢腕神経叢麻痺および右下肢開放骨折と診断された．上肢に対して観血的に整復および骨折部位の髄内釘固定，右下肢はデブリードメントおよび創外固定を行ったが安定せず，大腿切断術を行った．その後，回復期リハビリテーション病院へ入院し，大腿義足を作成し，歩行はＴ字杖で自立，ADL自立を獲得，退院間近になり運転再開の希望が聞かれ受傷から7か月後に運転評価の依頼がなされた．

▶ 運転評価

　運転歴は約30年で運転免許は普通免許と二輪免許を取得していた．事故歴はないが免許取得以来軽微な違反を繰り返していた．受傷前は仕事などで毎日平均40km運転していた．家族が勤労していること，労災保険により収入があることから経済的に安定しており，今後仕事をする希望はなかった．運転動機は孫のための買い物やレジャーであった．運転再開可能になれば軽乗用車を新たに買い換える希望が聞かれた．

　運転に関連する身体機能は，肩関節屈曲・外転110°，外旋25°付近で制限あり，回内外は問題がなかった．右上肢STEFは46点，MMTも総じて3-5あったため，ハンドル操作に必要な粗大運動は獲得していたが，手指に重度の拘縮（関節可動域の詳細は省略するが手掌-指尖距離全指3-4cm）があり，わずかに屈曲できるのみであった．そのためハンドルを握るのが困難で，左手のみの操作となった．よってウィンカーなどの操作が難しかった．

　下肢の断端の状態は良好であり，大腿義足の着脱なども自己管理できていた．歩行はＴ字杖で自立しており，車の乗降もスムーズにできた．大腿切断のため，右足でのアクセル操作は困難と判断し，本人と相談の上，左アクセルを紹介した．よって左アクセルに習熟する必要があったが，その前に手指拘縮の改善によりステアリングやウィンカー操作が可能になるのではと予測を立てた．

▶ 作業療法的支援

　実際の運転を基盤とした介入の前に，運転1か月間の短期集中の作業療法外来チームで上肢機能（手指機能）の拘縮改善を狙った．主に温浴後に弾性包帯を用いた他動関節可動域訓練を行うとともに関節モビライゼーションを行った．また，

自動関節可動域訓練および筋力向上・麻痺改善の目的で Weight pulling exercise や Task practice を行った．結果，1か月後に手指関節可動域は大きく拡大し，Full grip 可能，STEF は 79 点に改善した．

運転を基盤とした介入ではドライビングシミュレーター（Honda セーフティナビ）を利用し，左足アクセルの使用を試みた．初めは円滑に操作することは難しかったが，1時間の介入中にすぐに慣れが見られた．よって，実車訓練を行い，左アクセルの習熟を図った．

これらと並行して初期に新車の購入へのアドバイスを行った．改造車を新車で購入する場合，税金の優遇制度がある旨を伝えるとともに，左アクセルの感覚を体験するために自動車改造業者を紹介した．左アクセルの体験ができるよう改造業者の担当に機材持参で病院に来てもらい，実際に体験すること，助成程度の手続きの注意点などを対象者と共有した（**図1**）．そして，改造車限定になった場合，この業者から発注することとなった．

実車訓練は，上述の業者が持参した左アクセルを搭載した改造車を所有する教習所で2時間行われた．事前に作業療法士と自動車教習員が打ち合わせを行い，うまくいかない可能性がある問題などを確認した．作業療法士からは通常のS字や坂道，駐車などの練習のほか，急制動を確認するように依頼した．

実際の運転では最初は戸惑いがあったものの，すぐに習熟した．急制動も問題なく可能であった．ドライブレコーダーの記録映像を持ち帰り，運転支援チームで確認し，協議の結果，左アクセル車であれば問題なく運転可能であろうと考えられた．ただし，しばらくの間は助手席に同乗者を乗せるよう助言することにした．その後，公安委員会にて臨時適性検査を受験した結果，二輪免許は取消，オートマティック車かつ左アクセル改造車限定で合格となった．臨時適性検査通過後，デ

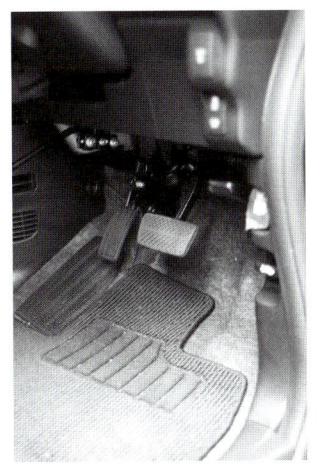

図1
本事例の左アクセル車（フジオート社製）
健常者も利用しやすいよう，ワンタッチで通常の右アクセルに変えることができる．

ィーラーにて事前の決定通り改造車の購入の調整を行い，税率優遇で新車を購入した．

運転再開当初，急な飛び出しに反応できるかどうか不安な様子だったが，1か月ほどでその不安はなくなった．ごくまれに右アクセルの改造部分およびブレーキ下に義足が引っかかる場合があり危険であったため，右の義足の配置に気をつけているとのことであった．本稿執筆時点で，運転再開後7か月経過しているが，毎日買い物やレジャーに車を使用し，毎月約1000km運転しており，違反・事故はない．

▶ おわりに

義肢には知覚がないため運転操作の際には注意を要する．しかし，自動車運転は足に障害を持つ義足者にとっては歩行する必要もなく移動できる作業である．これは Quality of life に直結する．実際，本事例も「車の運転ができなければ，家に閉じこもって体も動かなくなっていたと思う．今は車があるので好きなときに好きな所へ出かけることができ，楽しく生活している」と述べている．作業療法士が義肢の対象者に出会う機会も増加しており，作業療法により適切なドライブマネジメントを支援する必要があると考える．

5 MCI を疑う健常高齢者

藤田 佳男

MCI とドライブマネジメント

現在の道路交通法で認知症は運転免許を許可されない疾患である．しかし，軽度認知機能障害（Mild cognitive impairment：MCI）はその症状が運転適性に影響を及ぼすと考えられるものの，法令上は規定がない．厚生労働省によると，2012 年の推計で 400 万人の MCI の高齢者がおり，65 歳以上の 4 人に 1 人は認知症または MCI だという[1]．それゆえ，今後 MCI を含む認知機能が低下した対象者への運転適性評価や指導を行う機会は増加すると思われる．本稿では，高齢免許保有者の運転実態を知ってもらうため，神経心理学的検査と有効視野および実車成績との関連についての研究から一事例を紹介する．

▶ 事例紹介

75 歳男性の A 氏．受け答えはしっかりしており，地域の老人クラブでまとめ役として活動している．ほぼ毎日自家用車で外出しており，1 回の運転時間は 30 分未満である．地方都市の郊外に住んでおり，さほど難易度の高い交通環境や渋滞は経験しないようである．免許の色はブルーであり，過去 1 年以内に座席ベルト装着義務違反および駐車場で後退時にバンパーがへこむ程度の衝突を経験している．運転習慣に関する質問紙では，運転に関する自信は 4 段階評価の 2（まあまあ自信がある）であり，「目的地 A に向かって運転しているつもりなのに，ふと気がつくと普段よく運転する B に向かう道を走行していた」という設問に「時々あった」と回答していた．

▶ 神経心理学的評価

A 氏および研究参加者の平均値を**表 1** に示す．Trail Making Test（TMT 横版）A は 297 秒，B は 430 秒（4 回間違いを指摘）であった．70 代の年齢別平均値の報告は見当たらないが，60 代の平均値は A が 157.6 ± 65.8 秒，B が 216.2 ± 84.7 秒であり，やや注意機能は低下しているの

ではと推測される．処理速度課題である WAIS-Ⅲの符号課題（以下，符号）は素点が 20 であり，年齢別評価点は 5 で著明に低下していた．MMSE は 23/30 点であり，減点の項目は場所の見当識で 1 点，計算で 4 点，遅延再生で 1 点，口頭指示での 3 段階の命令で 1 点減点であった．

▶ 有効視野

高齢者や脳損傷者の運転適性評価の一つであり，運転適性スクリーニングや将来の事故予測に有効とされている[2]．本研究では抑制課題付有効視野測定法高齢者版（Visual Field with Inhibitory Tasks Elderly Version：VFIT-EV）[3] を用いた．結果を**表 2** に示す．中心視野での Go/no-go 検査では問題はなかったが，有効視野検査では Stage Ⅱより広い視野では正解率が 50% 前後であり，参加者平均に比べて著しく低値であった．

▶ 実車評価

実車評価は指定自動車教習所の場内コースおよび教習車両を用いて行った．教習の標準に従い，第 1 段階の修了検定コース（仮免許の合格基準）を用いた．指導員が検定基準に従い 100 点満点からの減点法で行い，マイナスになっても続けて

表1 神経心理学的検査の結果

	A氏	参加者平均（N=13）
年齢	75歳	74.7歳
TMT-A	297秒	133.6秒
TMT-B	430秒	195.6秒
符号	20点	39.5点
MMSE	23点	26.3点

表2 VFIT-EV検査の結果

	VFIT-EV検査項目	A氏正解率	平均正解率
	Go/no-go検査	100%	99.5%
有効視	Stage Ⅰ（4°）	66%	90.3%
野検査	Stage Ⅱ（7°）	47%	87.8%
	Stage Ⅲ（11°）	56%	83.6%
	Stage Ⅳ（14°）	41%	82.8%

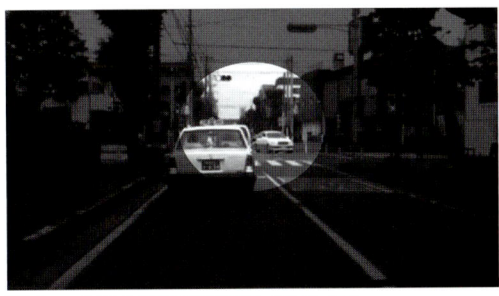

図1 A氏の有効視野半径（3.5-4°）

信号は視認できるが，歩道は見えていない．0.5秒後には信号も見えなくなり（40km/hの場合），黄色になっても気づかない．事故の際，「青だった」と主張する一因となる．

減算する方法で採点した．コースや車体への慣れの影響が大きく出ると思われる課題は採点から除外した．その他の検定中止となる項目が発生した場合は安全確保のため採点を一時中断し，指導員の補助や指導を行った上で100点を減じて直ちに再開する方法でコースを完走させた．参加者の平均点は－199点でA氏の成績は－270点であった．大きく減点された項目は，「見通しの悪い交差点で徐行および安全確認を行わない」「交差点に赤信号で進入する」のほか，全体として優先関係を守れない，一時停止をしない，などの運転行動が認められた．

▶考察

本事例はMCIが疑われるものの，年齢相応とも考えられる．TMTはこの年代の健常高齢者平均値は見当たらないものの，参加者平均値からは大きく外れている．また，符号は年齢別評価値が5で著しく低下しており，処理速度に問題が認められる．MMSEで計算での減点が大きいこと，TMT-Bの状況からワーキングメモリの低下が著しいのではと考えられる．また，TMT-Bおよび符号は，交代性注意や分割的注意の機能を反映しており，いずれも運転に影響する注意機能の低下があると考えられる．VFIT-EVの有効視野検査では視野角が7°を超えると著明に成績が低下している．このことから，中心視野の選択性注意課題は問題なく可能だが，一定の処理速度および分割的注意機能が必要な有効視野課題では，視野半径4°程度は不十分だが処理可能レベル（図1），視野半径7°を超えると見落としが増えるレベルかと考えられる．運転習慣に関する質問紙では，経路の失敗についてのエピソードが認められることや，過去1年以内に違反や物損を起こしていることからも注意すべき運転者であると考えられる．

A氏は75歳であり，次回の免許更新時に認知機能検査の受検が必要となる．しかしMMSEが23点であることから，第二分類（認知機能にやや低下が認められる）もしくは第三分類（認知機能に低下が認められない）と判定され，そのまま免許を更新するであろう．現時点でこのような高齢免許保有者への対策は，免許返納への啓発にとどまっているが，今後は作業療法士を含めた専門家による指導・教育が，安全な交通社会の形成に寄与するのではないだろうか．

【文献】

1）厚生労働省：認知症施策の現状について（第115回社保審介護給付費分科会参考資料1）．
http://www.mhlw.go.jp/file/05-Shingikai-12601000-Seisakutoukatsukan-Sanjikanshitsu_Shakaihoshoutantou/0000065682.pdf（2018年6月21日閲覧）

2）Clay OJ, et al: Cumulative meta-analysis of the relationship between useful field of view and driving performance in older adults: current and future implications. Optom Vis Sci 82: 724-731, 2005.

3）藤田佳男ほか：高齢者の運転適性と有効視野．作業療法31：233-244，2012．

6 神経筋疾患（パーキンソン病）

飯田 真也

パーキンソン病とドライブマネジメント

　パーキンソン病は，黒質のドパミン神経細胞の変性を主体とする進行性変性疾患であり，安静時振戦，筋強剛，無動・寡動，姿勢反射障害を主とする運動症状と，情動障害や遂行機能・注意機能を含めた認知機能障害などの非運動症状を呈する．これらの症状が自動車運転に影響をきたすとの報告はあるが，身体・認知機能の両面が影響するパーキンソン病患者の自動車運転の特徴は明確でなく，自動車運転適性評価について指針はない．本稿では，パーキンソン病患者における身体機能，認知機能，自己認識の評価に加え，ドライビングシミュレーターも実施した事例を提示し，ドライブマネジメントに関する知見を加え紹介する．

▶ 事例紹介

　50代男性，一般管理職．5年前より手足の動かしにくさ，歩行時の動揺を自覚し，パーキンソン病と診断を受けた．その後，服薬にて管理され，機能改善目的にリハビリテーション開始となった．介入時の状態は，Hoehn-Yahr の分類Ⅱで ADL は自立，仕事も管理職として通常通り働いていた．認知機能面では MMSE 30 点で明らかな情動障害も認めなかった．自動車運転を継続しており本人に不安はなかったが，家族が心配し，運転適性評価依頼となった．

▶ 運転評価

　運転歴は約40年で普通免許を取得していた．パーキンソン病と診断後に事故や違反はなかった．聞き取り調査（**表1**）から，発症後より身体的な変化は自覚しており，体調不良時は運転しないなどの制限は行っていたが，注意や視空間認知などの認知機能面の変化の自覚はなかった．身体機能評価ではPD統一スケール（Unified Parkinson's Disease Rating Scale：UPDRS-Ⅲ）13/108 点と症状は軽度であった．認知機能評価は脳卒中などで運転適性判断として有効性の報告

が多い検査を実施し，TMT-A：64 秒，TMT-B：98 秒，Rey-Osterreith Complex Figure Test：模写 36 点と大きな問題は認めなかった．

▶ 作業療法的支援

　身体面・認知面の評価にて明らかな運転中止判断となる項目を認めなかったため，まず寡動や筋強剛の影響がないか簡単なハンドル操作やアクセル，ブレーキ操作を行ったが，明らかな問題は確認されなかった．その後，より実際の運転に近く運転に必要な認知機能を反映する簡易ドライビングシミュレーター（Simple Driving Simulator：SiDS，松永ら 2009 年作成）を実施した．SiDS は 4 つの検査から成る．その結果を**表2**に示す．

　中央の信号指標に対するペダル操作反応の速さ・ばらつきを評価する認知反応検査は平均値が境界域ではあるが標準域に近い成績であった．一方で，中央の標的をハンドル操作で追従しながら中央・左・右の信号指標に対するペダル操作反応の速さ・ばらつきを評価する二重課題となる注意配分検査では境界域・障害域の項目を多く認めた．これらの結果より，より複雑な視覚的な情報の処理・注意が必要となる場面で問題が生じる可能性が想定された．よって，本人の認識ではパーキ

表1　聞き取り調査による自己認識評価

聞き取り項目	返答	詳細
身体機能面の変化	あり	歩行の際の下肢の出にくさ，動揺，巧緻動作の行いにくさなどの自覚はあるが，運転技能に関する変化の自覚はなし
認知機能面の変化	なし	運転の際の周囲への注意，車間距離や走行レーンのはみ出しなどの視空間認知など，運転に必要な認知機能面に関する変化の自覚は特になし
速度の制限	なし	高速道路の使用を含め，病前同様に運転
車間距離の変化	なし	病前同様に運転
運転制限	あり	長距離運転は以前より控えている．また，調子が悪いと感じた際は運転しない．その他，夜間走行や出勤時間帯などの混雑時の運転は病前同様
公共機関の利用	あり	病前と比較し，公共交通機関の利用回数の増加あり

表2　簡易自動車運転シミュレーター結果

認知反応検査		タイミング検査		走行検査	注意配分検査			
平均値	標準偏差	平均値	標準偏差	危険車間率	赤平均値	標準偏差	黄平均値	標準偏差
0.91	0.12	-0.54	0.32	43.7%	1.36	0.25	0.75	0.18

境界域
障害域

ンソン病発症後に認知機能面の変化の自覚はなく机上検査でも異常は指摘できなかったものの，SiDS の結果をもとに視界不良となる夜間の運転は控える，車間距離は十分空ける，なるべく慣れた道を走行するなどの助言を本人・家族へ行った．

おわりに

パーキンソン病は早期より運動症状に加えて軽度認知機能障害（MCI）も出現すると言われている．認知障害の主症状は記憶障害，視知覚機能障害，遂行機能障害であるが，これらの程度は運動障害の程度とは関連せず，程度や進行もばらばらで，これらの症状が自動車運転にどのように影響するかはまだ報告も十分でなく，運転適性に対する指針なども定まっていない．

過去の報告では，Classen ら[1] は路上評価において選択性注意や情報処理速度においてパーキンソン病患者は健常者より劣っていたとの報告をしており，今回の SiDS の結果と同様であった．しかし，パーキンソン病患者は健常群と比較し事故・違反率に差異なく，夜間の走行や長距離の運転など難しい状況を回避する対応を取っていることも報告されている[2]．

これらも踏まえ，パーキンソン病患者は特有の寡動や無動などの運動症状に関する自己認識は高く，運転に関しても自己規制を行うことが多いものの，より複雑な視覚的注意など運転に必要な認知機能面への認識は乏しいことが考えられ，運動症状・非運動症状の両面を評価することが重要である．特に早期の MCI では机上のスクリーニングにて異常値として反映されない場合や，運動症状が進行すれば神経心理学的検査の信頼性に影響が出る場合も考えられるため，必要に応じドライビングシミュレーターや実車評価を行うなどの考慮も必要となる．その中で患者に注意喚起を行う，医師や患者を含め運転を制限もしくは中止することを相談するなど，適切にパーキンソン病患者のドライブマネジメントを支援する必要があると思われる．

【文献】

1) Classen S, et al: Driving errors in Parkinson's disease: moving closer to predicting on-road outcomes. Am J Occup Ther 68: 77-85, 2014.
2) Stolwyk RJ, et al: Self-Regulation of Driving Behavior in People with Parkinson Disease. Cogn Behav Neurol 28: 80-91, 2015.

作業療法におけるドライブマネジメントの実例

7 脳性麻痺

小倉 由紀・伊藤 孝子

脳性麻痺とドライブマネジメント

　脳性麻痺は超早期・超低体重や仮死での出産など，周産期あるいは出産時に原因を持つ先天性障害である．運動機能と感覚‐知覚‐認知機能の障害を呈し，重度障害の場合も多い．その中にあって，当事者が長期間苦労してようやく運転免許を取得しても，その後は運転をしていない場合も少なくない．脳性麻痺者の自動車運転は，「運転免許の新規取得」と「生活の中で実際に運転する」という2つの課題を有し，そのための支援が必要となっている．本稿では，免許取得後の脳性麻痺者のドライブマネジメントと作業療法士の関わりを中心に述べる．

▶ 事例紹介

模擬事例①：20歳代男性．痙直型両麻痺．在胎30週の早期産．両下肢機能障害と体幹低緊張を呈し，幼児期から作業療法および理学療法を継続実施．現在は作業療法と理学療法にて年1回フォロー中．移動は独歩可能．教習所に長期間通い運転免許を取得．

模擬事例②：20歳代女性．痙直型両麻痺．在胎28週の早期産．幼児期は立位保持，歩行器歩行が可能であったが，次第に膝関節伸展制限が増強し，ADLは車椅子レベル．体幹低緊張．幼児期から作業療法および理学療法を継続．現在，年1回，作業療法と理学療法にてフォロー中．合宿での集中的な教習により運転免許を取得．教習時は手動運転装置付きの車両を使用し，その旨が運転免許の条件に明記される．

▶ 運転評価

模擬事例①：独歩可能であり，自動車運転はオートマティック車での下肢でのペダル操作を選択した．足関節の底屈・背屈の分離した動きは可能であったが，背屈の運動性が十分ではないため，膝関節と股関節の屈曲・伸展の代償動作でのペダル

操作を行っていた．体幹は低緊張で運転姿勢は自力で保持可能であるが，上下肢による操作の影響を受け座位保持は努力性であった．それらにより右下肢および全身の疲労が強くなり運転時間は限られていた．

模擬事例②：両下肢の分離運動が難しいため，下肢でのペダル操作が困難であり，教習時点より手動運転装置による運転を選択していた．両上肢の運動麻痺は軽度であるが，日常的に両手協調動作を行う経験が少なかったため，右上肢でハンドル操作，左上肢で手動レバーによるアクセル・ブレーキ操作という左右別々の協調した動作の習得にはかなりの教習時間を要した．さらには，体幹の低緊張による運転姿勢の不安定さも見られていた．努力性の両上肢での運転操作と低緊張の体幹を安定させるために座位保持装置の工夫が必要であった．

▶ 作業療法的支援

模擬事例①：アクセルとブレーキペダルを踏み替えるときの膝関節と股関節での代償動作を減少させるため，背屈運動が不十分な足関節でも操作しやすくなるようペダルの改造を検討した．足関節の底屈・背屈の動きに合わせやすいペダルの角度

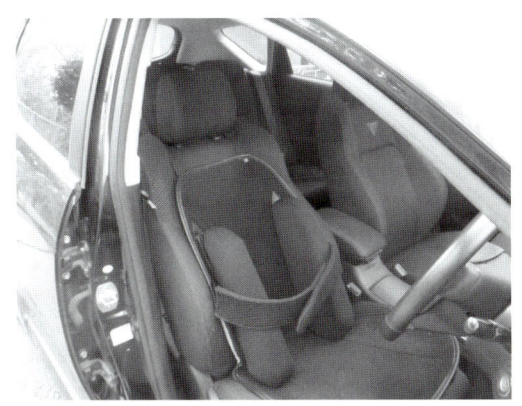

図1　座位保持装置（ベースシート，体幹パッド）

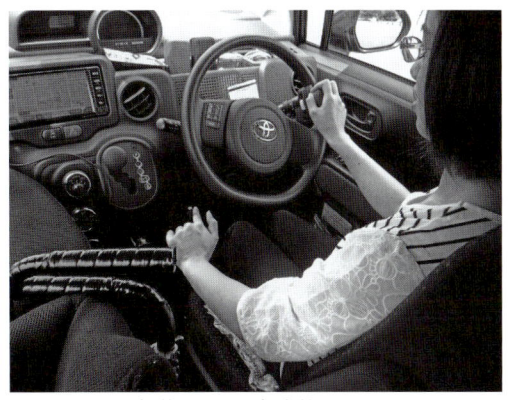

図2　手動運転装置での運転姿勢

と位置を作業療法士が探り，自動車改造業者に情報を提供し改造を実施．足関節背屈の動きが少なくてもアクセルとブレーキペダルの踏み替えができるようになり，代償動作が抑制されたことで右下肢だけでなく全身の疲労度も改善した．また，ハンドル操作は可能であったが，両手で大きくハンドルを動かす動作が負担であったため，旋回装置を取り付けることにした．

模擬事例②：座位保持装置は，体幹の安定を図りつつも，運転席への移乗やハンドル操作，バック時の後方確認動作などを阻害しない，運転に適した工夫を必要とした．そこで，体幹の側方を支えるパッドとベルトを使用することにし，運転席の背もたれにベースシートを取り付けた．助手席（左）側の体幹パッドは固定し，運転席ドア（右）側はマジックテープで体幹パッドの脱着が可能なタイプを選定した（**図1**）．車椅子から運転席に移乗するときには運転席ドア側のパッドを外しておき，着座してからパッドを取り付け，その後に体幹ベルトをすることで移乗しやすく，かつ必要な体幹の動きを保障した．また，車椅子の積み下ろしは自力では困難であったため，車両の屋根部分に収納するタイプの車椅子積載装置付きの乗用車を選択した．

おわりに

　脳性麻痺者の運転には，体幹パッドなどの座位保持装置，ハンドル旋回装置，左アクセル・ウィンカー，両下肢麻痺対応の手動運転装置（**図2**）などの運転補助装置が必要な場合が多く，運転には当事者と運転補助装置とのマッチングと練習の積み重ねが必要である．また，車椅子使用者では運転以外にも運転席への移乗と車椅子積載に苦労する当事者もおり，支援が必要な場合も多い．そのため，可能であれば免許取得の段階から作業療法士が支援できることが望ましい．

　また，教習指導員がいる教習所の環境とは異なる実生活で運転する段階では，座位の安定も含めた運転補助装置の導入・確認，移乗・車椅子積載方法の確認・訓練・支援が必要な場合もある．この段階に作業療法士が関わることで，取得した運転免許が有効活用されることが期待される．

　なお，このような直接的な運転支援だけではなく，運転免許の取得を考え始めたタイミング（例えば高校生）からの上肢の両側活動のトレーニングや，小児期から継続して上肢機能訓練，巧緻動作訓練を意識的に積み重ねることは，運転を含めた脳性麻痺者の社会参加の幅を広げることにつながるため，長期的な視点での作業療法士のさらなる関わりが求められている．

8 脊髄損傷

高浜 功丞・安森 太一

脊髄損傷とドライブマネジメント

　脊髄損傷者の社会復帰を考えたとき，自動車を活用することの意義は大きい．両足が不自由となり歩行が困難となっても，両方の手を使い自動車運転ができれば世界が拡がる．就労の可能性も膨らみ社会参加の道が大きく開けてくる．近年の脊髄損傷者の動向を見ると若い対麻痺者は減少し，一方で高齢の不全型四肢麻痺者が増加している．本稿では，対麻痺者の支援に触れるとともに，不全型脊髄損傷の四肢麻痺者に対する支援の視点も紹介したい．

▶ 事例紹介

　完全損傷対麻痺者を症例①，不全損傷四肢麻痺者を症例②としてそれぞれ提示する．

症例①：50代男性．細菌性髄膜炎の診断で入院加療したものの次第に排尿機能が低下，さらには歩行障害に至り，脊髄癒着性くも膜炎の診断を受ける．Th 5以下の完全麻痺（AIS［A］）となった．公務員だが専門職で配置換えが難しく，通勤には自動車運転が不可欠であった．

症例②：20代男性．大学の体操部でマット運動を練習中に頭部から落下し受傷．C 4/5の脱臼骨折の診断で後方除圧固定術を施行されたが四肢麻痺（AIS［B］）となる．リハビリテーション開始1か月で下肢の動きが出現し始め，車椅子足こぎが可能となった．まだ若く，一人暮らしや就職の希望が早くから聞かれていた．

▶ 運転評価

　通常，脊髄損傷は運動機能の障害ととらえられ，運転席への移乗や車椅子積み込みが支援の中心となることが多い．練習車両があれば手動運転の模擬練習を行う場合もある．

症例①：入院時はまだリハビリテーション経験が浅く，対麻痺者としての身体に慣れないために運動の拡がりが乏しい様子であった．上下肢の関節可動域制限はなく，下肢痙縮も軽度であった．上肢筋力はMMT 4-5であったが座位バランス不良のため上肢機能を活かしきれない様子がみられた．運転経験は約30年で事故歴もなかった．

症例②：入院時は両側僧帽筋のみ運動がみられていたが，次第に上下肢共に筋力が回復してきた．脊髄不全損傷は運動・感覚機能の回復を考慮する必要があるため，慎重に機能評価を行いながら基本動作とADL練習を進めた．セルフケアが自立-軽介助となったことから自動車運転評価も視野に入れた．この時点で上下肢の関節可動域制限はなく，車椅子足こぎで移動でき，移乗は見守り下であれば立位を経由して行えた．上肢は麻痺が強く，左上肢は肩・肘関節いずれの運動もMMT 3-4ながら，右上肢は上腕二頭筋MMT 2で抗重力での運動が困難であった．下肢は痙縮が強くMAS 2で不意に伸展する場面が観察された．

▶ 作業療法的支援

　当センターには移乗練習用に訓練車両を設置し（図1），また実物大のドライビングシミュレーターを2011年より導入し，脊髄損傷者にも必要に

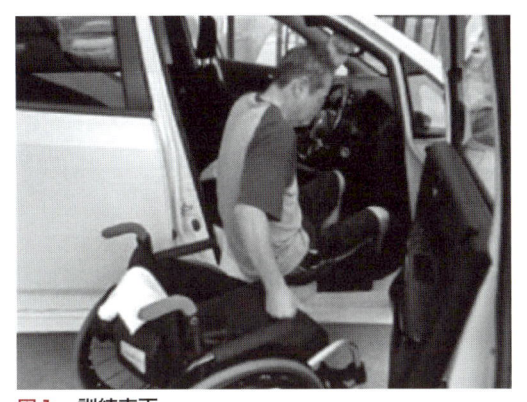

図1　訓練車両
高低差もあり，不安定な状況での移乗が求められる.

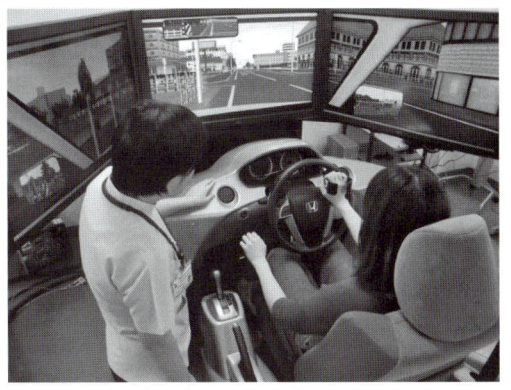

図2　ドライビングシミュレーター
手動運転装置の練習だけでなく，反応スピードや誤反応，反応のムラが計測・記録される.
※ Honda 社製ドライビングシミュレーター

応じて活用している（**図2**）.

症例①：自動車運転を目的としたリハビリテーションを実施する前に，対麻痺者としての動作獲得が先決となる．上肢の筋力は十分であったものの座位バランス不良であったため，長座位バランス保持から開始し，基本動作やベッド上での更衣など自らの身体を「操作する」ことを通じて自らの身体を知ることを促した．次第に垂直移乗やトイレ移乗など移乗パターン環境にも変化をつけながら動的バランスの向上を支援した．この間を通じて筋力増強にも努め，持久力の向上を意図したリハビリテーションスポーツにも併せて参加した．

　自身の身体操作に習熟し，基本的な ADL を獲得，セルフケアが自立した頃から訓練車両にて実際の運転席への移乗練習を開始した．対麻痺者にとって運転席への移乗は不安定な環境の中，上肢のみで身体コントロールする難しい課題となり，前述のような垂直移乗や自身の身体操作の経験が基本となる．胸髄損傷者では通常はトランスファーボードなしでの移乗を目指すが，年齢を考慮し「自動車用トランスファーボード」を使用した移乗を選択した．特に内科的な疾患により発症したため今後の再入院により体力低下が生じる可能性も考慮した．車椅子積み込みも筋力増強の効果もあって練習により習熟したが，同様の理由（将来的な体力低下）から屋根上に自動で収納できる装置を本人が選択した．

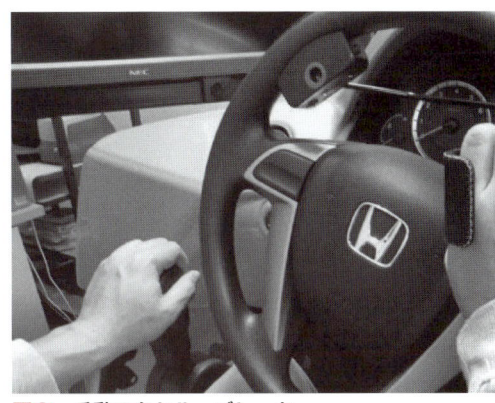

図3　手動アクセル・ブレーキ
手前に引くとアクセル，奥に倒すとブレーキ.

　移乗がおおむね見守りにて可となった頃，ドライビングシミュレーター評価を実施した．対麻痺者では手動アクセル・ブレーキ（**図3**）での運転となる．慣れないうちはブレーキのつもりがアクセル方向にレバーを引いてしまう場面が何度か見られたが，3-4 回ほどの練習で習熟を得た．しかし，反応スピードが健常者平均より遅い傾向が計測データから判明したため，とっさの場合に備え以前より速度を落とした運転を意識するようアドバイスした．

症例②：脊髄不全損傷者は受傷から 9 か月ほどまで機能的な回復期であることが知られている．以降の回復は緩やかな伸びとなってくる．まだ若いこともあり，機能回復も重視しながら進めた．

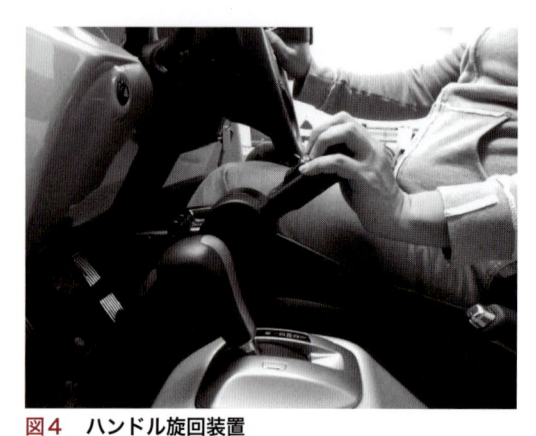

図4　ハンドル旋回装置

ハンドルに取り付けて片手で回せるように．

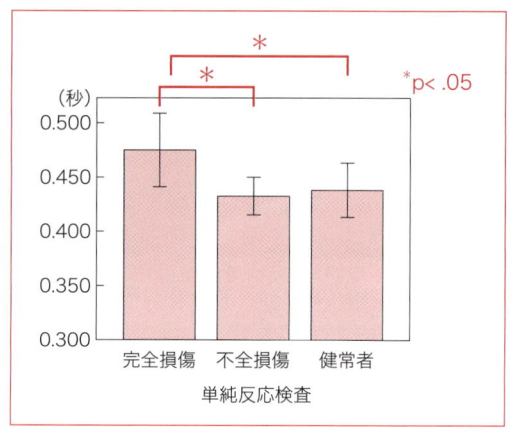

図5　反応スピード

ハンドル，アクセル，ブレーキの操作スピードの比較．完全損傷者の遅さがみられる．
※ Honda セーフティナビ付属リハビリソフトより

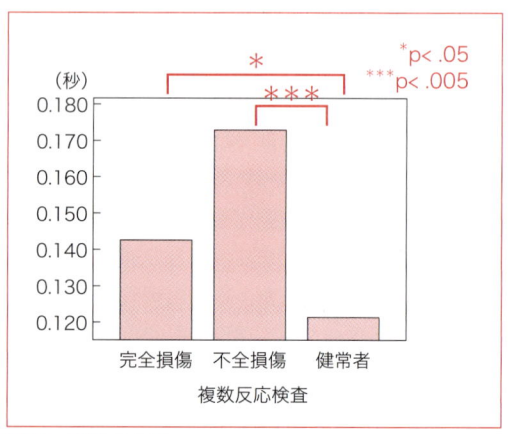

図6　反応のムラ

操作における「反応のムラ」の比較．不全損傷者においてムラが多い結果となっている．
※ Honda セーフティナビ付属リハビリソフトより

抗重力での運動が困難だった右上肢も，機能的電気刺激を併用したトレーニングなどにより肩周囲の筋力が向上し，右手を介助で置けば除重力での物品操作が可能となってきた．立位を経由してベッドやトイレへの移乗も可能であった．

　退院時期が大まかに見えてきた頃から自動車運転支援を開始した．移乗は問題なかったので運転操作を中心に確認した．ドライビングシミュレーターにて評価実施したところ，下肢痙縮の影響もあってペダルの反応スピードにはムラがあり誤操作も時折みられることが分かったため，手動運転装置の使用を勧めた．右手はハンドル旋回装置に置くことで操作可能であったが，手が離れてしまう危険性を想定し固定式の旋回グリップ（**図4**）を選択した．左手でのアクセル・ブレーキのレバー操作は動作的には問題ないと評価した．

　動作的な問題はなかったが，ドライビングシミュレーターによる計測結果から手動であっても反応のムラが若干あることが分かった．そのため長時間の運転は避け，慣れている地域の運転を主とするようアドバイスした．また，下肢痙縮により誤ってペダルを踏むことを避けるため干渉防止プレートを紹介した．

おわりに

　脊髄損傷者の自動車運転支援では移乗など対麻痺者に対する動作面の支援が紹介されることが多いが，ドライビングシミュレーターを導入してから手動運転装置の練習の意義が分かってきた．手動操作はペダル操作より反応スピードが遅い傾向がある（**図5**）ことも前述の通りである．このことは運転支援の視点として留意すべきであろう．さらに，頸髄不全損傷者では反応のムラがあり（**図6**），誤反応の多い方がいる傾向も分かってきた．受傷機転が転倒や転落など頭部への衝撃によるケースも多く，注意障害など高次脳機能面の支援を要する可能性も考えられる．脊髄損傷における自動車運転支援は動作面だけでなく，これらの視点を踏まえて行う意義ありと思われる．

おわりに

　臨床の管理職業務を行いながら，運転支援外来などの臨床業務に邁進していた私のもとに，ある日突然本書籍の執筆依頼状と企画書が郵送されてきた．私は執筆することが得手ではないこと，そして運転支援をする作業療法士には私より明達な方々がいらっしゃることを知っていたため，即時に適任でないと感じたのを記憶している．また，そのときは前職を辞して現職に就くことを決めており，有休消化の短い間に米国で作業療法を学ぼうとしていた矢先でもあったため，個人的余裕のなさも相まって失礼ながらいったんはお断りの返事をさせていただいたのである．

　出版社より他者の推挙を依頼されたため，私の脳裏にはすぐに藤田佳男先生の顔が浮かんだ．運転支援に携わる作業療法士として最先端でご活躍されているだけでなく，私の作業療法の師匠としてかねてより懇意にさせていただいていたからである．ご謙遜が多い藤田先生に応諾いただけるまでに少しの時間を要したが，再びこのようにご一緒させていただいたことは私にとって幸甚以外の何物でもない．

　作業療法士は，世界的に見て障害者や罹患者の自動車運転支援に関して重要な役割を担う職種の1つであり，わが国でも例外ではない．自動車運転を支援するには様々な知識・技術を必要とし，時には運転することから離れることも支援しなくてはならない．ゆえに，われわれは運転を継続する支援とともに運転から離れても前向きに暮らしていける支援も包括する「ドライブマネジメント」という言葉を用いた．この言葉は作業療法の本質に迫っており，至適であると思う．

　本書籍を執筆していただいた作業療法士の方々は，現場でのドライブマネジメントの実践や研究に長けたわが国の精鋭たちである．執筆者の方々の功績を紹介するには枚挙に暇がないため割愛するが，読んでいただければ見識の深さを理解されよう．各執筆内容は臨床実践内容に直結しており，読者の方々が欲してやまない情報が満載されている．読者の方々にはぜひ熟読して実践に生かしていただきたい．

　わが国のドライブマネジメントは海外と比べても緒に就いたばかりである．この書籍を手にした作業療法士の方々が各地で目の前のクライアントを支援されることを期待してやまない．

残暑厳しく

澤田辰徳

索 引

さ

た